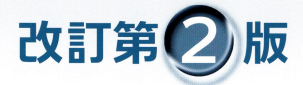

改訂第2版
診療放射線技師
スリム・ベーシック

医用工学

編集

福士政広
東京都立大学 健康福祉学部 放射線学科 教授

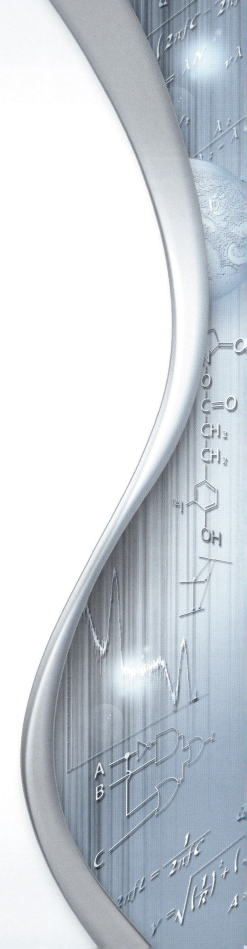

MEDICAL VIEW

本書では，厳密な指示・副作用・投薬スケジュール等について記載されていますが，これらは変更される可能性があります．本書で言及されている薬品については，製品に添付されている製造者による情報を十分にご参照ください．

**A Slim Basic Textbook of Medical Engineering
for Radiological Technologists, 2nd edition**
(ISBN 978-4-7583-1917-1 C3347)

Editor : Masahiro Fukushi

2009. 4. 10　1st ed
2018. 2. 10　2nd ed

©MEDICAL VIEW, 2018
Printed and Bound in Japan

Medical View Co., Ltd.
2-30 Ichigayahonmuracho, Shinjyukuku, Tokyo, 162-0845, Japan
E-mail　ed@medicalview.co.jp

《編集の序》

　2009年3月に講義用テキスト『診療放射線技師　スリム・ベーシック』シリーズの1冊として本書『医用工学』の初版が刊行されてから，早いもので8年以上が経過しました。その間に国家試験出題基準の改定もあり，また多くの養成校でご活用いただく中で，学生がより学びやすく，かつ教員が講義でより使いやすくなるようにとの観点から，改訂第2版を刊行する運びとなりました。

　本シリーズの特徴は，初版に引き続き，先ずはとっつきやすく，楽しく学べることを基本に据え，学生の心を引きつけるための工夫として冒頭に「Introduction」を設け，それを一読することにより「これからどのようなことを学ぶのか」，また「本書の全体像を明確に把握できる」ように楽しく読み通せる内容を全巻にそれぞれ盛り込みました。

　各論では，「基本・原理」をしっかりと理解できるようストーリー性を持たせた構成とし，ビジュアル感覚豊かな学生や若手教員に敬遠されないよう，スリムだけれど内容は充実した講義用テキストとするべく心掛けてあります。学生にとって重要な「どうすれば短時間に効率良く確実に理解できるか」を追求するため，図・表・イラストや例題，欄外の解説を駆使し，また学習のモチベーションを維持するために「ここで学んだことが実際の臨床現場にどうつながっていくのか」をイメージできる記述も適宜盛り込みました。巻頭には「学習到達目標」を，各章末には「おさらい」を配置し，学生側も教員側も学習状況を把握しやすくしています。

　本書『医用工学』の改訂に当たっては，平成32年版国家試験出題基準に基づき加筆修正するとともに，6章に「D-A変換，A-D変換」が追加され，「8章　電気・電子計測」が新設されました。例題もさらに充実しました。

　本書の不備な点については，読者の皆様のご教示をお願いできれば幸甚であります。

　発刊に当たり，本書の編集にご協力いただいたメジカルビュー社のスタッフの方々に感謝致します。

2018年1月

東京都立大学　福士政広

《執筆者一覧》

● 編　集 ●

福士政広
東京都立大学 健康福祉学部 放射線学科 教授

● 執筆者 ●

小倉　泉
東京都立大学 健康福祉学部 放射線学科 教授

CONTENTS

学習到達目標 ………………………………………………………………… xiv
用語解説・MEMO一覧 ……………………………………………………… xviii

0章 | Introduction

1) 放射線技術と医用工学の関わり …………………………………………… 2
   1　電界と磁界 ……………………………………………………………… 2
   2　直流回路 ………………………………………………………………… 4
   3　正弦波交流回路 ………………………………………………………… 6
   4　半導体と電子回路 ……………………………………………………… 7
   5　電気・電子計測 ………………………………………………………… 9

1章 | 電界と磁界

1) 電荷とクーロンの法則 ……………………………………………………… 12
   1　電気と電荷 ……………………………………………………………… 12
   2　静電力に関するクーロンの法則 ……………………………………… 12

2) 電界と電位 …………………………………………………………………… 15
   1　点電荷による電界 ……………………………………………………… 15
   2　電気力線とガウスの定理 ……………………………………………… 16
   3　電界の分布 ……………………………………………………………… 17
   4　平等電界と電位差 ……………………………………………………… 18
   5　点電荷による電位 ……………………………………………………… 19
   6　等電位面 ………………………………………………………………… 20

3) 静電容量とコンデンサの性質 ……………………………………………… 21
   1　導体中の電界とその周囲の電界・電位 ……………………………… 21
   2　電界中の導体内での静電誘導 ………………………………………… 22
   3　静電容量 ………………………………………………………………… 22
   4　平行平板コンデンサの静電容量 ……………………………………… 22
   5　誘電体の静電容量への影響 …………………………………………… 24
   6　コンデンサに蓄えられるエネルギー ………………………………… 25
   7　コンデンサの並列接続と直列接続 …………………………………… 26

4 電界中で電子に働く力 ……………………………………………… 30
1　電界中で電子に働く力 ……………………………………………… 30

5 磁界と磁気力
1　磁石の性質と磁性体 ………………………………………………… 31
2　磁気力 ………………………………………………………………… 32
3　磁束と磁束密度 ……………………………………………………… 34

➡ **おさらい** ……………………………………………………………………… 35

2章｜電流と磁界との相互作用

1 電流と磁界 …………………………………………………………… 38
1　電流と磁界 …………………………………………………………… 38
2　ビオ・サバールの法則 ……………………………………………… 38
3　環状コイルとソレノイドコイル …………………………………… 40

2 磁界中で働く力 ……………………………………………………… 41
1　磁界中で電流が流れる導線に働く力 ……………………………… 41
2　電流相互間に働く力 ………………………………………………… 42
3　磁界内で運動する電荷に働く力 …………………………………… 42

3 誘導作用 ……………………………………………………………… 45
1　ファラデーの電磁誘導則 …………………………………………… 45
2　レンツの法則 ………………………………………………………… 45
3　磁界中を直角に運動する導体に発生する起電力 ………………… 46

4 インダクタンスとコイルの性質 …………………………………… 47
1　自己インダクタンス ………………………………………………… 47
2　環状鉄心コイルの自己インダクタンス …………………………… 48
3　相互インダクタンス ………………………………………………… 49
4　磁気結合係数 ………………………………………………………… 50
5　電磁エネルギー ……………………………………………………… 51

➡ **おさらい** ……………………………………………………………………… 52

3章 | 直流回路

1 電流と電荷 ……… 56
1 導体中の自由電子 ……… 56

2 オームの法則 ……… 57
1 オームの法則 ……… 57

3 導体の抵抗 ……… 58
1 抵抗率と導電率 ……… 58
2 抵抗の温度係数 ……… 59

4 回路とその計算 ……… 61
1 直列回路 ……… 61
2 並列回路 ……… 62
3 ホイートストンブリッジ ……… 65
4 キルヒホッフの法則 ……… 67
5 電源の内部抵抗 ……… 69

5 電力と発生熱量 ……… 72
1 仕事と電気量 ……… 72
2 消費電力と発生熱量 ……… 72

6 CR回路の過渡現象 ……… 76
1 過渡現象 ……… 76
2 CR回路の応答 ……… 76

➡ **おさらい** ……… 84

4章 | 交流回路

1 交流現象 ……… 88
1 正弦波交流 ……… 88
2 正弦波交流電圧の発生 ……… 89
3 正弦波交流の表記法 ……… 90
4 交流波形の最大値と平均値 ……… 91
5 交流波形の最大値と実効値 ……… 92
6 波高率と波形率 ……… 94

2 素子の働き ... 95
  1 抵抗回路 ... 95
  2 自己インダクタンス L [H] の回路 ... 96
  3 静電容量 C [F] の回路 ... 98

3 正弦波交流回路の計算 ... 100
  1 正弦波交流のベクトル表示 ... 100
  2 正弦波交流の複素数表示 ... 102
  3 複素表示によるオームの法則 ... 104
  4 正弦波交流回路への記号法の適用 ... 104
  5 RL 直列回路 ... 107
  6 RC 直列回路 ... 109
  7 直列回路における全電圧 $\dot{V}$ および V からの解法 ... 110
  8 RL 並列回路 ... 111
  9 RC 並列回路 ... 112
  10 アドミタンスの複素数表示 ... 113
  11 アドミタンスによる並列回路の計算 ... 114

4 共振現象 ... 117
  1 共振現象とは ... 117
  2 直列共振回路 ... 117
  3 並列共振回路 ... 124

5 電圧・電流・電力 ... 128
  1 抵抗 R [Ω] のみの回路の電力 ... 128
  2 自己インダクタンス L [H] および静電容量 C [F] を含む回路の電力 ... 128
  3 RL 直列回路の電力 ... 129
  4 RC 並列回路の電力 ... 130
  5 皮相電力 ... 130
  6 力率 ... 130
  7 有効電流，無効電流，無効電力 ... 131
  8 消費電力，皮相電力，無効電力の関係 ... 131

6 三相交流 ... 135
  1 三相起電力の発生 ... 135
  2 対称三相起電力の性質 ... 135
  3 星形結線（または Y 結線，スター結線） ... 136
  4 三角結線（または △ 結線，デルタ結線） ... 139

		5	各結線による各々の電圧と電流	141
		6	三相交流の電力	141
		7	平衡三相回路の電力	142
		8	三角結線から星形結線への等価変換	144
		9	星形結線から三角結線への等価変換	146
		10	Y－Y回路の計算	146
		11	Y－△回路の計算	148

7 変圧器 ……………………………………………………………………… 150

　　1　動作条件 ……………………………………………………… 150
　　2　理想変圧器の電圧と電流 ……………………………… 150
　　3　変圧器の損失 ………………………………………………… 152

➡ **おさらい** ……………………………………………………………………………… 157

5章 | 半導体

1 絶縁体・導体・半導体 …………………………………………………… 166

　　1　物質の抵抗率と導電率 ……………………………… 166
　　2　温度特性 ……………………………………………………… 166
　　3　電子軌道とエネルギー準位 ……………………… 167
　　4　キャリアの拡散とドリフト ……………………… 168

2 真性半導体と不純物半導体 …………………………………………… 169

　　1　真性半導体 …………………………………………………… 169
　　2　不純物半導体 ……………………………………………… 170

3 整流素子 …………………………………………………………………… 173

　　1　pn接合の生成と電位分布 ………………………… 173
　　2　整流用ダイオードの動作原理 …………………… 174
　　3　特殊用途の半導体ダイオード …………………… 177

4 増幅素子 …………………………………………………………………… 180

　　1　バイポーラトランジスタの動作原理 …………… 180
　　2　電界効果トランジスタ（FET）の動作原理 …… 183
　　3　絶縁ゲート形バイポーラトランジスタ（IGBT） …… 186

5 光素子 ... 188
1. 光照射による半導体中の励起と再結合による発光 ... 188
2. 光電効果 ... 188
3. 発光ダイオード (light emitting diode：LED) ... 189
4. ホトダイオード (photo diode) ... 190
5. ホトトランジスタ (photo transistor) ... 191

6 スイッチング素子 ... 192
1. サイリスタの基本動作 ... 192

7 センサ ... 195
1. 温度の検出 ... 195
2. 力の検出 ... 196
3. 磁気の検出 ... 196

➡ **おさらい** ... 197

6章 電子回路

1 直流電源回路 ... 204
1. 理想変圧器の基本事項 ... 204
2. 整流回路 ... 205
3. 平滑回路 ... 206
4. 直流安定化電源回路 ... 207

2 パルス回路 ... 209
1. パルス波形 ... 209
2. 波形整形回路の動作条件 ... 209
3. クリップ回路 ... 209
4. クランプ回路 (clamp circuit) ... 211
5. 微分回路 ... 212
6. 積分回路 ... 212
7. マルチバイブレータ (multivibrator) ... 213

3 フィルタ回路 ... 215
1. 利得 ... 215
2. フィルタ回路 ... 217

4 増幅回路 ... 221

1. 理想増幅器の条件 ... 221
2. トランジスタの電流増幅率と入力抵抗 ... 222
3. トランジスタの簡易等価回路 ... 222
4. エミッタ抵抗による入力抵抗の変化 ... 223
5. トランジスタの接地形 ... 224
6. CR 増幅回路 ... 226
7. 負帰還増幅回路 ... 228

5 オペレーションアンプ ... 230

1. オペレーションアンプの特徴 ... 230
2. オペレーションアンプの回路計算に関する条件 ... 230
3. オペレーションアンプの回路計算手順（反転増幅器） ... 231
4. 各種演算回路の構成と入出力の関係 ... 232

6 D-A 変換，A-D 変換 ... 239

1. D-A 変換 ... 239
2. A-D 変換 ... 240

7 電子管 ... 245

1. 真空管の動作 ... 245
2. 真空管における電子の放出 ... 245
3. 2極真空管の構造・動作 ... 246
4. 2極真空管の静特性 ... 246
5. 3極真空管 ... 248
6. 光電子増倍管（photomultiplier：ホトマルチプライヤ） ... 249

8 レーザー ... 252

1. レーザーの語源 ... 252
2. 自然光との比較 ... 252
3. 発生原理 ... 252
4. 反転分布の形成 ... 253
5. 誘導放出と光共振器による光増幅 ... 254
6. レーザーの種類 ... 254
7. 半導体レーザーの概要 ... 255

➡ **おさらい** ... 256

7章 情報の基礎

1 情報の表現 ... 266
1. 数の表現 ... 266
2. 基数変換 ... 266

2 論理演算 ... 270
1. 論理演算の概要 ... 270
2. 加法(論理和：OR) ... 270
3. 乗法(論理積：AND) ... 270
4. 否定(NOT) ... 271
5. ド・モルガンの定理 ... 271
6. 否定則 ... 271
7. 分配則 ... 271
8. 交換則 ... 272
9. 1変数に関する定理 ... 272
10. 2変数に関する定理 ... 272

3 論理回路 ... 275
1. 論理回路の概要 ... 275
2. ORゲート ... 275
3. ANDゲート ... 276
4. NOTゲート ... 276
5. NOR(ノア)ゲート ... 277
6. NAND(ナンド)ゲート ... 277
7. Ex-OR(イクスクルーシブ・オア)ゲート(排他的論理和) ... 278
8. Ex-NORゲート ... 278

4 論理回路から論理式への変換 ... 279
1. 論理回路から論理式への変換 ... 279

➡ おさらい ... 282

8章 電気・電子計測

1 測定量の取り扱いと誤差 ... 286
1. トレーサビリティ ... 286
2. 測定値の誤差と相対誤差 ... 287

2 指示計器とディジタル計器 288
- 1 計器の分類 288
- 2 指示計器の動作原理と特徴 288
- 3 ディジタル計器 290

3 電圧計，電流計，テスター 292
- 1 電圧計・電流計の接続と校正 292
- 2 分流器と分圧器 294
- 3 テスターの概要 297

4 オシロスコープによる波形観測 299
- 1 オシロスコープの動作の特徴 299
- 2 波形の概要 299
- 3 外観および設定・操作 300
- 4 波形観測 301

➡ **おさらい** 305

索引 311

学習到達目標

項　目	学習到達目標
0章　Introduction	「電界と磁界」「直流回路」「正弦波交流回路」「半導体と電子回路」の4つの分類に対し，医用放射線技術と医用工学の関わりについて，おおまかな概要を把握することを学習到達目標とする
1章　電界と磁界	電荷と静電力の関係から，電界を表す関係式のなりたちについて学習し，静電容量とコンデンサの性質について理解する。また，磁極の強さと磁気力の関係から，電界と同様に磁界をイメージし，相互の関係について理解を深めることを学習到達目標とする
1 電荷とクーロンの法則	電荷と電荷の間に働く静電力（クーロン力）の関係を示す「静電力に関するクーロンの法則」について理解する。また，単位の記述方法と医用工学で用いる単位記号について習得する
2 電界と電位	電気力線のイメージをとらえることで，クーロンの法則を拡張した電界を表す関係式について理解する。さらに，電界と電位の違いについて習得する
3 静電容量とコンデンサの性質	外部電界によって発生する導体中および誘電体（絶縁体）中の静電誘導について理解する。これをもとに，平行平板コンデンサの静電容量と蓄積エネルギーの関係について習得する。さらに，コンデンサの並列接続と直列接続における合成静電容量・蓄積電気量・電圧分布・耐電圧の関係を理解し，その計算方法について習得する
4 電界中で電子に働く力	電界中における電子の運動と，電子ボルト[eV]の概念について理解する
5 磁界と磁気力	磁石の性質を学習し，磁極と磁極の間に働く磁気力の関係を示す「磁気力に関するクーロンの法則」について，電界の関係式と関連づけて学習する。また，磁気モーメント，磁束と磁束密度の関係について理解する
2章　電流と磁界との相互作用	電流によって磁界が発生することを学習し，磁界と電流の相互作用について理解する。さらに，電磁誘導作用について学習し，インダクタンスとコイルの性質について理解することを学習到達目標とする
1 電流と磁界	電流の周りに発生する磁界について学習する。なお，これらの関係を表すアンペアの「右ねじの法則」と「周回積分の法則」，「ビオ・サバールの法則」について理解する。また，環状コイルとソレノイドコイルの内部磁界H，巻き数N，電流I，半径Rの関係について理解する
2 磁界中で働く力	磁界と電流との相互作用によって発生する電磁力の方向と大きさについて学習する。また，電流相互間に働く電流力と，磁界中で運動する電荷に働くローレンツ力の発生原理とその大きさ・方向について習得する
3 誘導作用	「ファラデーの電磁誘導則」をもとに，コイル中または導体周囲の磁界変化によって誘導される起電力の関係について理解する
4 インダクタンスとコイルの性質	コイルに流した電流の変化によって発生する逆起電力と，自己インダクタンスの関係について理解を深め，コイル中に蓄えられる電磁エネルギーについて学習する。これらをもとに，2つのコイル間に発生する相互インダクタンスと磁気結合係数の関係について理解する

3章 直流回路		オームの法則について十分理解し，直列および並列接続に関する計算方法を習得する。また，コンデンサ回路の過渡現象について，その充放電のイメージを把握して関係式と結びつけ，演習問題に対応できる力を養うことを学習到達目標とする
	1 電流と電荷	電流の定義について学習し，電気量との関係を理解する
	2 オームの法則	抵抗器と起電力で構成される回路において，両端の電位差と流れる電流が正比例することを理解する。この関係から，コンダクタンスと抵抗の関係について学習し，「オームの法則」を完全に理解する。なお，「オームの法則」は回路計算において核となる法則である
	3 導体の抵抗	導体の抵抗が温度によって変化することを学習し，温度係数の考え方について理解する
	4 回路とその計算	抵抗回路における直列接続と並列接続について，合成抵抗・分圧則・分流則の考え方を学ぶ。さらに，複雑な回路の計算方法として，「ホイートストンブリッジ」と「キルヒホッフの法則」について学習し，電源の内部抵抗について理解することで，計算問題に対応できる力を養う
	5 電力と発生熱量	電位差1[V]の定義をもとに，電気エネルギーと電気量の関係について学習する。さらに，電力量・消費電力・発生熱量の関係式を理解し，計算問題に対応できる力を養う
	6 CR回路の過渡現象	CR回路の過渡現象を水に置き換えたモデルを用いることで，充放電時の電圧・電流の変化に対するイメージを把握する。次に，このイメージをもとに，経過時間に対する電圧・電流の関係式について学習し，計算問題に対応できる力を養う
4章 交流回路		正弦波交流に関する知識は，X線高電圧装置を理解するうえで非常に重要となる。ここでは，その基本となる直流電源回路の動作を理解するために必要な知識を習得することを学習到達目標とする
	1 交流現象	直流と交流の定義，交流波形の分類と特徴について学習する。次に，正弦波交流電圧の発生原理と，その瞬時値を表す関係式について学ぶ。また，交流の大きさを表す平均値と実効値の定義について学習し，交流波形の形状を表す波高率と波形率について理解する
	2 素子の働き	抵抗のみの回路，自己インダクタンスのみの回路，静電容量のみの回路に対し，正弦波交流電圧を加えたときに流れる電流の大きさと位相の関係について理解する
	3 正弦波交流回路の計算	複素ベクトルを扱ううえで必要なベクトルの表示法，和と差について学習する。次に，虚数jを用いた計算方法について学び，抵抗のみの回路，自己インダクタンスのみの回路，静電容量のみの回路に対し，交流電流の流れにくさを示すリアクタンスXと位相差を示す虚数jを用いた記号法の適用方法について学習する。これらをもとに，RLとRCの直列および並列回路に対して記号法を適用するとともに，交流電流の流れやすさを示すアドミタンスYについて理解する
	4 共振現象	直列共振回路と並列共振回路について，その合成複素インピーダンスおよび合成複素アドミタンス，共振条件，共振周波数，共振時の回路状態について学習する。さらに，演習問題に取り組むことで，共振現象について十分理解する
	5 電圧・電流・電力	抵抗のみの回路，自己インダクタンスのみの回路，静電容量のみの回路に対し，正弦波交流電圧を加えたときの消費電力について学習する。さらに，RLおよびRCの直列および並列回路における消費電力の関係式について学ぶ。また，力率・皮相電力・無効電力について学習し，演習問題に取り組むことで，交流回路の電力について十分理解する

	6 三相交流	最初に，三相起電力の発生とその性質について学習する．次に，星形結線と三角結線について，各部の電圧・電流の名称と大きさおよび位相の関係について学ぶ．また，三相電力について学習するとともに，各種結線の組み合わせに対する計算方法について習得する
	7 変圧器	変圧器の動作条件を学び，理想変圧器における電圧・電流の関係について理解する．これをもとに，変圧器の損失と極性・効率・電圧変動率について習得する
5章　半導体		半導体中の自由電子と正孔のふるまいを理解するために必要な基本知識について学習する．これらをもとに，各種半導体素子の動作原理について習得することを学習到達目標とする
	1 絶縁体・導体・半導体	それぞれの物質における抵抗率と導電率のおよその大きさについて学び，温度特性の傾向について理解する．次に，物質中の軌道電子と自由電子のエネルギー準位について学び，伝導帯・禁制帯・充満帯（価電子帯）の分類とその特徴について学習する．さらに，キャリアの拡散とドリフトの違いについて習得する
	2 真性半導体と不純物半導体	真性半導体について，その純度と，自由電子および正孔の生成について学習し，そのエネルギー準位図について理解する．次に，不純物半導体の種類について学び，n形半導体とp形半導体の特徴を把握することで，それぞれのエネルギー準位図について十分理解する
	3 整流素子	pn接合の生成と電位分布について学習し，整流用ダイオードの動作原理とその静特性について理解する．また，各種の特殊用途のダイオードに対し，それぞれの動作原理と用途について習得する
	4 増幅素子	バイポーラトランジスタと電界効果トランジスタ（FET）について，その動作原理と静特性および特徴について学習する．これらをもとに，電流増幅と電圧増幅の違いについて理解する
	5 光素子	半導体への光照射による軌道電子の励起と，自由電子と正孔の再結合による発光過程について学習する．次に，光電効果（光導電効果，光電子放出効果，光起電効果）による現象について学習する．これらをもとに，光素子である発光ダイオード・ホトダイオード・ホトトランジスタの動作原理と特徴について習得する
	6 スイッチング素子	スイッチング素子であるサイリスタについて，構造・記号・端子名，動作と静特性および特徴について学習する．また，トライアックの構造と動作について理解する
	7 センサ	光，温度，力，磁気などの物理量を電気量に変換する素子をセンサという．ここでは，光以外のセンサの動作原理と特徴を理解する
6章　電子回路		X線高電圧装置の基本原理となる直流電源回路について十分理解する．また，信号処理を行う各種の電子回路と，レーザーについて，その基本回路と動作の概要を把握することを学習到達目標とする
	1 直流電源回路	最初に，直流電源回路の構成と基本事項について学習する．次に各種の整流回路について学習し，平滑回路を付加した場合の回路状態について理解する
	2 パルス回路	パルス波形の定義について学び，各種の波形整形回路の動作と特徴について学習する．さらに，マルチバイブレータの種類と基本動作について理解する
	3 フィルタ回路	利得の定義について学び，フィルタ回路の基本動作を理解する．さらに，*CR*ローパスフィルタと*CR*ハイパスフィルタについて，その入出力電圧の関係と遮断周波数について理解する

	4 増幅回路	理想増幅器の条件について学び，トランジスタの電流増幅率と入力抵抗の定義について理解する．次に，トランジスタの等価回路を学ぶことで，トランジスタの接地形の特徴を理解する．さらに，CR増幅回路の基本動作と周波数特性について学ぶとともに，負帰還増幅器の回路動作について理解する
	5 オペレーションアンプ	オペレーションアンプの特徴について学習することで，回路計算に関する条件と回路計算手順について理解する．これらをもとに，各種の演算回路の構成と入出力の関係について理解する
	6 D-A変換，A-D変換	オペレーションアンプによるD-A変換回路について学習するとともに，A-D変換のイメージをディジタル階段を用いて理解する．次に，サンプル＆ホールド回路について学習し，二重積分形A-D変換と逐次比較形A-D変換の回路動作について理解する
	7 電子管	X線管は高電圧を扱う特殊な真空管であるため，真空管の電気的特性について理解することが重要となる．最初に，動作基本となる熱電子放出について学習する．これをもとに，2極真空管および3極真空管の構造・動作・静特性について理解する．さらに，放射線機器に用いられる微弱な光を検出する光電子増倍管の構造と動作について習得する
	8 レーザー	レーザーの語源を学び，レーザー光と自然光の違いについて学習する．次に，レーザーシステムの基本構成とレーザー光発生の概要について学習する．また，発生原理の理解に必要な反転分布の形成・誘導放出・光共振器について学び，レーザーの種類と特徴を把握するとともに，半導体レーザーの概要について習得する
7章 情報の基礎		論理回路を理解するうえで必要となる基数変換，論理演算について学習し，演習問題に対応できる力を養うことを学習到達目標とする
	1 情報の表現	数の表現として基数の概念を学習する．また，q進数から10進数および10進数からq進数への変換方法について学習し，演習問題に取り組むことで基数変換について十分理解する
	2 論理演算	ブール代数の考え方と，加法・乗法・否定の演算について学習する．さらに，各種の定理を学び，演習問題に取り組むことで論理演算について十分理解する
	3 論理回路	論理操作を行う電子回路である論理ゲートについて，基本となるOR，AND，NOTの回路構成と動作原理を学習する．さらに，これらを組み合わせたNOR，NAND，Ex-OR，Ex-NORの動作と論理式について理解する
	4 論理回路から論理式への変換	論理回路から論理式への変換方法について学習し，演習問題に取り組む力を養う
8章 電気・電子計測		医用工学実験を行う際に必要となる測定器の動作原理と測定方法ならびに測定誤差について習得することを学習到達目標とする
	1 測定量の取り扱いと誤差	測定における校正と校正定数について学習し，トレーサビリティ確立の重要性を理解する．また，測定値の誤差と相対誤差について学習する
	2 指示計器とディジタル計器	指示計器の分類・動作原理・特徴について学習し，ディジタル計器の特徴と動作原理について理解する
	3 電圧計，電流計，テスター	電流計および電圧計の接続方法と誤差の発生について学習する．また，測定範囲を拡大するための分流器および分圧器について学習することで，テスター（回路計）について理解する
	4 オシロスコープによる波形観測	オシロスコープの動作の特徴と波形の概要について学習し，測定の際に行う設定と操作方法および測定波形の読み取りについて習得する

用語解説・MEMO 一覧
Term a la carte

あ
- アンペア······38
  - ──の右ねじの法則······38
- 1［A］の定義······42
- ウェーバ······33
- エネルギー
  - ──ギャップ······168
  - ──準位······167
  - ──準位図······167
  - ──保存の法則······19
- エンハンスメント形······184
- オーム······58
  - ──の法則······57

か
- 海底通信ケーブル······57
- 回転磁界······34
- 開ループ利得······231
- 価電子の束縛······171
- 過渡現象······76
- 起電力······69
- 絹巻き絶縁電線······47
- 共有結合······169
- クーロン······14
  - ──の法則······14
- 検流計······66
  - 正接──······33
- コブレー賞······57
- コンダクタンスの単位······57

さ
- 差動増幅器······230
- 三相交流による回転磁界······34
- ジーメンス······57
- 自己インダクタンス······47
- 仕事関数······189
- 自己誘導現象······47
- 磁束密度の単位······34
- ジュール······19
  - ──の法則······19
- 真空準位······245
- 真空中での誘電率······16

- スルーレート······231
- 正接検流計······33
- 静特性······246
- 相互インダクタンス······47

た
- テスラ······34
  - ──コイル······34
- デプレッション形······185
- 電気抵抗の単位······57
- 電気分解の法則······22
- 電源······69
- 電子ボルト······189
- 電車の実用化······57
- 電磁誘導現象······22
- 電流の相互作用······38
- 電流の単位······38
- 電流力計······33
- 電話機······215
- 同期モータ······34
- トランジスタの図記号······180
- トンネル効果······177

な
- 2端子対回路······222
- ニュートン······14
  - ──リング······14
- 熱平衡状態······173

は
- 発電機······57
- ハルスケ······57
- 反磁性······22
- 反射望遠鏡······14
- 半導体における価電子の束縛······171
- 微積分法······14
- 比誘電率······24
- ファラデー······22
  - ──効果······22
- ファラド······22
- 負荷······69
- プランク定数······188

へき開 255
ヘテロ障壁 255
ヘルツ 90
ベル 215
ヘンリー 47
ボルタ 19
　──の電池 19
ボルツマン定数 176
ボルト 19

ま
右手親指の法則 45
右ねじの法則 38

や
誘電率 16
誘導モータ 34

ら
ラジアン 89
リアクタンスの単位 57

わ
ワット 72

A
admit 113
Ampere 38
-ance 113

B
Bell 215

C
conduct 113
Coulomb 14

F
Faraday 22

G
galvanometer 66

H
Henry 47
Herz 90

I
induce 96

J
Joule 19

N
Newton 14

O
Ohm 57

R
rad 89
react 96
reactance 96

S
Siemens 57, 58
susceptive 113

T
Tesla 34

V
V/μs 231
Volta 19

W
Watt 72
Weber 33

0章
Introduction

1 Introduction
放射線技術と医用工学の関わり

　私たちが今後扱う放射線機器はすべて，電気回路と電子回路を用いて制御することで動作させている。特に，診断用X線装置では電気的にX線を発生させているため，その動作原理を理解するには，電気工学と電子工学に関する知識が重要となる。さらに，放射線測定器，MRI装置，超音波診断装置などの動作原理を理解するうえでも同様である。

　一般に，電気工学と電子工学で取り扱う内容は非常に幅広い内容となる。そこで本書では，この中から放射線技術に直接関わる内容を抽出し，わかりやすい説明を心がけた。また，学習するうえでは回路計算への取り組みが重要となるため，項目ごとに例題を示して詳しく解説した。

　本文は第1章から第8章に分かれているが，大きく分けると「**電界と磁界**」「**直流回路**」「**正弦波交流回路**」「**半導体と電子回路**」の4つに分類できる。以下に，それぞれの概要と関連する放射線技術，および学習のポイントについて紹介する。

1 電界と磁界

図1 静電気の恐怖

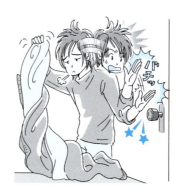

　図1のように，寒い時期に乾燥した部屋で毛布カバーを交換するとき，嫌な思いをした方も多いのではないだろうか。バリバリという音とともに，毛布からカバーをはがした後，毛布とカバーは吸い付こうとする。また，その状態で自分の手が金属などに触れると，バチッという音とともに，激痛を感じる。

　これらの原因は静電気である。毛布とカバーを引きはがしたときの摩擦力によって，正電荷と負電荷が発生し，両者の間には吸引力が働く。そのため，毛布とカバーが吸い付こうとする。この力を**静電力**または**クーロン力**という。また，これらの電荷は私たちの体にも蓄積されているため，手が金属などに触れることで，蓄積されていた電荷が移動する。つまり，手

と金属の間に電流が流れるため，感電して激痛を感じるのである。

この現象を実験的に立証したのが**クーロン**である。2つの電荷Qとqの間に作用する静電力Fは，それぞれの電気量の積に比例し，両者の距離の2乗に反比例する。そこで，クーロンは，図2のように，1つの電荷Qが存在すると，その周りには静電力を及ぼす空間が放射状に生成されると考えた。

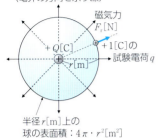

図2 点電荷による電界の生成

この空間を**電界**という。電界Eは電荷Qから放射状に発生するため，電荷からの距離rが大きくなるほど，電界Eは弱くなる。つまり，電荷Qから距離r[m]離れた位置での球の表面積は$4\pi \cdot r^2$[m²]となるため，単位面積あたりの作用は距離の2乗に反比例することになる。この電界中の距離r[m]の位置に，もう1つの電荷qを置くことで，両者の間に静電力Fが発生するものと考えたのである。

次に，同じ電気量の電荷でも，それらをガスなどの電気を通しにくい空間に置いた場合，その静電力Fが小さくなることがわかってきた。そこで，電気を通しにくい性質を表す係数を分母に挿入し，**誘電率**εとよぶことで，この現象を表現した。本文では，これらの関係式のなりたちについて学習する。

図3に示すように，導体中には正電荷と負電荷が同じ数だけあるため，電界の中に置くと，正電荷と負電荷は外部の電界との静電力によって両端に移動する。この現象を**静電誘導**という。なお，静電誘導は電気を通しにくい物質(絶縁体または誘電体)にも作用し，**分極**という現象を引き起こす。そのため，導体と絶縁体を組み合わせることで，電荷を蓄積できる部品を作ることができる。この部品を**コンデンサ**といい，電荷を蓄積する能力を**静電容量**という。本文では，コンデンサの並列接続と直列接続について，その合成静電容量，蓄積電荷量，蓄積エネルギー，両端の電位差などの関係について学習する。

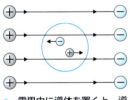

図3 導体における静電誘導

a 電界中に導体を置くと，導体内の電荷が移動

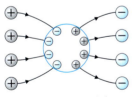

b 電荷は表面のみに存在し，導体内の電界はゼロ

磁石で鉄を強く引きつける部分を**磁極**という。2つの磁石を手に持って，磁極と磁極を近づけると，吸引力または反発力を感じることができる。この力を**磁気力**という。クーロンは，磁気力についても探究した。その結果，磁気力Fは，それぞれの磁極の強さの積に比例し，両者の距離の2乗に反比例することを明らかにした。この性質は，静電力と同じである。そこで，図4に示すように，1つの磁極mが存在すると，その周りには磁気力を及ぼす空間が放射状に生成されるものと考えた。この空間を**磁界**という。磁界Hは磁極mから放射状に発生するため，単位面積あたりの作用は距離の2乗に反比例することになる。この磁界中の距離r[m]の位置に，もう1つの磁極m'を置くことで，両者の間に磁気力Fが発生するものと考え，これらの関係式を導いた。本文では，電界と関連づけることで学習効果を高める。

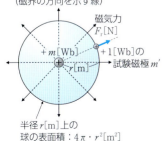

図4 点磁極による磁界の生成

皆さんは，磁石と釘をこすりつけ，磁石を取り去った後，釘には磁石の性質が現れることを経験されたことがあるだろう。この現象を**磁化**といい，鉄・コバルト・ニッケルなどは磁化されやすい物質である。また，同じ強さの磁極でも，それらを磁化されやすい媒質中に置いた場合，発生する磁

図5 電気磁気学の体系

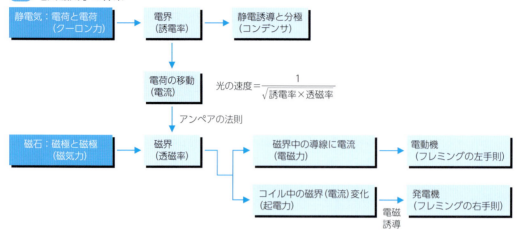

気力Fは小さくなる。そこで，磁化されやすい性質を表す係数を分母に挿入し，**透磁率**μとよぶことで，この現象を表現した。

ここで，図5を見てほしい。電荷が移動すると電流になるが，このとき電流の周りには磁界が発生する。したがって，電界と磁界には密接な関係が存在している。それは，真空中における誘電率ε_0と透磁率μ_0の積の平方根の逆数は，光の速度C_0に等しいという関係で結ばれているのである。

図6に示すように，磁束密度Bの磁界中に磁界と角度θ方向に長さlの導線を置き，導線に電流Iを流すと，導線には磁界と電流に直角方向の力Fが働く。これを**電磁力**といい，電流と磁界の相互作用によって発生する力である。その大きさは三者および$\sin\theta$の積で表され，それらの方向はフレミングの左手則で表される。電流によって力が発生するため，電動機（モータ）の動作原理となる。

図7に示すように，磁石を近づけることで，コイル中の磁束を変化させようとすると，その変化を妨げる方向に磁束が発生する。この磁束を**反作用磁束**といい，コイル中には反作用磁束を発生させるための電流が流れ，コイル両端には起電力が発生する。流れる電流を**誘導電流**，発生する起電力を**誘導起電力**という。誘導起電力の大きさは単位時間あたりの磁束の変化量に比例し，誘導電流の方向はフレミングの右手則で表される。この現象を電磁誘導作用という。なお，力を用いて磁束を変化させることで，起電力が得られるため，発電機の動作原理となる。最も身近な例は，自転車の前照灯である。

第1章と第2章では，電界と磁界に関するさまざまな関係式が出てくるが，図5の流れを理解しておくと，前後の関連がわかるため，計算問題に対しても取り組みやすいものと思われる。

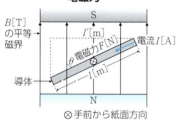

図6 平等磁界中の電磁力

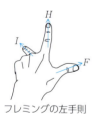

フレミングの左手則

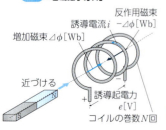

図7 電磁誘導則

2 直流回路

図8に示すように，導体中には負電荷である自由電子が多数存在するが，この電荷が移動すると**電流**になる。そこで，導体中のある断面を1秒間に

図8 負電荷の循環と電流

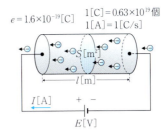

1[C]の電荷が移動する電流を1[A]と定義している。

図9に示すように，導体中のある両端の電位差Eとそこに流れる電流Iは正比例する。そこで，この比例定数をGとすると，流れる電流Iは$I = G \cdot E$で表すことができる。この比例定数Gを**コンダクタンス**[S]といい，電流の流れやすさを示す指標となる。また，Gの逆数をRとおくと，Rは電流の流れにくさを示す。そこで，このRを**抵抗**[Ω]といい，先の式に代入すると，$E = (1/G) \cdot I = R \cdot I$が得られ，これが**オームの法則**である。

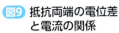
図9 抵抗両端の電位差と電流の関係
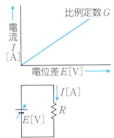

抵抗のみの回路に直流電源を接続した場合，オームの法則が成立する。抵抗回路には，直列接続と並列接続があり，さらにこれらを組み合わせた直並列接続がある。本文では，これらの接続における合成抵抗・分圧電圧・分流電流の関係について学習する。

直流電源を2つ以上もつ複雑な抵抗回路の電圧・電流を求めるには，**キルヒホッフの法則**を用いる。また，抵抗が四角形に配置されている場合，**ホイートストンブリッジの平衡条件**を用いることで，その合成抵抗を簡単に求めることができる。

オームの法則から，抵抗R[Ω]に電流I[A]を流すと，電位差E[V]を生じる。これを**電圧降下**という。ここで，1[V]の電位差とは電荷1[C]を電界に逆らって移動させるときに1[J]の仕事量を必要とすることを表している。したがって，E[V]の電圧降下では電荷1[C]あたりE[J]の仕事量が発生することになる。抵抗回路では，この仕事はすべて熱エネルギーに変換される。そこで，電圧E[V]と電流I[A]の積は，その定義から1秒間あたりの仕事量[J/s]を表し，これを**消費電力**P[W]という。また，t秒間になされた電気的な仕事量を**電力量**W[J]といい，$W = E \cdot I \cdot t$で表される。私たちは普段，使用した電力量に対して電気料金を支払っているのである。

オームの法則では，$E = R \cdot I$の関係から，電圧Eと電流Iは同時に変化する。しかし，直流回路内にコンデンサやインダクタンスが存在する場合，その両端の電位差と流れる電流は同時に変化しない。それは，コンデンサやインダクタンスは電気エネルギーを蓄積(充電)したり，放出(放電)したりする性質をもっているからである。この現象を**過渡現象**といい，本文ではコンデンサの回路について学習する。なお，コンデンサ回路の充放電は，コンデンサ式X線装置を理解するうえで非常に重要となる。

本文では，図10に示すように，電気現象を水に置き換えることで，電圧と電流の関係をイメージできるように解説している。

図10 充電時のイメージ
（タンクへの注水）

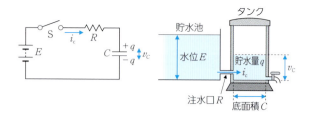

3 正弦波交流回路

　正弦波交流に関する知識は，X線高電圧発生装置を理解するうえで，非常に重要である。なぜならば，ほとんどのX線高電圧装置が，正弦波交流を電源として直流高電圧を発生させているからである。

　正弦波交流電圧は，図11の左側に示すように，磁束密度B[T]の平等磁界の中で導線を回転運動させることで発生させる。この電圧は「**電界と磁界**」で述べた電磁誘導作用によって発生する。導線が磁界中を速度vで回転しているため，導線と磁界の角度によって，磁界を直角にきる速度v_sが異なる。そのため，図の右側に示すように，両者の角度ϕ[rad]によって誘導される電圧の大きさと方向が周期的に変化する。また，正弦波交流を扱う際には，ある時刻における電圧や電流の値を知ることが重要となる。しかし，ある時刻tにおける角度ϕは，周波数fによって変化する。そこで，周波数fを考慮した任意の時刻tにおける角度ϕを表す必要がある。これが角速度または角周波数ω[rad/s]とよばれる関数であり，その内容は$2\pi \cdot f$となる。このωに時刻t[s]をかけることで，そのときの角度ϕ_t[rad]が求まる。そのため角速度ωは，正弦波交流の計算において，非常に重要な関数となる。

図11 導体の円運動による
正弦波起電力

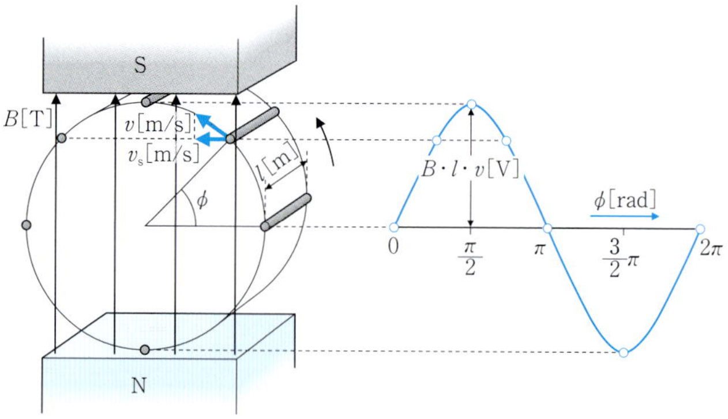

図12 抵抗回路と
ベクトル図

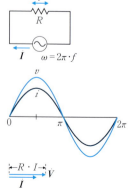

　図12のように，抵抗のみの回路に正弦波交流電圧を加えた場合，オームの法則から，流れる電流も同時に変化するため，正弦波電流となる。また，回路に加えられた電気エネルギーはすべて熱エネルギーに変換されて消費される。これに対し，図13と図14に示すように，インダクタンスやコンデンサに正弦波交流電圧を加えた場合，これらの素子は電気エネルギーを蓄積したり，放出したりする性質があるため，熱エネルギーには変換されない。つまり，電力を消費しない素子である。そのため，流れる電流は正弦波状に変化するが，電圧と同時に変化せず，両者の間には$\pi/2$

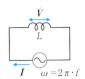
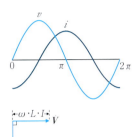

図13 インダクタンス回路とベクトル図

(90°)の角度差が生じる。このことを**位相差**という。このとき、電圧と電流の最大値は比例関係にあり、その比例定数を**リアクタンス**$X[\Omega]$という。これは交流に対する電流の流れにくさを表している。リアクタンスXはインダクタンス$L[H]$の場合には$\omega \cdot L[\Omega]$、コンデンサ$C[F]$の場合には$1/(\omega \cdot C)[\Omega]$で示されるため、周波数に関係した関数となる。また、位相差については、インダクタンスLでは電流が電圧に対して$\pi/2$(90°)遅れ、コンデンサCでは電流が電圧に対して$\pi/2$(90°)進む。

これらのことから、リアクタンスXについては、インダクタンスLとコンデンサCはちょうど逆の関係にあることがわかる。このことは、この後の項目を学習するにあたって、非常に重要な関係となる。

また、正弦波交流回路の電圧と電流を計算する際に、複素数を用いた**記号法**という手法を用いる。先に述べたように、抵抗RとリアクタンスXはそれぞれの素子における電圧と電流の大きさの比を示しているが、位相の遅れや進みを示すために虚数jを用いる。一般式は$\dot{V} = \dot{Z} \cdot \dot{I}$で示され、ここで$\dot{Z}$は**複素インピーダンス**といい、その内容は$\dot{Z} = R \pm jX$となる。この表記法を用いることで、抵抗$R$、インダクタンス$L$、コンデンサ$C$を含んだ直列および並列の回路について、各部の電圧・電流の大きさと位相差を計算することができる。また、並列回路については、特にインピーダンス$\dot{Z}$の逆数となるアドミタンス$\dot{Y}$を用いる。

これらについて十分理解した後、共振回路、交流電力、三相交流回路、変圧器について学習する。

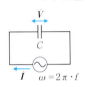
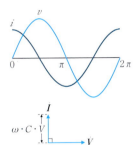

図14 静電容量回路とベクトル図

4 半導体と電子回路

物質では、電流の流れやすさによって**導体**、**半導体**、**絶縁体**に大きく分類される。導体や半導体に流れる電流は物質中の自由電子の数によって定まるため、「電流の運び手」という意味合いで、この自由電子を**キャリア**とよぶ。また、半導体において軌道電子が抜けた空席を**正孔**という。軌道電子が正孔を伝わって移動することでも電流が流れるため、正孔もキャリアとよばれる。

半導体の材料には主にシリコンが用いられるが、異なった物質をわずかに加えることで、その電気的性質を自由に変えることができる。半導体には大きく分けて、n形とp形があり、自由電子または正孔がどのくらい存在するかによって、その電気的性質が定まる。この2種類の半導体を複数組み合わせることで、さまざまな半導体素子を作り出すことができる。

p形とn形の半導体が隣り合わせで存在する状態を**pn接合**という。pn接合では、電流の流れる方向が一方向となるため、交流を直流に変換できる。この作用を利用した半導体素子を**整流用ダイオード**とよび、素子の組み合わせを変えることで、さまざまな整流回路を構成できる。さらに、自由電子と正孔の数を調整することで、さまざまな用途のダイオードが作られている。

半導体では、その動作を説明するため、自由電子と正孔がどのように分

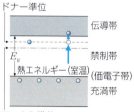

図15 n形半導体のエネルギー準位図

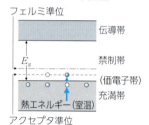

図16 p形半導体のエネルギー準位図

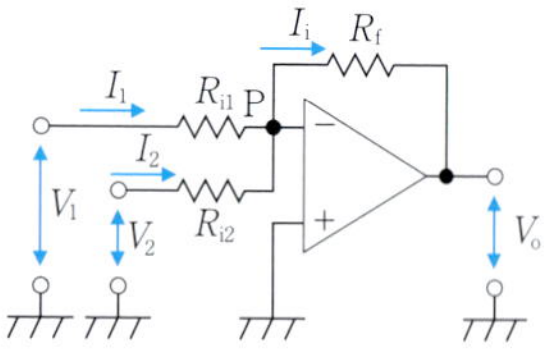

図17 反転加算器

布しているかを示すエネルギー準位図が用いられる。図15と図16にn形およびp形半導体のエネルギー準位図を示す。本文では，これらのエネルギー準位図を用いて，pn接合の基本動作について学習する。

次に，半導体の組み合わせをpnp形またはnpn形とすることで，小さな電流信号の変化を大きな電流の変化に増幅する半導体素子を作ることができる。これは**バイポーラトランジスタ**とよばれ，電子回路の中で頻繁に用いられている。また，**電界効果トランジスタ（FET）**とよばれる半導体素子では，小さな電圧信号の変化を大きな電流の変化に変換することができるため，増幅回路やスイッチング回路に用いられている。これらは，信号回路のみではなく，X線高電圧装置などにおいて電力変換を行う場合にも用いられる。

また，半導体材料の種類と添加物の組み合わせにより，pn接合に電流が流れるときに光を発生させることができる。また，逆に光を電流に変換することもできる。これらの素子を**光半導体素子**といい，放射線計測の分野で用いられている。

ダイオード，トランジスタ，抵抗，コンデンサ，基準電源などを組み合わせることで，**パルス回路**とよばれる各種の波形整形回路を構成できる。さらに，図17に示すように差動増幅回路を集積化（IC化）したオペレーションアンプが頻繁に用いられている。これは**演算増幅器**ともよばれ，外部に抵抗，コンデンサ，ダイオードなどを数個外付けするだけで，各種の演算回路を簡単に構成できる。これらは主に放射線計測器の中で用いられている。

温度，湿度，気圧，時間，電圧，電流などの自然界で扱う量は，連続的に変化するためアナログ量とよばれている。これに対し，ある一定の量を基準として，その整数倍の値を示す量をディジタル量とよび，飛び飛びの数値を取り，"0"と"1"のみで表現する2進数がある。データ処理などをコンピュータによって行う場合，ディジタル量である2進数が用いられるが，放射線量などの入力データや処理した結果を用いる場合にはアナログ量を用いる。この間のやり取りを円滑に行うために，D-A変換およびA-D変換が必要になる。図18は4ビットのD-A変換回路であり，ディジタル信号の各桁の[1]の重みに相当する量の電流をそれぞれ発生させ，それをすべて加算した全電流をアナログ出力電圧値に変換する。図19はA-D変換のイメージを説明したディジタル階段を示す。ここでは最下位ビットの重み

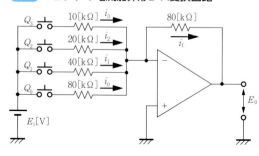

図18 4ビットの電流加算形D-A変換回路

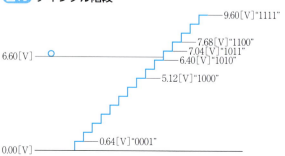

図19 ディジタル階段

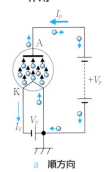

図20 2極真空管の整流作用
a 順方向
b 逆方向

を0.64［V］とし，4ビットすなわち0～15段の階段を表している．今，左側に示す電位6.60［V］に位置するアナログ電圧のボールをA-D変換する場合，右側に平行移動してボールが乗った階段位置がディジタル値に相当する．したがって，A-D変換においては変換するアナログ量に対して，最下位ビットの重みの整数倍で，最も近くかつ小さいディジタル値に変換される．A-D変換の方式には二重積分形と逐次比較形があり，変換回路と変換方法について学習する．

以上のように，半導体は固体中で電子の流れを制御している．これに対し，電子管は空間中に電子を引き出し，その流れを制御する素子である．最も代表的なものが**2極真空管**であり，図20に示すように電流を一方向のみに流す整流作用を示す．ここで，加える電圧を高くして，電極の構造を変更するとX線管になる．また，3極真空管は電圧信号の変化によって大きな電流を変化させることで増幅を行うが，加える電圧を高くして，電極の構造を変更すると格子制御形X線管になる．現在，一般には真空管はほとんど使われていないが，X線管の電気的特性を理解するうえで，これらの知識は非常に重要となる．また，電子管の中には微弱な光を検出して，電流に変換する**光電子増倍管**がある．この素子は核医学で用いるガンマカメラに使われている．

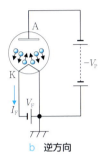

レーザーは人工的に作られた光であり，その波長と位相がそろっていることが特徴である．さらに，直進性に優れるため，X線CTや放射線治療の際の位置決めや，CR装置における画像データの読み取りなどに用いられている．図21にレーザーシステムの基本構成を示す．本文では，レーザー光の特徴，動作原理，種類などについて学習する．

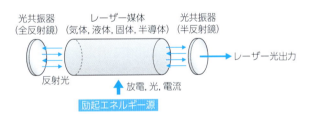

図21 レーザーシステムの基本構成

私たちは通常数を表すのに10進数を使っている．10進数では0～9の次は桁が1つ上がり，これらを並べることで大きな数を表現している．しかし，電子回路で数を表現する場合，電圧や電流の有無で表現したほうが誤りが少なくなる．そこで，0と1のみを用いる2進数が用いられる．また，コンピュータの理論を扱ううえでは16進数も用いられる．また，2進数を用いた演算に論理代数があるが，この論理式を実現した電子回路が**論理回路**である．図22に論理回路の一例を示す．本文では，これらの関係について解説し，相互の変換について学習する．

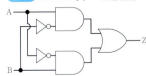

図22 Ex-OR（不一致検出）

5 電気・電子計測

測定量の取り扱いと誤差について理解するため，測定，計測，単位，校正，校正定数などの定義について学習する．図23に示すように，測定器

図23 電圧および電流のトレーサビリティ

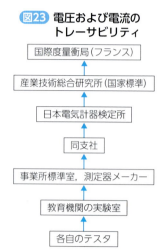

や標準器がより上位の標準によってとぎれることなく次々と校正され、校正の系列として最終的に国家の維持している標準へつながる経路のことをトレーサビリティ（traceability）といい，トレーサビリティの確立の重要性について学習する。

アナログ計器は目盛り板と指針の振れにより，測定量の値をアナログ量で表す指示計器である。その種類には可動コイル形，可動鉄片形，整流形などがあり，これらの動作原理・構造・特徴について学習する。また，ディジタル計器の特徴と構成についても学習する。

指示計器を用いて電気回路の電圧・電流を測定する場合，測定器を接続することで回路状態が変化して誤差を生じるため，指示計器の接続方法と内部抵抗について十分理解する必要がある。電流計は回路に直列接続し，内部抵抗は小さいことが望ましい。また，電圧計は電位差を測定するため，該当する2点間に並列接続し，内部抵抗は大きいことが望ましい。電流計には分流器，電圧計には分圧器を接続することで，1台の指示計器について測定範囲を変更することができる。テスター（回路計）は図24に示すように直流電圧，直流電流，抵抗，交流電圧などを広範囲にわたって測定できる多レンジの計器である。簡単な測定器を十分理解したうえで測定を行えば，高価で複雑な測定器を理解不十分なまま使用した場合に比べて，よりよい結果が得られる。

図24 テスターのブロック図

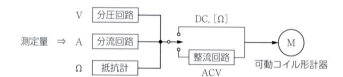

オシロスコープは主に経過時間（横軸）に対する電圧の変化（縦軸）を知るために使用する測定器である。同時に複数の波形を観測でき，基準電位（GND）の位置を測定対象に合わせて任意に設定できるが，測定を開始するまでの設定が煩雑である。観測方法には図25の繰り返し観測（AUTO）と図26の単発観測（SINGLE）がある。これらの測定方法を習得するため，動作の特徴・波形の概要・設定および操作法について学習する。

図25 反転微分回路の入出力波形（AUTO）

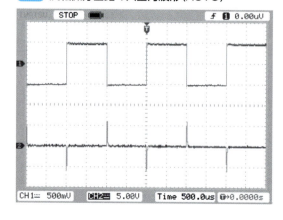

図26 共振形インバータ式X線装置の管電圧・管電流波形

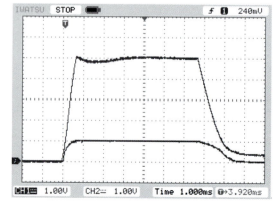

1章
電界と磁界

1 電荷とクーロンの法則

電界と磁界

1 電気と電荷

紀元前600年頃，ギリシャのターレス（Thales）は，琥珀の棒を乾いた毛皮で擦ると，小さな紙片を引きつける現象を見い出した。この原因は，摩擦によって琥珀になにか特別なものが発生していると考え，この特別なものを**電気**（electricity）とよんだ。

電気の原因は**電荷Q**（electric charge Q）であり，これには正電荷 $+Q$ と負電荷 $-Q$ とがある。同種の電荷同士（ $+Q$ と $+Q$，または，$-Q$ と $-Q$ ）では反発力，異種の電荷同士（ $+Q$ と $-Q$ ）では吸引力が働く。この力を**静電力**（electrostatic force）または**クーロン力**（Coulomb force）という。ここで，止まっている電荷を**静電気**（static electricity）という。また，電荷の大きさを**電気量**（quantity of electricity）といい，その単位には**クーロン**（coulomb：単位記号[C]）を用いる。

図1は静電気の発生を模式的に示したものである。物質は中性子と陽子からなる原子核と，その周囲を回る軌道電子で構成される。ここで，陽子は正電荷，軌道電子は負電荷をもち，その電気量は $+1.60 \times 10^{-19}$ [C]および -1.60×10^{-19} [C]である。このため電気素量[*1]ともよばれる。通常は陽子と軌道電子の数が等しいため，物質の外から見ると中性となり，電気的性質は見られない（a）。しかし，摩擦エネルギーが物質Aの軌道電子に与えられると（b），その軌道電子は物質Bの軌道上に移動する（c）。その結果，物質Aは軌道電子が1個不足して正電荷となり，物質Bは軌道電子が1個多くなるため負電荷となり，両者の間には吸引力が働く。また，下記のように物質によって軌道電子を失いやすいものと，得やすい性質をもつものがある。

毛皮，ガラス，絹，琥珀，樹脂，エボナイト
←電子を失いやすい物質　　電子を得やすい物質→

2 静電力に関するクーロンの法則

図2に示すように，静止している2個の点状の電荷 Q [C]および q [C]の間に働く静電力の大きさ F_r [N]は，それぞれの電気量の積に比例し，それらの間の距離 r [m]の2乗に反比例する。また，静電力の方向は，両電荷を結ぶ直線上となる。これはクーロンが1785年に電気二流体論によって実験的に立証したもので，静電力に関する**クーロンの法則**（Coulomb's

---

Term a la carte

[*1] 電気素量 e
elementary electric charge。陽子の電気量のこと。電気量の最小単位である。

図1 正電荷と負電荷の生成

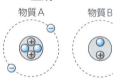
a 外からは中性

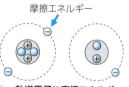
b 軌道電子に摩擦エネルギーを与える

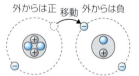
c 軌道電子の移動により正負電荷が生成

⊕：陽子
◯：中性子
⊖：軌道電子

図2 静電力に関するクーロンの法則

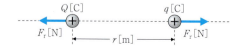

Law）とよばれ，式❶で表される。

$$F_r \propto \frac{Q \times q}{r^2}, \quad F_r[\text{N}] = 9.0 \times 10^9 \times \frac{Q[\text{C}] \times q[\text{C}]}{r[\text{m}] \times r[\text{m}]} \quad \cdots\cdots\cdots ❶$$

＊1[N]：102[g]の重さに加わる地球の重力

> 注
> ＊本文中の【例題】の計算においては，全て「有効数字3桁」で行っている。
> ＊ちなみに，以下の累乗根についても同様に「有効数字3桁」にて計算してある。
> $\sqrt{2} = 1.41, \sqrt{3} = 1.73, \sqrt{5} = 2.23, \pi = 3.14$

Slim・Check・Point　計量単位について

1. 単位の種類
- 単位には以下に示す自然単位と計量単位がある。医用工学では主に計量単位を用いる。
  ①自然単位：同一種類の物の数を表す単位（例：一人二人，一冊二冊）
  ②計量単位：同一種類の物理量を表す単位
- 物理的または人為的にある基準となる量を定め，その基準量の何倍であるかを表すことによって物理量を把握する。

2. SI単位と接頭語
①SI（Système International d'Unitès）単位とは1960年の国際度量衡総会で採択され，勧告された国際単位系をいう。
- 表1に示す7個の**基本単位**と2個の**補助単位**の合計9個の単位で構成される。それ以外のものは，これらを組み合わせた**組立単位**で構成する。
②接頭語とは倍数を示す記号で，主に10^3ごとに名称をもつ。単位を読みやすく，その大きさを理解しやすくするために用いる。
- 原則として，数値が0.100〜999の間に入るように選ぶ。ただし，静電容量（F）については通常μ（10^{-6}）およびp（10^{-12}）を使用するため，0.001〜9999の範囲を使用する。
- 表2に通常用いる接頭語を示す。

3. 医用工学で使用する主な単位（表3）
①量記号　：計量単位を表す記号のことで，主に計算式を表す際に用いる。
②単位記号：主に，物理学などに功績のあった科学者の人名の頭文字（大文字）を使用する。
③有効数字：意味のある数字の桁数
　　　　　　53.1も0.00531も共に有効数字3桁の数であり，53.10は4桁の数となる。以下に用いるときの組み合わせと使用例を示す。

有効数字＋[接頭語＋単位記号]（大文字・小文字に注意）（例）53.1[kV]，5.31[mA]，250[μF]

表1 基本単位と補助単位

量	単位記号	名称
長さ	m	メートル
質量	kg	キログラム
時間	s	秒
電流	A	アンペア
温度	K	ケルビン
物質量	mol	モル
光度	cd	カンデラ
平面角	rad	ラジアン
立体角	sr	ステラジアン

表2 接頭語

倍数	名称	記号
10^{12}	テラ	T
10^9	ギガ	G
10^6	メガ	M
10^3	キロ	k
10^{-3}	ミリ	m
10^{-6}	マイクロ	μ
10^{-9}	ナノ	n
10^{-12}	ピコ	p

表3 医用工学で使用する主な単位

計量単位	量記号（斜体）	単位記号
電圧，電位差	V, v, E, e	V（ボルト）
電流	I, i	A（アンペア）
抵抗	R, r	Ω（オーム）
電気量，電荷	Q, q	C（クーロン）
静電容量	C, c	F（ファラド）
周波数	f	Hz（ヘルツ）
コンダクタンス	G, g	S（ジーメンス）
電力	P	W（ワット）
磁極の強さ	ϕ	Wb（ウェーバ）
磁束密度	B	T（テスラ）

例題

次のそれぞれの物理量を，接頭語を用いて表せ。ただし有効数字は3桁とする。
- a. $12000\,[\mathrm{V}]$
- b. $3.12 \times 10^{-8}\,[\mathrm{S}]$
- c. $0.00394\,[\mathrm{m}]$

- a. $12.0\,[\mathrm{kV}]$
- b. $31.2\,[\mathrm{nS}]$
- c. $3.94\,[\mathrm{mm}]$

MEMO

ニュートン（S.A.Newton，1642－1727）

イギリス生まれの科学者で，27歳でケンブリッジ大学教授となる。反射望遠鏡の発明，太陽スペクトルや薄膜の干渉現象（ニュートンリング）の研究，微積分法の発見など数多くの重要な業績がある。これらの功績によって，ニュートンの名前は力の単位[N]に使われることとなった。

《単位の概要》$1\,[\mathrm{kg}]$の質量に$1\,[\mathrm{m/s^2}]$の加速度を与えるための力。なお，$102\,[\mathrm{g}]$の重さに加わる地球上の重力に相当する。

クーロン（C.A.Coulomb，1736－1806）

フランス生まれの物理学者で，摩擦，ねじり強度などの応用力学の研究を行った。その後，自分の作った精密なねじり秤で，2つの帯電体の間や，磁極の間に働く力を測定し，「クーロンの法則」を発見した。その功績によって，クーロンの名前は電気量の単位[C]に使われることとなった。

《単位の概要》真空中で$1\,[\mathrm{m}]$離れた等しい電気量をもつ2物体間に作用する力が$9.0 \times 10^{9}\,[\mathrm{N}]$となるとき，その電気量を$1\,[\mathrm{C}]$としている。

電界と電位

1 点電荷による電界

Slim・Check・Point 点電荷による電界の生成

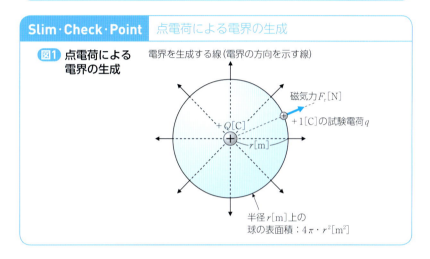

図1 点電荷による電界の生成

クーロンの法則では，その静電力は距離の逆2乗に比例するが，この意味について考えてみる。

図1に示すように，真空中に1個の電荷$+Q[C]$が存在すると，その周囲に静電力（クーロン力）を及ぼす空間が放射状に生成されるものと考える。この空間を**電界**（electric field）という。

電荷$+Q$による作用は半径$r[m]$の表面上に均等に働くものと考えると，距離$r[m]$での表面積は$4\pi \cdot r^2[m^2]$のため，距離が離れるほど同一の面積に対する作用は薄くなる。ここで，電界中の距離$r[m]$の位置に$1[C]$の試験電荷qを置いたとき，この試験電荷に及ぼす力$F_r[N]$は作用の大きさを表していることになる。そこで，13ページの式❶において$q=1[C]$，比例定数をk'とし，クーロンの法則と同じ形式で書き換えると，次の式❶が得られる。

$$F_r[N] = k' \times \underbrace{\frac{Q}{4\pi \cdot r^2}}_{E_r} \times 1[C] = E_r[N/C] \times 1[C] \qquad \cdots\cdots\cdots\cdots ❶$$

この関係から，試験電荷$1[C]$あたりの力$E_r[N/C]$を電界の強さと定義できる。この定義から，点電荷Qによる電界の強さ$E_r[N/C]$は電荷量$Q[C]$に比例し，距離$r[m]$の2乗に反比例する。

なお，$q[C]$の電荷を距離$r[m]$上に置くと，$F_r[N] = E_r[N/C] \times q[C]$の静電力を受ける。

次に，電荷Qを置く空間の種類（真空，空気，炭酸ガスなど）によって静

MEMO

真空中での誘電率 ε_0 の導出

13ページの式❶および右の式❷から，

$$\frac{1}{4\pi \cdot \varepsilon_0} = 9.0 \times 10^9$$

したがって，

$$\varepsilon_0 = \frac{1}{4\pi \times 9.0 \times 10^9} = 8.85 \times 10^{-12} [\text{F/m}]$$

電力 $F_r[\text{N}]$ は変化し，電気を通しにくい物（絶縁体）ほど力 $F_r[\text{N}]$ は小さくなる。そこで，式❶の比例定数 k' を $(1/\varepsilon)$ に置き換えることで式❷が得られる。ε は**誘電率**（permittivity）とよばれる定数であり，この式では静電力が低下する度合いを示している。特に真空中の誘電率を ε_0 で表し，基準として用いられ，電気定数ともよばれる。

なお，$\varepsilon_0 = 8.85 \times 10^{-12} [\text{F/m}]$ となる（単位のF［ファラド］については後述）。

$$F_r[\text{N}] = \frac{Q}{4\pi \cdot \varepsilon \cdot r^2} \times 1[\text{C}] \quad \left(k' = \frac{1}{\varepsilon}\right), \quad \text{なお，} \quad E_r[\text{N/C}] = \frac{Q}{4\pi \cdot \varepsilon \cdot r^2} \cdots ❷$$

例題

 真空中にある $0.1[\mu\text{C}]$ と $0.2[\mu\text{C}]$ の点電荷の距離が $5[\text{cm}]$ のとき，これらの間に作用する力は何$[\text{N}]$か。
ただし，$\dfrac{1}{4\pi \cdot \varepsilon_0} = 9 \times 10^9$（$\varepsilon_0$：真空中の誘電率）とする。

 11ページの式❶および上の式❷より，

$$F_r[\text{N}] = \frac{Q}{4\pi \cdot \varepsilon_0 \cdot r^2} \times q[\text{C}] = 9 \times 10^9 \times \frac{0.1 \times 10^{-6} \times 0.2 \times 10^{-6}}{(5 \times 10^{-2})^2} = \frac{0.18 \times 10^{-3}}{25 \times 10^{-4}} = \frac{0.18}{2.5} = 0.072[\text{N}]$$

2 電気力線とガウスの定理

図2に示すように，電荷 $Q[\text{C}]$ から電界を形成する線が放射状に発生しているものと仮定する。この線を**電気力線**（line of electric force）という。電気力線には次の性質がある。

Slim・Check・Point　電気力線の性質

①正電荷 $(+Q)$ から出て，負電荷 $(-Q)$ で終わる。単独の場合は無限点で終わる。
②電気力線の接線方向は，その点における電界の方向を表す。
③電気力線の密度は電界の強さ $E_r[\text{N/C}]$ を表す。
④交わったり枝分かれせず滑らかな曲線である。

図2 電気力線の性質

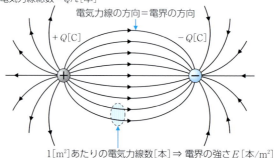

電界の強さ E_r [N/C]において，Q/ε を表面積 $4\pi \cdot r^2$ で割る形に変形し，式❸とする。ここで，電気力線の性質③から，電界の強さは電気力線の密度と等しいため，Q/ε は全電気力線数[本]を表していることになる。したがって，電荷 Q からは Q/ε [本]の電気力線が発生する。

$$E_r = \frac{Q}{4\pi \cdot \varepsilon \cdot r^2} = \frac{Q}{\varepsilon} \times \frac{1}{4\pi \cdot r^2} [\text{N/C}] \quad \cdots\cdots\cdots ❸$$

図3 ガウスの定理

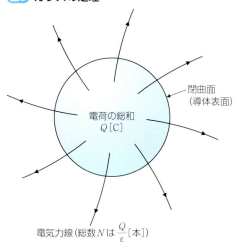

図3に示すように，ある任意の閉曲面から外に出る（内に入る）電気力線数は，その閉曲面に存在する電荷の総和 Q の $1/\varepsilon$ に等しい。これを**ガウスの定理**という。

また，絶縁性の高い（誘電率が大きい）空間ほど電気力線の密度は低くなるため，電界は弱くなる。

ここで，その性質は電気力線と同様であるが，誘電体の誘電率と無関係に電荷量 $+Q$ [C]からは Q [C]の電束が出るものと定義する。なお，電束密度 D [C/m²]は $D = \dfrac{Q[\text{C}]}{S[\text{m}^2]}$ となり，$D = \varepsilon \cdot E$ の関係が成り立つ。

3 電界の分布

①直線状に分布する電荷によって作られる電界

図4に直線電荷による電気力線の分布を示す。aのように間隔をあけて電荷を並べた場合，上下方向に出た電気力線は，性質④により，互いに彎曲し，横方向に進む。また，bのように電荷を密に並べた場合には，上下方向に出る電気力線はなくなり，横方向のみとなる。cはこの状態を立体的に示したものである。

長さ1[m]あたりの電気量を Q_l [C/m]とすると，長さ1[m]あたりの電気力線数は Q_l/ε [本/m]となる。また，半径 r [m]で長さ1[m]の円柱の側面積 S は $2\pi \cdot r$ [m²]となる。そのため，直線状電荷から半径 r [m]の位置における電界の強さ E_r [N/C]は，その位置での電気力線の密度と等しい。したがって，式❹で表すことができる。

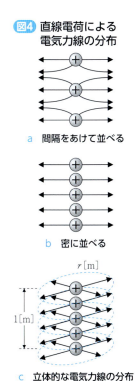

図4 直線電荷による電気力線の分布

a 間隔をあけて並べる

b 密に並べる

c 立体的な電気力線の分布

$$E_r = \frac{\frac{Q_l}{\varepsilon}}{S} = \frac{Q_l}{2\pi \cdot \varepsilon \cdot r}[\text{N/C}]$$ ……………… ❹

この結果から，直線状に分布する電荷によって作られる電界E_r[N/C]は，長さ1[m]あたりの電気量Q_l[C/m]に比例し，中心からの距離r[m]に反比例する。

②平面状に一様に分布する電荷によって作られる電界

図5に平面電荷による電気力線の分布を示す。ここで，1[m²]あたりの電気量をQ_s[C/m²]とすると，1[m²]あたりの電気力線数はQ_s/ε[本/m²]となる。電気力線は平面の両側に均等に出るため，片側1[m²]あたりの電気力線数は式❺となり，この値は電界の強さE[N/C]となる。

$$\frac{\frac{Q_s}{\varepsilon}}{2}[\text{本/m}^2] = \frac{Q_s}{2\varepsilon} = E[\text{N/C}]$$ ……………… ❺

したがって，平面状に一様に分布する電荷によって作られる電界E[N/C]はQ_s[C/m²]に比例し，電荷面からの距離には無関係となる。また，電荷面からの距離によらず一様な電界の強さを示すため，この状態を**平等電界**（uniform electric field）という。

図5 平面電荷による電気力線の分布

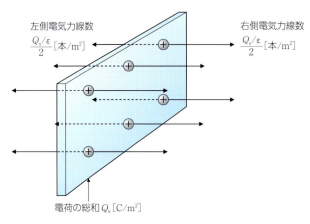

4 平等電界と電位差

図6 電気的な位置エネルギー（電位）

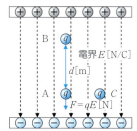

図6に示す平等電界E[N/C]のA点に電荷q[C]を置くと，$F = q \cdot E$[N]の静電力を受ける。次に，静電力に逆らってAからBにd[m]だけ移動させるためには，式❻のように，力F×距離dで示される電気的な仕事W_{AB}を必要とする。

$$W_{AB} = F \times d = q \cdot E \cdot d [\text{J}], \text{または}[\text{N·m}]$$ ……………… ❻

ここで，平等電界Eの中では，$E \times d$は位置によって定まるため，電気的な位置エネルギーの差を表していることになる。これをAB間の電位差V_{BA}といい，単位にはボルト（単位記号[V]）を用いる。ここで，+1[C]の

電荷の移動に1[J]のエネルギーを必要とする電位差を1[V]と定義する。

なお，A点からC点に移動させる場合，静電力には逆らわないため，電気的な仕事を必要としない。この場合，電位差は0となる。したがって電位差V[V]は，電気力線または電界E[N/C]の方向に沿って変化することになる。

また，$V_{BA}=E \times d$から，V_{BA}[V]/d[m]=E[V/m]となる。

その結果，電界Eには[N/C]，[本/m^2]および[V/m]の3種類の単位が存在することになる。なお，一般的には[V/m]が用いられる。

例題

Q A，B間の電位差Vが20[V]の2点間で，He原子核（電荷：$+3.2 \times 10^{-19}$[C]）を高電位側へ運ぶのに必要な仕事量W_{AB}は何Jか。

A 式❻において，$V=E \cdot d$より，
$$W_{AB} = q \cdot E \cdot d = q \cdot V = 3.2 \times 10^{-19} \times 20 = 6.4 \times 10^{-18} \text{[J]}$$

5 点電荷による電位

前述の図1（15ページ）に示したように，点電荷$+Q$[C]から距離r[m]の位置における電界の強さは17ページの式❸となる。ここで，距離rが無限に遠い点（$r=\infty$）では電界Eは0となるため，電気的な位置エネルギーも0となる。この電気的な位置エネルギーを電位Vといい，単位には電位差と同様にボルト（単位記号[V]）を用いる。

次に，距離r[m]における電位V_r[V]は，試験電荷$+1$[C]を無限遠点からr[m]まで移動するために必要なエネルギー[J/C]に等しく，式❼で求められる。ここで，電位V_rは点電荷からの距離rの増加とともに減少するため，負記号が付く。

$$V_r = -\int_\infty^r (E_r \times 1)\,dr = -\int_\infty^r \frac{Q}{4\pi \cdot \varepsilon_0 \cdot r^2}\,dr = -\frac{Q}{4\pi \cdot \varepsilon_0}\int_\infty^r \left(\frac{1}{r^2}\right)dr$$
$$= -\frac{Q}{4\pi \cdot \varepsilon_0}\left[-\frac{1}{r}\right]_\infty^r = \frac{Q}{4\pi \cdot \varepsilon_0}\left(\frac{1}{r} - \frac{1}{\infty}\right) = \frac{Q}{4\pi \cdot \varepsilon_0 \cdot r} \text{[V], [J/C]} \quad \cdots ❼$$

したがって，点電荷Qによって生じる電位V_r[V]は，距離r[m]に反比例する。

例題

Q 真空中で$+3.0 \times 10^{-9}$[C]の点電荷から30[cm]離れた位置での電位は何[V]か。
ただし，$\dfrac{1}{4\pi \cdot \varepsilon_0} = 9 \times 10^9$（$\varepsilon_0$：真空中の誘電率）とする。

A 式❼において，
$$V_r = \frac{Q}{4\pi \cdot \varepsilon_0 \cdot r}\text{[V]} \text{ より，} \quad V_r = 9.0 \times 10^9 \times \frac{3.0 \times 10^{-9}}{0.3} = 90\text{[V]}$$

MEMO

▶ ジュール（J. P. Joule, 1818 – 1889）

イギリス生まれの物理学者で，電流と発熱量の関係に関する法則（ジュールの法則）を発見した。さらに，熱と仕事が同質のものであり，電気・熱・仕事を関係づける「エネルギー保存の法則」を導いた。これらの功績を称え，ジュールの名はエネルギーの単位[J]として使われている。
《単位の概要》1[N]の力を1[m]の距離に作用させたときの仕事量を1[J]とする。

▶ ボルタ（A. Volta, 1745 – 1827）

イタリア生まれの物理学者で，希塩酸中に銅と亜鉛の電極を設けた「ボルタの電池」を発明した。この発明により，人類は初めて電流を取り扱えるようになった。この功績を称え，ボルタの名は電圧の単位[V：ボルト]として使われている。
《単位の概要》導線に流れる電流が1[A][C/s]で，ある2点間で消費する電力が1[W][J/s]のとき，その2点間の電位差を1[V]とする。すなわち，1[V]=1[J/C]となる。

6 等電位面

図7に示すように,電位が等しい点を連ねた面を**等電位面**(equipotential surface)といい,地図上の等高線,あるいは天気図の等圧線に相当する。ここで,電界が強い位置ほど等電位面の間隔は狭く,等電位面は電気力線と常に直交する。

同じ等電位面上では,電位すなわち電気的な位置エネルギーはどこでも等しい。このため,等電位面上で電荷をどのように移動させても,仕事は発生しない。

図7 電気力線と等電位面

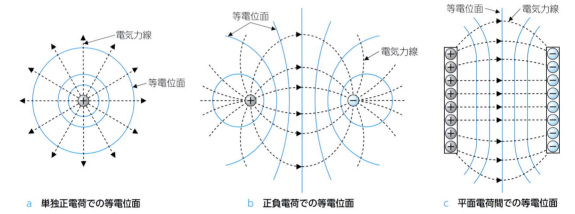

a 単独正電荷での等電位面　　b 正負電荷での等電位面　　c 平面電荷間での等電位面

3 静電容量とコンデンサの性質

電界と磁界

1 導体中の電界とその周囲の電界・電位

導体中では正負の電荷は自由に移動できる。図1に示すように，導体中に正電荷Qが存在する場合，同種電荷によるクーロン力（反発力）によって正電荷は移動し，その結果，導体表面のみに存在する。この状態では正電荷から出る電気力線は，性質①（16ページ）より，外側方向のみに存在するため，導体内部の電界は0となる。

また，導体中心から距離a[m]での電界の強さE_aは，電界の定義から式❶で表される。

$$E_a = \frac{電気力線数}{表面積} = \frac{Q}{\varepsilon_0} \times \frac{1}{4\pi \cdot a^2} \text{[V/m]} \quad \cdots\cdots \text{❶}$$

さらに，その点の電位V_a[V]は試験電荷$+1$[C]がもつ位置エネルギー[J/C]で表される。そこで，無限遠点∞から試験電荷$+1$[C]をa[m]まで移動するために必要なエネルギー[J/C]は，19ページ式❼と同様に式❷となる。

$$V_a = -\int_{\infty}^{a}(E_a \times 1)\,da = \frac{Q}{4\pi \cdot \varepsilon_0}\left(\frac{1}{a} - \frac{1}{\infty}\right) = \frac{Q}{4\pi \cdot \varepsilon_0 \cdot a} \text{[V], [J/C]} \cdots\cdots \text{❷}$$

この結果から，導体中の電荷$+Q$による電位V_a[V]は中心からの距離a[m]に反比例する。

図1 導体内部の電界

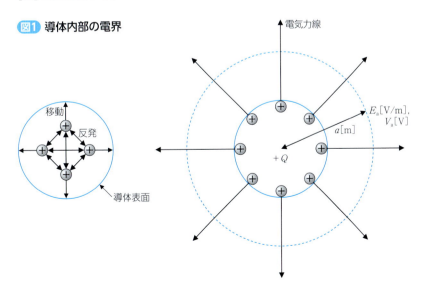

2 電界中の導体内での静電誘導

図2 導体内での静電誘導

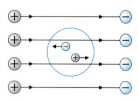

a 電界中に導体を置くと，導体内の電荷が移動

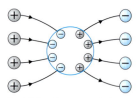

b 電荷は表面のみに存在し，導体内の電界はゼロ

図2に示すように，電界中に導体が置かれた場合，導体内の正電荷および負電荷は外部電界の作用によって表面に移動する。このように，外部の電界によって物質内の電荷が移動する現象を**静電誘導**（electrostatic induction）という。また，この状態では導体内部に電気力線は存在しないため，導体内部の電界は0となる。

3 静電容量

図3 電荷の存在と静電容量

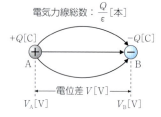
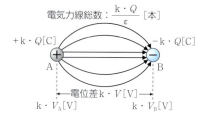

図3に示すように，点A，Bに$+Q$[C]および$-Q$[C]の電荷を置くと，A点からB点に向かってQ/ε[本]の電気力線が生じるため，電界E[V/m]が生成され，その結果，電位差V[V]が生じる。このとき，電気量Q[C]と電位差V[V]は正比例（$Q \propto V$）する。そこで，その比例定数をCとすると，式❸が得られる。

$$Q = C \cdot V \quad \cdots\cdots\cdots\cdots ❸$$

ここで，同一の電位差V[V]でも周囲の状況によって電気量Q[C]が異なる。そこで，式❸の比例定数Cを**静電容量**（electrostatic capacity）といい，その単位には**ファラド**（farad，**単位記号**[**F**]）を用いる。

電荷を蓄える目的で作られた導体系を**コンデンサ**といい，通常2つの導体から構成される。

例題

Q 静電容量1[μF]のコンデンサの両端の電圧が100[kV]であるとき，コンデンサに蓄えられている電気量は何[C]か。

A 式❸において，
$Q = C \cdot V$ より，$Q = 1 \times 10^{-6} \times 100 \times 10^3 = 1 \times 10^{-1} = 0.1$[C]

---

4 平行平板コンデンサの静電容量

図4に示すように，電極Aと電極Bを平行に配置して平行平板コンデンサを形成する。ここで，電極面積S[m²]に比べて極板間距離d[m]は十分小さいものとする。

MEMO

ファラデー
（Michael Faraday, 1791 – 1867）

イギリス生まれの科学者で，電気分解の法則，電磁誘導現象，ファラデー効果，反磁性などを発見した。電磁気学においては，電流や磁石の周りの磁力線，帯電したコンデンサの極板間の電気力線などの目に見えない曲線を用いて現象を説明した。これらの功績を称え，ファラデーの名は静電容量の単位[F：ファラド]として使われている。

《単位の概要》1[C]の電荷によってコンデンサの電極間に1[V]の電位差を生じさせる静電容量を1[F]とする。

3 静電容量とコンデンサの性質

Slim・Check・Point 平行平板コンデンサ

図4 平行平板コンデンサ

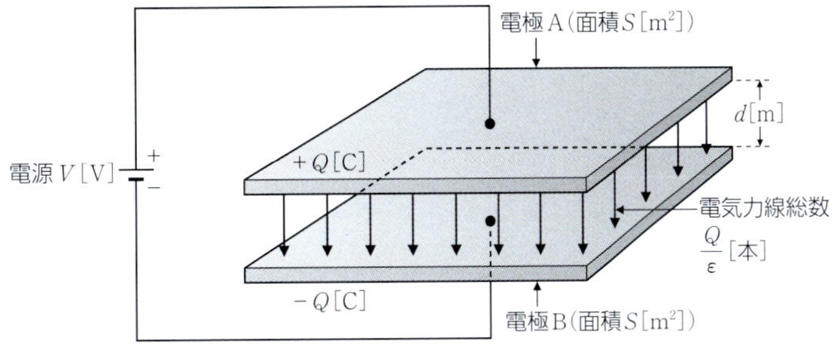

極板間は平等電界となるが，電極Aに蓄えられた$+Q$[C]の電荷から発生する電気力線数はQ/ε[本]であり，すべての電気力線が電極Bに蓄えられた$-Q$[C]の電荷に到達する。したがって，電界Eは式❹で表すことができる。

$$電界 E = \frac{電気力線総数}{面積} = \frac{Q}{\varepsilon} \times \frac{1}{S} [\text{V/m}] \quad \cdots\cdots ❹$$

また，平等電界のため，$E = V/d$の関係から$V = E \cdot d$となり，式❹とともに式❸に代入して式❺を得る。

$$C = \frac{Q}{V} = \frac{Q}{E \cdot d} = Q \times \frac{\varepsilon \cdot S}{Q} \times \frac{1}{d} = \frac{\varepsilon \cdot S}{d} [\text{F}] \quad \cdots\cdots ❺$$

この結果，平行平板コンデンサにおける静電容量Cは極板間の誘電率εおよび極板面積Sに正比例し，距離dに反比例する。

例題 ①

Q 静電容量がC[F]の平行平板空気コンデンサにおいて，平行平板の間隔を4倍にすると静電容量は何[F]か。

A $C = \dfrac{\varepsilon \cdot S}{d}$の関係から，距離$d$のみを4倍としたため，静電容量は$(C/4)$[F]となる。

例題 ②

Q 平行平板空気コンデンサを電圧Eで充電した後，電源を切り離し，電極間隔を3倍にした。コンデンサの端子電圧はEの何倍か。

A ここで，充電されている電気量Q[C]は変化しない。また，静電容量C[F]は電極間距離が3倍となるため，$(C/3)$[F]に変化する。したがって，$Q = C \cdot V$の関係から，$V = Q/C$となるため，静電容量が1/3となった場合，コンデンサの端子電圧は3倍となる。

5 誘電体の静電容量への影響

図5 誘電体の影響

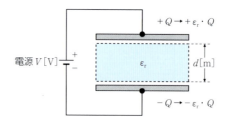

　図5のように，平行平板コンデンサの極板間を比誘電率ε_rの絶縁物質で満たすと，真空時に比べて蓄積される電荷量はε_r倍になるため，静電容量Cはε_r倍に増加する。この理由を以下に述べる。

図6 誘電体による分極

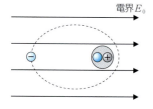
a　陽子と電子に偏りが発生

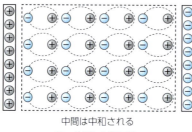
b　分極した誘電体

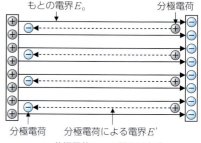
c　分極電荷による電界の生成

MEMO

比誘電率ε_rの物質で満たす前の電界をE_0，分極電荷による電界をE'，満たした後の電界をEとすると$E = E_0 - E'$となる。
ここで，もとの電界E_0に対する比は$\dfrac{E}{E_0}$となるため，

$$\frac{E}{E_0} = \frac{E_0 - E'}{E_0} = \frac{1}{\varepsilon_r}$$

とおくと，電界は分極によって$\dfrac{1}{\varepsilon_r}$倍となる。

　図6のように，絶縁物質を構成する分子・原子中の正負電荷が極板間の電界によって偏向する。この現象を**分極**といい，両端電極の近くに分極電荷が生成される。その結果，もとの電界と反対方向の電気力線が生じるため，分極後の電界Eは$1/\varepsilon_r$倍に弱まる。
　その結果，$V = E \cdot d$の関係から，電極間の電位差Vも$1/\varepsilon_r$倍に弱まる。
　しかし，電源の起電力Vを保つため，正負の電荷が両極板上に流入し，蓄えられる電荷$+Q_r$および$-Q_r$はε_r倍に増加する。その結果，静電容量C_rも増加し，**式❻**で表される。

$$C_r = \varepsilon_r \cdot C = \varepsilon_r \cdot \frac{\varepsilon_0 \cdot S}{d} \, [\mathrm{F}] \qquad \cdots\cdots ❻$$

　ここで，絶縁体は静電気について考える場合には，単に電荷の移動を阻止するだけでなく，静電的にある働きをする媒質と考えることができる。そこで，これを**誘電体**(dielectric)とよんでいる。また，真空中の誘電率に対する比を**比誘電率**(relative permittivity)ε_rといい，**式❼**の関係となる。

$$\varepsilon = \varepsilon_r \cdot \varepsilon_0 \qquad \cdots\cdots ❼$$

Slim・Check・Point 各種物質の比誘電率 ε_r

表4 各種物質の比誘電率

物質	ε_r
空気	1.000586
炭酸ガス	1.000985
紙	2.0～2.6
ポリエチレン	2.25～2.30
ガラス	5.4～9.9
酸化チタンセラミック	60～100
チタン酸バリウム	2000～3000

6 コンデンサに蓄えられるエネルギー

図7に示すように，両極板の電荷Qを0から増加させると，$Q = C \cdot V$の関係から電位差Vも比例して増加する。

図7 コンデンサの電荷Qと電圧V

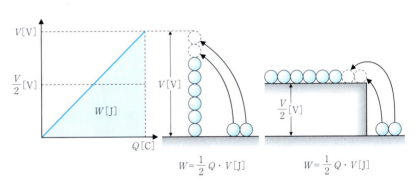

ここで，電位差$V[\mathrm{V}]$の2点間を$Q[\mathrm{C}]$の電荷を運ぶのに必要な仕事は，$W = Q \cdot V[\mathrm{J}]$である。しかし，この場合，コンデンサに電荷を運んでくることによって電位差が0から$V[\mathrm{V}]$に上昇する。そのため，運んだ電荷の全電気量が$Q[\mathrm{C}]$となるために必要なエネルギー$W[\mathrm{J}]$は，同図の三角形部分の面積に相当する。つまり，0から$V[\mathrm{V}]$の平均の電圧である$V/2[\mathrm{V}]$の電位差の位置に，$Q[\mathrm{C}]$の電荷を運ぶのに等しい。式❽にこの関係を示す。

$$W = \frac{1}{2} Q \cdot V = \frac{1}{2} C \cdot V^2 [\mathrm{J}] \qquad \cdots\cdots\cdots\cdots ❽$$

例題

Q $2[\mu\mathrm{F}]$のコンデンサを$4[\mathrm{kV}]$で充電したときのエネルギーWは何$[\mathrm{J}]$か。

A 式❽より，

$$W = \frac{C \cdot V^2}{2} = \frac{2 \times 10^{-6} \times (4 \times 10^3)^2}{2} = \frac{2 \times 10^{-6} \times 16 \times 10^6}{2} = 16[\mathrm{J}]$$

7 コンデンサの並列接続と直列接続

図8 コンデンサの並列接続

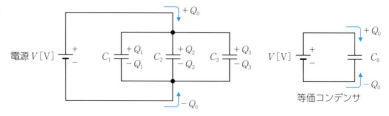

①並列接続

図8に示すように，並列接続のコンデンサC_1，C_2，C_3[F]を1個の等価コンデンサC_0[F]に置き換える。等価コンデンサC_0の極板上の電荷Q_0[C]は電源V[V]から供給されているため，各コンデンサの電荷の和となる（$Q_0 = Q_1 + Q_2 + Q_3$）。

ここで，$Q = C \cdot V$の関係から，それぞれの電荷と静電容量の関係は，
$Q_1 = C_1 \cdot V$，$Q_2 = C_2 \cdot V$，$Q_3 = C_3 \cdot V$，$Q_0 = C_0 \cdot V$となる。
また，$Q_0 = Q_1 + Q_2 + Q_3$から，
$C_0 \cdot V = (C_1 \cdot V) + (C_2 \cdot V) + (C_3 \cdot V) = (C_1 + C_2 + C_3)V$となり，**式❾**が得られる。

$$C_0 = C_1 + C_2 + C_3 \quad \cdots\cdots ❾$$

したがって，並列接続時の合成静電容量は各静電容量の代数和となる。
また，$Q_1 : Q_2 : Q_3 = (C_1 \cdot V) : (C_2 \cdot V) : (C_3 \cdot V)$より，**式❿**の関係が得られる。

$$Q_1 : Q_2 : Q_3 = C_1 : C_2 : C_3 \quad \cdots\cdots ❿$$

この結果，各コンデンサに蓄えられる電気量の比は，各コンデンサの静電容量の比に等しい。

例題①

Q 静電容量がそれぞれ$C_1 = 2$[μF]，$C_2 = 3$[μF]，$C_3 = 5$[μF]の3つのコンデンサを並列に接続し，100[V]の電圧で充電した。このときの合成静電容量C_0[F]，全電気量Q_0[C]，それぞれのコンデンサの電気量Q_1[C]，Q_2[C]，Q_3[C]を求めよ。

A1 並列接続のため合成静電容量C_0は，各静電容量の代数和となるため，

$$C_0 = C_1 + C_2 + C_3 = 2 + 3 + 5 = 10 \, [\mu F]$$

全電気量Q_0は，

$$Q_0 = C_0 \cdot V = 10 \times 10^{-6} \times 100 = 10^{-3} \, [C] \quad \rightarrow [A2]へ$$

並列接続時に各コンデンサに蓄えられる電気量の比は，各コンデンサの静電容量の比に等しいため，$Q_1 : Q_2 : Q_3 = 2 : 3 : 5$より，

$$Q_1 = \frac{2}{2+3+5} \times 10^{-3} = 0.2 \times 10^{-3} \, [C] \quad 同様に \quad Q_2 = 0.3 \times 10^{-3} \, [C], \, Q_3 = 0.5 \times 10^{-3} \, [C]$$

A2 並列接続のため，各コンデンサの両端電圧は100[V]となる。したがって，

$Q_1 = C_1 \cdot V = 2 \times 10^{-6} \times 100 = 0.2 \times 10^{-3} [C]$ ，同様に $Q_2 = 0.3 \times 10^{-3} [C]$, $Q_3 = 0.5 \times 10^{-3} [C]$

例題 ②

Q 図Aの回路で，100[V]に充電した2[μF]のコンデンサC_1がある。この端子a，bに全く充電していない3[μF]のコンデンサC_2の端子c，dを接続したとき，コンデンサC_1の端子電圧は何Vか。
ただし，充電電荷の漏れはないものとする。

図A

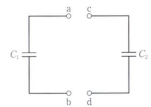

A C_1に充電された電荷Q_1は，

$$Q_1 = C_1 \cdot V_1 = 2 \times 10^{-6} \times 100 = 2 \times 10^{-4} [C]$$

次に，コンデンサC_2を接続すると，電荷Q_1の一部はコンデンサC_2に移動し，充電される。このとき，C_1とC_2はacとbd間に対して並列接続の状態となるため，両者の電位差が等しくなるまでC_1からC_2に対して電荷が移動し，充電が行われる。
また，充電完了後には，接続したa，cおよびb，dから見ると並列接続のため，そのときの合成静電容量C_0は，

$$C_0 = C_1 + C_2 = 2 \times 10^{-6} + 3 \times 10^{-6} = 5 \times 10^{-6} [F]$$

結果として，合成静電容量C_0のコンデンサに，電荷Q_1が充電される。
したがって，その時のC_0の両端電圧V_0，すなわちコンデンサC_1の端子電圧は，

$$V_0 = \frac{Q_1}{C_0} = \frac{2 \times 10^{-4}}{5 \times 10^{-6}} = 0.4 \times 10^2 = 40 [V]$$

②直列接続

図9に示すように，直列接続のコンデンサC_1，C_2，C_3[F]を1個の等価コンデンサC_0[F]に置き換える。

電源の起電力V[V]は各コンデンサの電位差の和となる（$V = V_1 + V_2 + V_3$）。

ここで，各極板上の正負の電荷量$+Q_n$[C]と$-Q_n$[C]は静電誘導によって釣り合う。

図9 コンデンサの直列接続

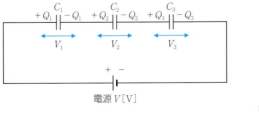
電源V[V]

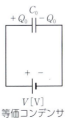
V[V]
等価コンデンサ

このとき，C_1 と C_2 および C_2 と C_3 の接続部分の導体中では，静電誘導によって $-Q_1[\text{C}]$ と $+Q_2[\text{C}]$，$-Q_2[\text{C}]$ と $+Q_3[\text{C}]$ に分離されている。しかし，その大きさは等しいため，各導体中の電気量の合計は0となる。したがって，各コンデンサの蓄積電気量 $Q_1[\text{C}]$ および $Q_2[\text{C}]$ および $Q_3[\text{C}]$ と，合成静電容量の蓄積電気量 $Q_0[\text{C}]$ は等しくなる。

$$Q_1 = Q_2 = Q_3 = Q_0$$
$$V_1 = \frac{Q_1}{C_1},\ V_2 = \frac{Q_2}{C_2},\ V_3 = \frac{Q_3}{C_3},\ V = \frac{Q_0}{C_0}$$

のため，

$$\frac{Q_1}{C_1} + \frac{Q_2}{C_2} + \frac{Q_3}{C_3} = \frac{Q_0}{C_0}$$

となる。また，

$$Q_1 = Q_2 = Q_3 = Q_0$$

の関係から，

$$\frac{1}{C_1} + \frac{1}{C_2} + \frac{1}{C_3} = \frac{1}{C_0}$$

となり，式⑪が得られる。

$$C_0 = \frac{1}{\dfrac{1}{C_1} + \dfrac{1}{C_2} + \dfrac{1}{C_3}} \quad \cdots\cdots⑪$$

したがって，直列接続時の合成静電容量は，各コンデンサの静電容量の逆数の和の逆数となる。

また，各々の電圧と静電容量の関係は，式⑫から，各静電容量の逆数に比例して分圧される。

$$V_1 : V_2 : V_3 = \frac{Q_1}{C_1} : \frac{Q_2}{C_2} : \frac{Q_3}{C_3} = \frac{Q_0}{C_1} : \frac{Q_0}{C_2} : \frac{Q_0}{C_3} = \frac{1}{C_1} : \frac{1}{C_2} : \frac{1}{C_3} \quad \cdots⑫$$
なお，$Q_1 = Q_2 = Q_3 = Q_0$

例題①

Q 等しい静電容量 C のコンデンサを3個並列にしたときの合成静電容量 C_p は，3個直列に接続したときの合成静電容量 C_s の何倍か。

A $C_\text{p} = 3C,\ C_\text{s} = \dfrac{1}{\dfrac{1}{C} + \dfrac{1}{C} + \dfrac{1}{C}} = \dfrac{C}{3}$，したがって，$\dfrac{C_\text{p}}{C_\text{s}} = 9$ 倍

例題②

Q $C_1 = 1[\mu\text{F}]$ と $C_2 = 4[\mu\text{F}]$ のコンデンサを直列に接続し，10[V]の直流電圧を加えた。次の値を求めよ。

　　a. 合成静電容量 $C_0[\text{F}]$
　　b. 合成静電容量 C_0 の蓄積電気量 $Q_0[\text{C}]$，C_1 と C_2 の蓄積電気量 $Q_1[\text{C}]$ および $Q_2[\text{C}]$
　　c. C_1 と C_2 の両端電圧 $V_1[\text{V}]$ および $V_2[\text{V}]$

A

a. 直列接続時の合成静電容量は，各コンデンサの静電容量の逆数の和の逆数となるため，

$$C_0 = \frac{1}{\frac{1}{C_1}+\frac{1}{C_2}} = \frac{1}{\frac{1}{1}+\frac{1}{4}} = \frac{4}{5} = 0.8 [\mu F]$$

b. $Q_0 = C_0 \cdot V = 0.8 \times 10^{-6} \times 10 = 8 \times 10^{-6} [C]$

また，各コンデンサの蓄積電気量も Q_0 に等しいため，

$Q_1 = Q_2 = 8 \times 10^{-6} [C]$

c. 各コンデンサの両端電圧は，各静電容量の逆数の比に分圧されるため，

$V_1 : V_2 = \dfrac{1}{C_1} : \dfrac{1}{C_2} = \dfrac{1}{1} : \dfrac{1}{4} = 4 : 1$ より，

$V_1 = \dfrac{4}{4+1} \times 10 = 8 [V]$, $V_2 = \dfrac{1}{4+1} \times 10 = 2 [V]$

③コンデンサの耐電圧

コンデンサは，実際に使用する場合，加えることのできる最大電圧が決められている。この電圧を耐電圧といい，直列に接続した場合には各コンデンサがそれぞれの耐電圧を超えてはならない。

例題①

Q 静電容量 $2[\mu F]$ で耐電圧が $400[V]$ のコンデンサ C_1 と，静電容量が $1[\mu F]$ で耐電圧が $300[V]$ のコンデンサ C_2 を直列に接続したとき，全体の耐電圧 V_0 は何 $[V]$ となるか。

A コンデンサ C_1 および C_2 を直列接続したときの分圧電圧 V_1 および V_2 の分圧比は，

$V_1 : V_2 = \dfrac{1}{C_1} : \dfrac{1}{C_2} = \dfrac{1}{2} : \dfrac{1}{1} = 1 : 2$

となり，C_2 には C_1 の2倍の電圧が加わる。
ここで，耐電圧は C_2 の方が低いため，全体の耐電圧は C_2 の耐電圧で定まることになる。
したがって，$V_2 = 300[V]$ のとき，$V_1 = 150[V]$ となり，

$V_0 = V_1 + V_2 = 150 + 300 = 450 [V]$

4 電界中で電子に働く力

電界と磁界

1 電界中で電子に働く力

Slim・Check・Point 電界中における電子の運動

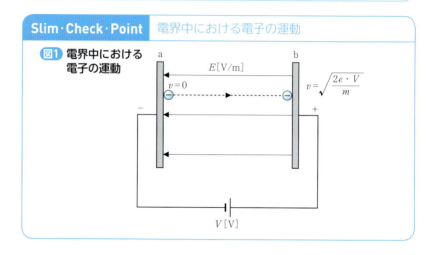

図1 電界中における電子の運動

図1に示すように，平等電界 E [V/m] 中のa点に電子を置く。ここで，電子の電気量を e [C] とすると，電子は $F = e \cdot E$ [N] の静電力を受けて移動する。電子には常に静電力 F が働くため加速され，b点に達する。そのときの速度を v [m/s]，電子の質量を m とすると，電子の運動エネルギー W は式❶となる。

$$W = \frac{m \cdot v^2}{2} \text{ [J]} \qquad \cdots\cdots\cdots\cdots ❶$$

また，電子 e [C] が V [V] の電位差を移動するため電子に与えられた電気的エネルギー W は後述するように，電気量 Q と電位差 V の積で表され，$W = Q \cdot V$ [J] の関係から式❷となる。

$$W = Q \cdot V = e \cdot V \text{ [J]} \qquad \cdots\cdots\cdots\cdots ❷$$

式❶と式❷は等しいため，電子の速度 v は式❸で与えられる。

$$\frac{m \cdot v^2}{2} = e \cdot V \text{ より，} v = \sqrt{\frac{2e \cdot V}{m}} \text{ [m/s]} \quad \cdots\cdots ❸$$

このように，e，m は固有の値であり，電位差 V によってのみ電子の速度 v が定まるため，電位差によって電子の運動エネルギーを表すことができる。そこで，1 [V] の電位差によって加速された電子の運動エネルギーを**1電子ボルト**（単位記号 [eV]）として表す。なお，1 [eV] = 1.60×10^{-19} [J] である。

5 磁界と磁気力

電界と磁界

1 磁石の性質と磁性体

磁石(magnet)は鉄を吸引し，磁石同士では吸引または反発する。この力を一般に**磁気力**という。また，磁石と鉄を擦り合わせると，鉄は磁石の性質をもつようになる。この性質を**磁化**(magnetization)といい，磁石の性質をもつことのできる物質を**磁性体**(magnetic substance)という。ここで，鉄・ニッケル・コバルトなどは強く磁化される物質のため，**強磁性体**(ferromagnetic material)という。これに対し，アルミニウム・錫・白金などは磁化される度合いが小さい物質のため，**弱磁性体**(non-magnetic substance)という。

磁石には特によく鉄を吸引する部分があり，これを**磁極**(magnetic pole)という。いま，棒磁石の中心を自由に回転できるように支えたとき，北を指す磁極をN極(＋)といい，南を指す磁極をS極(－)という。同極同士(SとSまたはNとN)では反発し，異極同士(SとN)では吸引する。

図1 磁石の切断による磁極　　**図2** 分子磁石

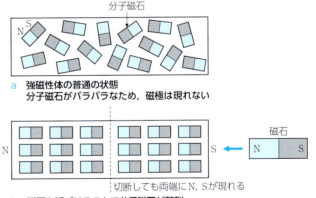

a　強磁性体の普通の状態
　　分子磁石がバラバラなため，磁極は現れない

b　磁石を近づけることで分子磁石が整列
　　中間は中和され，両端にN，Sの磁極が現れる

図1に示すように，磁石は分割しても新たにN極とS極が出現する。また磁石を強磁性体に近づけると強磁性体は磁化される。これを説明したものが図2に示すウェーバの分子磁石説である。現在では物質を構成する軌道電子のスピンによる磁気作用として説明されている。なお，強磁性体と同じ方向に磁化される物質を**常磁性体**(para-magnetics)といい，強磁性体と反対方向に磁化される物質を**反磁性体**(diamagnetics)という。金，銅，水銀などは反磁性体であり，一般的には弱磁性体である。

31

2 磁気力

①磁極間に働く力

図3 磁気力に関するクーロンの法則

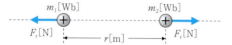

磁極の強さ（strength of magnetic pole）m の単位にはウェーバ（単位記号 [Wb]）を用いる。図3に示すように，2つの磁極 m_1 および m_2 の間には磁気力 F_r[N] が働く。ここで，磁気力の方向は，両磁極を結ぶ直線上にある。また，磁気力の大きさ F_r[N] は，それぞれの磁極の強さの積に比例し，両磁極間の距離の2乗に反比例する。これを，**磁気力に関するクーロンの法則**といい，**式❶**で表すことができる。

$$F_r = k \times \frac{m_1 \cdot m_2}{r^2} [\text{N}] \qquad k: 比例定数 \qquad \cdots\cdots\cdots ❶$$

この関係について，静電力と同様に考えてみる。

図4に示すように，$+m$[Wb] の点磁極からは放射状に磁気力を及ぼす空間が生成していると考える。この空間を**磁界**（magnetic field）といい，磁気力 F_r[N] は距離 r[m] 上の表面で均等に働く。また，空間や媒質の種類によっても磁気力 F_r は異なり，磁化されやすい空間や媒質ほど磁気力 F_r は小さくなる。そこで，磁界を示すための仮想的な線として，**磁力線**（line of magnetic force）を考える。磁力線は $+m$[Wb] の点磁極から放射状に発生し，その数は m/μ[本] となる。μ は**透磁率**（permeability）といい，磁化されやすい空間や媒質ほど大きくなる。なお，真空中の透磁率 $\mu_0 (= 4\pi \times 10^{-7}$[H/m]$)$ が基準として用いられ，磁気定数ともよばれる。

> **Slim・Check・Point** 点磁極による磁界の生成
>
> **図4** 点磁極による磁界の生成
>
>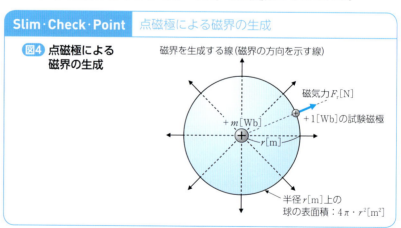

磁力線は磁界を表すための仮想的な線であり，次のような性質をもつ。

> **Slim・Check・Point** 磁力線の性質
>
> ①N極（$+m$）から出てS極（$-m$）に入り，互いに交差せず，滑らかな線である。
> ②磁力線の向きが磁界の方向を表す。
> ③磁力線の密度[本/m²]は磁界の強さを表す。

ここで，距離 r[m]上に試験磁極1[Wb]を置くと，発生する磁気力 F_r[N] は式❷で表せる。

$$F_r[\text{N}] = \frac{\frac{m}{\mu}[\text{本}]}{4\pi \cdot r^2[\text{m}^2]} \times 1[\text{Wb}] \qquad \cdots\cdots\cdots\cdots ❷$$

ここで，右辺第1項を磁界の強さ H[N/Wb]，[本/m²]と定義すると，磁界の強さ H は磁極の強さ m[Wb]に比例し，磁極からの距離 r[m]の2乗に反比例する。また，透磁率 μ に反比例する。

したがって，磁界の強さ H の中に m'[Wb]の磁極を置くと，$F = m' \cdot H$ [N]の磁気力を受ける。

また，ある物質の透磁率 μ と，真空中の透磁率 μ_0 との比をその物質の比透磁率 μ_r という。したがって，これらの関係は，$\mu = \mu_r \cdot \mu_0$ となる。表5に強磁性体の比透磁率を示す。

MEMO

ウェーバ
(W.E.Weber, 1804 – 1891)

ドイツ生まれの物理学者で，磁気や電気諸量の絶対測定について研究し，正接検流計や電流力計を発明した。その功績を称え，ウェーバの名は磁束の単位[Wb]に用いられている。

《単位の概要》単一コイルの電磁誘導において，1[s]間あたりの磁束の変化量に対して1[V]の誘導起電力が発生するとき，その磁束の変化量を1[Wb]とする。すなわち，1[Wb]=1[V・s]となる。

Slim・Check・Point 強磁性体の比透磁率 μ_r

表5 強磁性体の比透磁率 μ_r

物質	μ_r
パーマロイ(Mo：5%，Ni：79%，Fe：16%)	～1,000,000
純鉄(Fe)	～200,000
軟鉄(Fe)	～2,000
ニッケル(Ni)	～270
コバルト(Co)	～180

例題

Q 真空中に置かれた+0.5[Wb]の磁極から1[m]離れた点の磁界の強さを1とした場合，+0.8[Wb]の磁極から2[m]離れた点の磁界の強さは何倍か。

A 磁界の強さ H は，磁極の強さ m に比例し，磁極からの距離 r の2乗に反比例する。

ここで，比例定数を k とおくと，

$$H_1 = k\left(\frac{0.5}{1^2}\right) = 0.5k, \quad H_2 = k\left(\frac{0.8}{2^2}\right) = 0.2k$$

したがって，

$$\frac{H_2}{H_1} = \frac{0.2}{0.5} = 0.4 \text{ 倍}$$

②一様な磁界中での力

図5に示すように，平等磁界 H[N/Wb]の中に，磁極の強さ $\pm m$[Wb]，長さ l[m]の棒磁石を置く。このとき，磁石の方向と磁界の方向の角度を θ とすると，棒磁石に働く回転力(トルク)T は式❸で与えられる。

図5 磁気モーメント

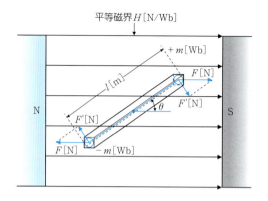

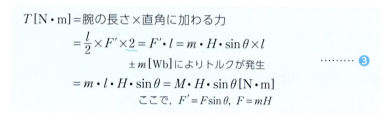

ここで，磁極の強さ $m[\text{Wb}] \times$ 長さ $l[\text{m}]$ は磁石に固有な値であり，これを**磁気モーメント**（magnetic moment）$M[\text{Wb} \cdot \text{m}]$ という。

3 磁束と磁束密度

前述のように，$m[\text{Wb}]$ の磁極からは $m/\mu[\text{本}]$ の磁力線が発生しているため，磁界の強さ $H[\text{N/Wb}]$ は**式❹**で表され，物質や空間の磁気的性質を表す透磁率を含んだ値となる。

$$H = 磁力線密度 = \frac{磁力線数 \frac{m}{\mu}}{面積 S}[\text{本/m}^2] \qquad \cdots\cdots ❹$$

ここで，$m[\text{Wb}]$ の磁極からは $m[\text{Wb}]$ の磁束が発生していると考えると，磁束は磁力線の μ 倍となる。また，単位面積あたりの磁束を**磁束密度**（magnetic flux density）B といい，単位にはテスラ（単位記号 $[\text{T}]$，$[\text{Wb/m}^2]$）を用いる。したがって，磁束密度 B は，透磁率を含まない値となり，広く用いられる。これらの関係を**式❺**に示す。

$$\frac{磁束 m[\text{Wb}]}{面積 S[\text{m}^2]} = 磁束密度 B[\text{T:テスラ}][\text{Wb/m}^2] = \mu \times H \qquad \cdots\cdots ❺$$

強さ H の磁界中に透磁率 μ の大きな磁性体を置くと，磁化により磁性体中の磁束密度 B は真空中に比べて増加する。このとき，磁界の強さ H は変化しない。

MEMO

テスラ（N. Tesla, 1856 – 1943）

ユーゴスラビア生まれの電気技術者で，3相交流による回転磁界，同期モータ，誘導モータなどの交流機器を考案した。また，テスラコイルを発明し，それから発生する高電圧高周波を用いて無線通信や無線送電の研究を行った。これらの功績を称え，テスラの名は磁束密度の単位 $[\text{T}]$ に使われている。

《単位の概要》
$1[\text{T}] = 1[\text{Wb/m}^2]$

おさらい

1 電荷とクーロンの法則

電荷	⇒	正電荷と負電荷の2種類
電荷の大きさ	⇒	電気量
電気量の単位	⇒	クーロン[C]
電荷間	⇒	静電力(クーロン力)が働く。同種の電荷間には反発力,異種の電荷間には吸引力
電荷間に働く静電力	⇒	それぞれの電荷の電気量の積に比例,電荷間の距離の2乗に反比例

2 電界と電位

静電力	⇒	媒質の誘電率によって変化
電界	⇒	静電力を及ぼす空間
	⇒	大きさと方向をもつ
ある点の電界の大きさ	⇒	その点に置いた試験電荷(+1[C])に働く静電力で定義される
電界の大きさの単位	⇒	[V/m]。[N/C]と等価
電界の状態	⇒	電気力線を用いて表す
電気力線の密度	⇒	電界の大きさと等しい
ある閉曲面から外に出る電気力線数	⇒	その閉曲面内にある電気量の$(1/\varepsilon)$に等しい。これをガウスの定理という
電界中の2点間を,電荷を移動するときに要する単位電荷(+1[C])あたりの仕事量		
	⇒	2点間の電位差
その電位差の単位	⇒	[V]。[J/C]と等価
等電位面と電気力線	⇒	常に直角
電界中にある導体	⇒	静電誘導により,正・負の電荷が現れる
絶縁体	⇒	電流を通さないだけでなく,電界を弱めるなどの働きがある
	⇒	誘電体とよばれる
電界中の誘電体	⇒	誘電体を構成する原子に電気的な偏りの発生
分極	⇒	電気的な偏りの現象
比誘電率	⇒	分極の大きさを表す

3 静電容量とコンデンサの性質

静電容量C	⇒	2つの導体間の電位差1[V]あたりに蓄えられる電気量Qで定義$(C=Q/V)$
静電容量の単位	⇒	ファラド[F]
コンデンサ	⇒	電荷を蓄える目的で作られた導体系
	⇒	通常2つの導体によって構成
平行平板コンデンサの静電容量C[F]	⇒	極板面積S[m^2]と極板間の誘電体の誘電率ε[F/m]に比例,極板間距離d[m]に反比例
コンデンサに蓄積されるエネルギー	⇒	$C \cdot V^2/2$[J]の静電エネルギーが蓄えられる
コンデンサを並列に接続したときの合成静電容量		
	⇒	それぞれの静電容量の和に等しい

コンデンサを直列に接続したときの合成静電容量	⇒	それぞれの静電容量の逆数の和の逆数に等しい
直列接続した各静電容量に加わる電圧	⇒	それぞれの静電容量の逆数に分圧

4 電界中で電子に働く力

1電子ボルト[eV]	⇒	1[V]の電位差によって加速された電子の運動エネルギー

5 磁界と磁気力

磁化	⇒	磁性体に磁石の性質をもたせること
磁性体	⇒	強磁性体，弱磁性体，常磁性体，反磁性体
磁石	⇒	N極(+)とS極(-)の2つの磁極
磁石の同極間	⇒	反発力の磁気力
磁石の異極間	⇒	吸引力の磁気力
磁極の強さの単位	⇒	ウェーバ[Wb]
磁極間に働く磁気力	⇒	それぞれの磁極の強さの積に比例，磁極間の距離の2乗に反比例
磁界	⇒	磁気力が働く空間
	⇒	方向と大きさをもち，磁力線によってその状態を表す
磁界の強さ	⇒	試験磁極(+1[Wb])あたりの磁気力で定義
磁力線の密度	⇒	磁界の強さに等しい
磁束密度 B[T]	⇒	磁界の強さ H と透磁率 μ の積

2章
電流と磁界との相互作用

1 電流と磁界

1 電流と磁界との相互作用

1 電流と磁界

①直線電流の周りの磁界

Slim・Check・Point 右ねじの法則（アンペアの法則）

図1 右ねじの法則（アンペアの法則）

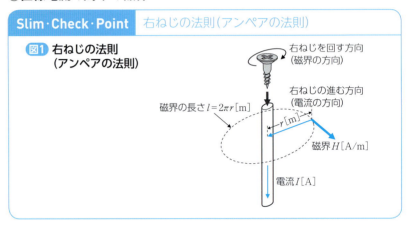

図1に示すように，直線状に流れる電流に垂直な半径r[m]上には，右回りに均一な磁界Hが発生する。これを**右ねじの法則**という。右ねじの法則では，電流の方向がねじの進む方向であり，発生する磁界の方向がねじを回す方向となる。

②電流と磁界の強さの関係

電流によって生じる磁界の強さHとその経路長l[m]の積は，その内側を通る電流I[A]に等しい。これを**アンペアの周回積分の法則**という。この法則から，式❶が得られる。

$$I = l \cdot H = 2\pi \cdot r \cdot H \text{ より, } H[\text{A/m}] = \frac{I[\text{A}]}{2\pi \cdot r[\text{m}]} \quad \cdots\cdots\cdots ❶$$

したがって，電流によって発生する磁界の強さH[A/m]は，電流I[A]に比例し，距離r[m]に反比例する。

なお，磁気力に関するクーロンの法則においては，磁界の強さHの単位は[N/Wb]となるため，2つの単位系をもつことになる。

2 ビオ・サバールの法則

①微小な長さに流れる電流によって生じる磁界の強さ

図2に示すように，非直線状の微小な長さ$\varDelta l$[m]に流れる電流I[A]によって生じる磁界の強さ$\varDelta H$[A/m]は，式❷から求めることができる。

MEMO

アンペア
（A.M.Ampere, 1775 – 1836）

フランス生まれの数理物理学者で，パリ工業大学で工業数学の教授をしながら電気化学と物質構造論，電磁気学などの研究を行い，電流の相互作用や「アンペアの右ねじの法則」を発見した。
これらの功績を称え，アンペアの名は電流の単位[A]として使われている。
《単位の概要》真空中に1[m]の間隔で平行に置かれた細く長い2本の直線状導線に電流Iを流したとき，導線の長さ1[m]ごとに2×10⁻⁷[N]の力を及ぼし合う電流を1[A]という。

図2 ビオ・サバールの法則

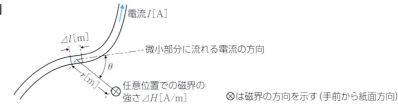

$$\Delta H = \frac{I \cdot \sin\theta \cdot \Delta l}{4\pi \cdot r^2} [\mathrm{A/m}] \quad \cdots\cdots \text{❷}$$

　これを**ビオ・サバールの法則**（Biot-Savart's law）という。なお，θは電流の方向と求める位置との角度を表す。ここで，$\theta = \pi/2 [\mathrm{rad}]$のとき$\Delta H$は最大となる。したがって，電流と直角方向の磁界が最大となり，電流の方向（$\theta = 0 [\mathrm{rad}]$）には磁界は発生しない。

②円形コイル中心における磁界の強さ

　円形コイル中心における磁界の強さをビオ・サバールの法則から求める。**図3**に示すように，円周をn等分した長さを$\Delta l [\mathrm{m}]$とすると$\Delta l \times n = 2\pi \cdot r$となる。

　Δl_1に流れる電流Iによってコイル中心に発生する磁界ΔH_1は**式❸**で求められる。なお，円形コイルでは，微小部分に流れる電流とコイル中心との角度は常に$\pi/2 [\mathrm{rad}]$となる。

図3 円形コイル中心の磁界

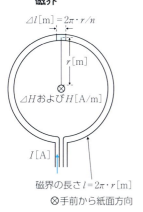

$$\Delta H_1 = \frac{I \cdot \sin\theta \cdot \Delta l_1}{4\pi \cdot r^2} = \frac{I \cdot \sin\left(\frac{\pi}{2}\right) \cdot \Delta l_1}{4\pi \cdot r^2} = \frac{I \cdot \Delta l_1}{4\pi \cdot r^2} \quad \cdots\cdots \text{❸}$$

　$\Delta l_2 \sim \Delta l_n$についても同様のため，コイル中心の磁界の強さ$H$は全ての和となり，**式❹**となる。

$$H = \Delta H_1 + \Delta H_2 + \cdots + \Delta H_n = \frac{I \cdot \Delta l_1}{4\pi \cdot r^2} + \frac{I \cdot \Delta l_2}{4\pi \cdot r^2} + \cdots + \frac{I \cdot \Delta l_n}{4\pi \cdot r^2} \quad \cdots\cdots \text{❹}$$

$$= \frac{I(\Delta l_1 + \Delta l_2 + \cdots + \Delta l_n)}{4\pi \cdot r^2} = \frac{I \times 2\pi \cdot r}{4\pi \cdot r^2} = \frac{I}{2r} [\mathrm{A/m}]$$

　ここで，コイルが同一の場所に固めてN回巻いてある場合，磁界の強さもN倍となり，**式❺**となる。

$$H = N \times \frac{I}{2r} [\mathrm{A/m}] \quad \cdots\cdots \text{❺}$$

例題

Q 半径0.2[m]の円形コイル（巻数1回）に2[A]の電流を流したとき，コイルの中心での磁界の強さHは何[A/m]か。

A **式❺**より，

$$H = N \times \frac{I}{2r} = 1 \times \frac{2}{2 \times 0.2} = 5 [\mathrm{A/m}]$$

3 環状コイルとソレノイドコイル

①環状コイル中の磁界の大きさ

図4に示すようなN回巻の環状コイルにI[A]の電流を流したとき,環状コイルの磁界は巻数Nが十分あると(密に巻いてあれば)コイル内部にのみ生じる。また,コイルの半径rが環状コイルの半径Rに比べて十分小さければ,内部磁界の大きさHはどの位置でもほぼ等しくなる。

いま,環状コイルの平均半径をRとすると,その経路の長さlは,$l=2\pi \cdot R$となる。ここで,経路lに沿って,磁界の円周上を1周して周回積分の法則をあてはめると,磁界の大きさHは式❻となる。

ここで,$N/(2\pi \cdot R)$は単位長さあたりの巻数N_0を示している。

$$H \cdot l = N \cdot I$$
$$H = \frac{N \cdot I}{l} = \frac{N \cdot I}{2\pi \cdot R} \text{[A/m]} \quad \cdots\cdots\cdots ❻$$

図4 環状コイルの作る磁界

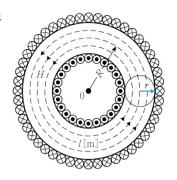

図5 無限長ソレノイドの内部の磁界H

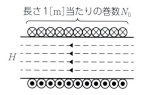

②ソレノイドコイル中の磁界の大きさ

図5に示す環状コイルを引き伸ばしたコイル(無限長ソレノイド)の長さ1[m]あたりの巻数$N_0 (=N/l)$が与えられているとき,電流I[A]によって生じる内部の磁界の大きさHは式❼となる。

$$H = N_0 \cdot I \text{[A/m]} \quad \cdots\cdots\cdots ❼$$

例題

 内部が真空で,単位長さ当たりの巻数100[cm^{-1}]のソレノイドに電流10[A]を流したとき,内部に生じる磁場は何[T]か。ただし,磁気定数は$4\pi \times 10^{-7}$[T・m・A^{-1}]とする。

 式❼から,長さ1[m]あたりの巻き数N_0は100×100[回/m]となるため,無限長ソレノイド内部の磁界の大きさHは,

$$H = N_0 \cdot I = 100 \times 100 \text{[回/m]} \times 10 \text{[A]} = 10^5 \text{[A/m]}$$

したがって,$B = \mu \cdot H = 4\pi \times 10^{-7} \times 10^5 = 4\pi \times 10^{-2}$[T]

2 電流と磁界との相互作用

磁界中で働く力

1 磁界中で電流が流れる導線に働く力

Slim・Check・Point 平等磁界中の電磁力

図1 平等磁界中の電磁力

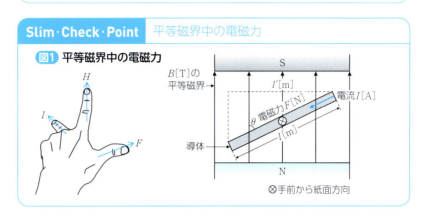

⊗ 手前から紙面方向

図1に示す磁束密度B[T]の平等磁界中に,磁界と角度θ方向に長さl[m]の導線を置き,これに電流I[A]を流すと,図中に示す方向に力F[N]が働く。この力Fは電流と磁界の相互作用による力であり,**電磁力**(electromagnetic force)という。

磁界と電流および電磁力の方向は互いに直角で,**フレミングの左手則**(Fleming's lefthand rule)によって表される。また,電磁力の大きさF[N]は,磁束密度B[T]とそれに直角方向の導線の投影長さl'[m]$= l\sin\theta$と電流I[A]の積に等しく,**式❶**で表される。

$$F[\text{N}] = B \cdot l \sin\theta \cdot I \quad \cdots\cdots\cdots ❶$$

例題

 磁束密度0.5[T]の平等磁界中に,磁界の方向と60[°]をなす直線状導線に10[A]の電流が流れているとき,導線の長さ0.3[m]の間に働く力の大きさは何[N]か。

 式❶から,
$$F[\text{N}] = B \cdot l \cdot \sin\theta \cdot I = 0.5 \times 0.3 \times \sin 60° \times 10$$
$$= 0.5 \times 0.3 \times \frac{\sqrt{3}}{2} \times 10 = 0.75\sqrt{3}$$

2 電流相互間に働く力

図2 電流相互間に働く電流力

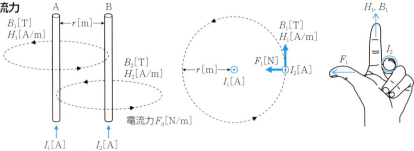

図2に示すように,間隔 r [m]の平行な2本の導線に電流 I_1 [A], I_2 [A]が流れているとき,導線に力 F [N]が作用する。

これは,電流 I_1 によって I_2 上に磁界 H_1 [A/m]が生成され,その強さは周回積分則から**式❷**となる。

$$H_1 = \frac{I_1}{2\pi \cdot r} \text{[A/m]} \quad \text{また,} \quad B_1 = \frac{\mu_0 \cdot I_1}{2\pi \cdot r} \text{[T]} \qquad \cdots\cdots \text{❷}$$
$$\text{ただし,} B = \mu_0 \cdot H$$

その結果,磁束密度 B_1 [T]の磁界中に電流 I_2 が直角方向($\theta = \pi/2$ [rad])に流れていることになり,これによって電磁力 F [N]が発生する。

ここで,$l\sin\theta = l$ のため $F = B \cdot l \cdot I$ より,導線1[m]あたりに働く力 F_1 [N/m]は**式❸**となる。

$$F_1 = B_1 \cdot I_2 = \frac{\mu_0 \cdot I_1 \cdot I_2}{2\pi \cdot r} = 2 \times 10^{-7} \times \frac{I_1 \cdot I_2}{r} \text{[N/m]} \qquad \cdots\cdots \text{❸}$$
$$\mu_0 = 4\pi \times 10^{-7} \text{[H/m]を代入}$$

また,I_2 によってできる磁界 B_2 および力 F_2 についても同様に求まる。

このように,各々の電流によって生成する磁界とそこを流れる電流によって発生する電磁力のため,この力を**電流力**(electrodynamic force)といい,1[A]の定義にも利用されている。

> **MEMO**
> **1[A]の定義**
> 真空中に1[m]の間隔で,平行に置かれた無限に小さい円形断面積をもつ無限に長い2本の直線状導体のそれぞれに電流を流したとき,これらの導体の長さ1[m]ごとに 2×10^{-7} [N]の力を及ぼし合う時の電流を1[A]と定義している。

3 磁界内で運動する電荷に働く力

図3 ローレンツ力

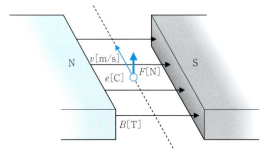

【注】電流と電子は逆向きの流れ

図3に示すように，e[C]の電荷が磁束密度B[T]の平等磁界中を速度v[m/s]で直角に移動している場合，電荷は各々の積で定まる力Fを受ける。

この力を**ローレンツ力**（Lorentz force）といい，式❹で表される。なお，電流と電荷の方向は逆のため，電荷eの方向はフレミング左手則における電流Iの方向と逆にとる。

$$F[\text{N}] = B \cdot e \cdot v \quad \cdots\cdots\cdots ❹$$

いま，半径r[m]で円運動している質量mの粒子に働く遠心力F'の大きさは，式❺となる。

$$F' = \frac{m \cdot v^2}{r}[\text{N}] \quad \cdots\cdots\cdots ❺$$

図4 磁界中での電子の円運動

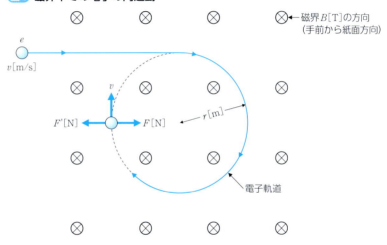

図4に示すように，磁束密度B[T]の均一な磁界中に電子$e(=-1.6\times10^{-19}$[C]$)$を速度v[m/s]で打ち込むと，電子は$F=B\cdot e\cdot v$の力を受ける。ここで，$F=F'$のとき電子は円運動を持続するため，式❻が成り立つ。

$$B \cdot e \cdot v = \frac{m \cdot v^2}{r} \quad \cdots\cdots\cdots ❻$$

その結果，電子は速度$v = \dfrac{B \cdot e \cdot r}{m}$[m/s]で円運動する。

この関係では，磁束密度Bと半径rが大きいほど電子は高速になるため，粒子加速器として用いられる。軌道半径が変化する加速器をサイクロトロン，軌道半径が一定な加速器をシンクロトロンという。

例題

Q 電位差 V[V]で加速された陽イオン(電荷 q[C], 質量 m[kg])を B[T]の一様な磁界に垂直に入射させたとき, 陽イオンの円運動の回転半径 r[m]を示せ。

A 電位差 V[V]で加速された電荷 q[C]が持つ運動エネルギーは,

$$q \cdot V$$

また, 速度 v[m/s]で運動する質量 m[kg]の運動エネルギーは,

$$\frac{1}{2} m \cdot v^2$$

両者は等しいため,

$$q \cdot V = \frac{1}{2} m \cdot v^2$$

この関係から,

$$v = \sqrt{2q \cdot \frac{V}{m}} \quad \cdots\cdots ❶$$

が得られる。

この陽イオンを図4のように B[T]の磁界に垂直に入射させたときに受ける力 F は,

$$F = B \cdot q \cdot v$$

この陽イオンが円運動した時の遠心力 F' は,

$$F' = m \cdot \frac{v^2}{r}$$

両者は等しいため,

$$B \cdot q \cdot v = m \cdot \frac{v^2}{r} \text{ から, } r = m \cdot \frac{v^2}{B \cdot q \cdot v} = \frac{m \cdot v}{B \cdot q} \quad \cdots\cdots ❷$$

式❷に式❶を代入すると,

$$r = \frac{m}{B \cdot q} \sqrt{2q \cdot \frac{V}{m}} = \frac{1}{B} \sqrt{2q \cdot V \cdot \frac{m^2}{m \cdot q^2}} = \frac{1}{B} \sqrt{2m \cdot \frac{V}{q}}$$

3 誘導作用

電流と磁界との相互作用

1 ファラデーの電磁誘導則

Slim・Check・Point

図1 電磁誘導則

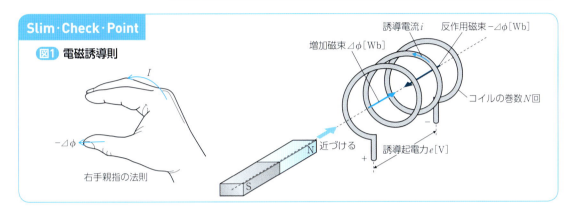

図1において、ループ内を交差する磁束 ϕ は、$\phi[\mathrm{Wb}]$ = 磁束密度 $B[\mathrm{Wb/m^2}]$ × 面積 $S[\mathrm{m^2}]$ から求められる。ここで、磁石を近づけるとコイル内の磁束は増加するが、このとき、1秒間あたりの磁束の変化量に比例した起電力がコイルの両端に発生する。この起電力を**誘導起電力**(induced electromotive force)といい、この現象を**電磁誘導**(electromagnetic induction)という。ループが N 回巻いてある場合、ループを交差する磁束の数は N 倍となるため、誘導起電力も N 倍となる。また、誘導起電力の方向は、磁束の方向を右ねじの関係にとると、負の値となる。

したがって、巻数が N 回のコイルにおいて、Δt 秒間に磁束が $\Delta \phi[\mathrm{Wb}]$ だけ増加した場合の誘導起電力 $e[\mathrm{V}]$ は式❶で求められる(ファラデーの電磁誘導則)。

$$e = -N \cdot \frac{\Delta \phi}{\Delta t} [\mathrm{V}] \qquad \cdots\cdots\cdots ❶$$

なお、この関係から、1回巻のコイルの中を貫く磁束が、1秒間に $1[\mathrm{Wb}]$ の割合で変化すると $1[\mathrm{V}]$ の起電力が誘導される。ここで、巻数 N と磁束 ϕ の積 $N \cdot \phi$ を**磁束鎖交数**(flux linkage)という。したがって、コイルに誘導される起電力の大きさは、1秒間あたりの磁束鎖交数 $[\mathrm{Wb}]$ の変化に等しい。

2 レンツの法則

電磁誘導によって生じる起電力の向きは、もとの磁束の変化を妨げる磁束を生じさせる方向に発生する。これを**レンツの法則**(Lenz's law)といい、もとの磁束の変化を妨げる磁束を反作用磁束という。反作用磁束を生じさ

MEMO

右手親指の法則
コイルにおいて、右手の親指を立て、ほかの四指を電流の方向にとってコイルを握るようにする。親指の向かう方向が、コイル内を通る磁束の方向と一致する。

せるためには電流が必要で，この電流を**誘導電流**（induced current）といい，誘導起電力もこの方向に発生する。この関係から，ファラデーの電磁誘導則の式中に負記号を付ける。

なお，図1における誘導起電力の極性は，外部に接続した回路に対して電流を流す方向となる。

例題

Q 巻数が10回のコイルを通っている磁束が0.2秒間に一様の割合で0.4[Wb]変化した。このコイルに誘導される起電力 e は何[V]か。

A 式❶より，
$$e = -N \cdot \frac{\Delta\phi}{\Delta t} = -10 \times \frac{0.4}{0.2} = -20\,[\text{V}]$$
ただし，負記号は磁束の変化と反対方向を意味する。

---

3 磁界中を直角に運動する導体に発生する起電力

図2 フレミングの右手則

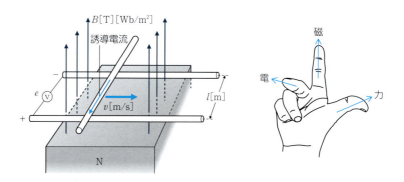

図2に示すような配置で，導線が平等磁界中を速度 v [m/s]で移動するとき，ループ内の磁束は1秒間に $B \cdot l \cdot v$ [Wb]だけ増加する。したがって，式❶において $N=1$，$\Delta\phi/\Delta t = B \cdot l \cdot v$ [Wb/s]とおくと，式❷に示す誘導起電力 e が発生し，誘導電流が流れる。

$$e = B \cdot l \cdot v\,[\text{V}] \qquad \cdots\cdots\cdots ❷$$

以上のように，磁界中に置かれた導体が磁束を横切るような動きをすることで，この導体に起電力を生じる。また，磁束と誘導電流および導線の移動方向を示したものがフレミングの右手則である。

例題

Q 磁束密度が0.6[T]の平等磁界で，磁界と直角に置かれた長さ0.5[m]の導体を磁界と直角方向に10[m/s]の速度で動かしたとき，導体の両端に生じる起電力 e は何[V]か。

A 式❷より，$e = B \cdot l \cdot v = 0.6 \times 0.5 \times 10 = 3.0\,[\text{V}]$

4 インダクタンスとコイルの性質

電流と磁界との相互作用

1 自己インダクタンス

図1 自己インダクタンス

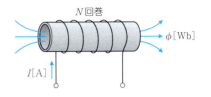

図1に示すように，N回巻きのコイルに電流I[A]を流すと，コイル中に磁束ϕ[Wb]が発生する。また，そのときの磁束鎖交数は$N \cdot \phi$[Wb]となり，電流I[A]に比例する。

そこで，比例定数をLとおくと，**式❶**が得られる。

$$N \cdot \phi = L \cdot I \quad \cdots\cdots ❶$$

比例定数Lをそのコイルの**自己インダクタンス**（self inductance）または**自己誘導係数**といい，単位にはヘンリー（単位記号[H]）が用いられる。また，自己インダクタンスLは電流I[A]を磁束鎖交数$N \cdot \phi$[Wb]に変換する係数に相当するため，**式❷**に示すようにその単位は[Wb/A]となり，そのコイルに固有の値となる。

$$L = \frac{N \cdot \phi}{I} \text{[H], [Wb/A]} \quad \cdots\cdots ❷$$

以上から，45ページの**式❶**に**上式❶**を代入すると，**式❸**を得る。

$$e = -N \cdot \frac{\Delta \phi}{\Delta t} = -L \cdot \frac{\Delta I}{\Delta t} = -L \cdot \frac{dI}{dt} \text{[V]} \quad \cdots\cdots ❸$$

これは，1つのコイルに流れる電流Iが変化するとき，コイル自身に逆起電力eが発生することを示している。この現象を**自己誘導**（self induction）という。

したがって，自己誘導によって発生する逆起電力eは，コイルに流れる電流Iが急激に変化することを妨げるように作用する。

MEMO

ヘンリー
（J. Henry, 1797-1878）

アメリカ生まれの物理学者で，絹巻き絶縁電線の考案，強力な電磁石の発明，自己誘導現象の発見など数多くの業績がある。その功績を称え，ヘンリーの名は自己インダクタンス，相互インダクタンスの単位[H]に使われている。

《単位の概要》コイル内に流れる電流Iが1[s]間に1[A]変化したときにコイルに誘導される起電力Vが1[V]のとき，その比例定数（誘導係数）Lを1[H]とする。したがって，1[H] = 1[V・s/A]となる。
なお，1[Wb] = 1[V・s]より，1[H] = 1[Wb/A]。

例題 ①

Q 巻数500のコイルに0.1[A]の電流を流したとき，3×10^{-4}[Wb]の磁束が発生した。このコイルの自己インダクタンスLは何[H]か。

A 式❷より，$L = \dfrac{N \cdot \phi}{I} = \dfrac{500 \times 3 \times 10^{-4}}{0.1} = 1.5$[H]

例題 ②

Q 自己インダクタンス25[mH]のコイルに流れる電流が，一様な変化率で20[ms]間に300[A]増加したとき，コイルに誘導される起電力eは何[V]か。

A 式❸より，$e = -L \cdot \dfrac{\Delta I}{\Delta t} = -25 \times 10^{-3} \times \dfrac{300}{20 \times 10^{-3}} = -375$[V]

ただし，負記号は電流の変化と反対方向を意味する。

2 環状鉄心コイルの自己インダクタンス

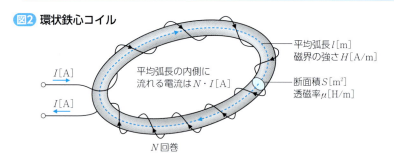

図2 環状鉄心コイル

図2に示す巻数N，断面積S[m²]の環状鉄心コイルでは，電流I[A]によって発生した磁界H[A/m]は40ページで述べたように鉄心中のみに存在する。

ここで，アンペアの周回積分則を適用すると，式❹から自己インダクタンスL[H]が得られる。以下に式❹の導出を示す。

このコイルにI[A]の電流を流したとき，コイルの平均弧長をl[m]とすると，平均弧長の内側に流れる電流の合計は$N \cdot I$[A]となる。したがって，38ページのアンペアの周回積分則から，コイル内の平均の磁界の強さHは，

$$H \cdot l = N \cdot I \text{ より, } H = \dfrac{N \cdot I}{l} \text{[A/m]}$$

また，鉄心の透磁率をμ[H/m]とすると，磁束密度Bは，

$$B = \mu \cdot H = \dfrac{\mu \cdot N \cdot I}{l} \text{[T], [Wb/m²]}$$

したがって，コイル内の磁束ϕは，

$$磁束\phi\text{[Wb]} = B \cdot S$$

環状コイルのため，この磁束 ϕ はすべての部分と鎖交するため，磁束鎖交数 $N \cdot \phi$ は，

$$磁束鎖交数\ N \cdot \phi = N \cdot B \cdot S = N \cdot \frac{\mu \cdot N \cdot I}{l} \cdot S$$

したがって，自己インダクタンス L は，

$$L = \frac{N \cdot \phi}{I} = \frac{\mu \cdot S \cdot N^2}{l} [\mathrm{H}], [\mathrm{Wb/A}] \qquad \cdots\cdots 4$$

以上から，コイルの形状（断面積 $S[\mathrm{m}^2]$，巻数 N，コイルの平均弧長 $l[\mathrm{m}]$）および材質：鉄心の透磁率 $\mu[\mathrm{H/m}]$）によって，自己インダクタンス $L[\mathrm{H}]$ が定まる。

3 相互インダクタンス

図3 相互インダクタンス

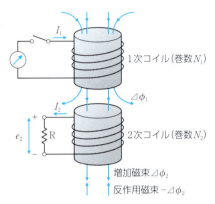

図3に示すように，巻数 N_1 の1次コイルに流れる電流 $I_1[\mathrm{A}]$ の変化により Δt 秒間に磁束が $\Delta \phi_1[\mathrm{Wb}]$ 変化したとき，自己誘導によって発生する1次コイルの逆起電力 e_1 は式5から得られる。

$$e_1 = -N_1 \cdot \frac{\Delta \phi_1}{\Delta t} = -L_1 \cdot \frac{\Delta I_1}{\Delta t} [\mathrm{V}] \qquad \cdots\cdots 5$$

ここで，電流 I_1 によって1次コイル中の磁束 $\phi_1[\mathrm{Wb}]$ が変化すると，ϕ_1 の一部が2次コイル中に到達して $\phi_2[\mathrm{Wb}]$ となる。そのため，2次コイル内で Δt 秒間に磁束が $\Delta \phi_2[\mathrm{Wb}]$ 変化すると，反作用磁束 $-\Delta \phi_2$ を生成するために巻数 N_2 の2次コイルに発生する誘導起電力 $e_2[\mathrm{V}]$ は式6から得られる。

$$e_2 = -N_2 \cdot \frac{\Delta \phi_2}{\Delta t} [\mathrm{V}] \qquad \cdots\cdots 6$$

ここで，2次コイルの磁束鎖交数 $N_2 \cdot \phi_2$ は，1次コイルの電流 I_1 に比例するため，$N_2 \cdot \phi_2 = M \cdot I_1$ とおき，式6に代入すると，式7が得られる。

$$e_2 = -M \cdot \frac{\Delta I_1}{\Delta t} [\text{V}] \qquad \cdots\cdots\cdots ❼$$

比例定数Mを**相互インダクタンス**（mutual inductance）または**相互誘導係数**といい，単位には自己インダクタンスと同様にヘンリー（単位記号[H]）が用いられる。

一方のコイルの電流変化によって他方のコイルに起電力が誘導されるため，後述する変圧器の原理となる。

4 磁気結合係数

図4 磁気結合係数

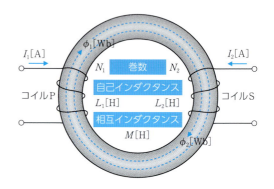

図4に示すように，環状鉄心に巻数N_1，N_2の2つのコイルP，Sを巻く。それぞれのコイルの自己インダクタンスがL_1[H]，L_2[H]であり，両者が漏れ磁束のない状態で磁気的に結合し，その相互インダクタンスがM[H]であったとする。

いま，コイルPにI_1[A]の電流を流し，ϕ_1[Wb]の磁束が生じた場合，この磁束ϕ_1がすべてコイルSと鎖交するため，式❽が得られる。

$$L_1 = \frac{N_1 \cdot \phi_1}{I_1} [\text{H}],\ M = \frac{N_2 \cdot \phi_1}{I_1} [\text{H}] \qquad \cdots\cdots\cdots ❽$$

次に，コイルSにI_2[A]の電流を流し，ϕ_2[Wb]の磁束が生じた場合，この磁束ϕ_2がすべてコイルPと鎖交するため，同様に，式❾が得られる。

$$L_2 = \frac{N_2 \cdot \phi_2}{I_2} [\text{H}],\ M = \frac{N_1 \cdot \phi_2}{I_2} [\text{H}] \qquad \cdots\cdots\cdots ❾$$

これらの関係から式❿および式⓫が得られる。

$$L_1 \times L_2 = \frac{N_1 \cdot \phi_1}{I_1} \times \frac{N_2 \cdot \phi_2}{I_2} = \frac{N_2 \cdot \phi_1}{I_1} \times \frac{N_1 \cdot \phi_2}{I_2} = M^2 \qquad \cdots\cdots\cdots ❿$$

$$M = \sqrt{L_1 \cdot L_2} [\text{H}] \qquad \cdots\cdots\cdots ⓫$$

この関係は漏れ磁束がない場合に成り立つが，実際には漏れ磁束が存在する。そのため，一方のコイルで発生した磁束の一部が，他方のコイルと

鎖交することになる。したがって，相互インダクタンスMの値は式⓫より小さくなる。この割合をkとすると，式⓬および式⓭が得られる。

$$M = k\sqrt{L_1 \cdot L_2} \qquad \cdots\cdots ⓬$$

$$k = \frac{M}{\sqrt{L_1 \cdot L_2}} \qquad \cdots\cdots ⓭$$

この割合kを**結合係数**（coupling coefficient）といい，この値は$0 < k \leq 1$の間にある。

例題

Q 2つのコイルがあり，それぞれの自己インダクタンスが$L_1 = 0.5[\mathrm{H}]$，$L_2 = 0.2[\mathrm{H}]$であり，両者の相互インダクタンスが$M = 0.3[\mathrm{H}]$であった。両コイルの結合係数kはいくらか。

A 式⓭より，

$$k = \frac{M}{\sqrt{L_1 \cdot L_2}} = \frac{0.3}{\sqrt{0.5 \times 0.2}} = \frac{0.3}{0.316} = 0.949$$

---

5 電磁エネルギー

図5 電磁エネルギー

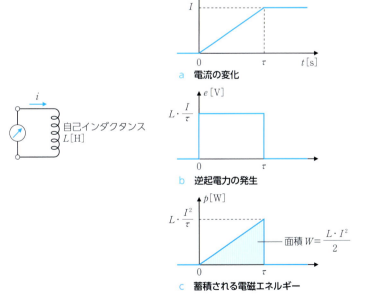

a 電流の変化

b 逆起電力の発生

c 蓄積される電磁エネルギー

図5に示す自己インダクタンスLの回路において，aのように時刻$0 \sim \tau[\mathrm{s}]$に電流iを$0 \sim I[\mathrm{A}]$に増加させる。このとき，経過時間に対する電流の変化率は$I/\tau[\mathrm{A/s}]$となる。したがって，自己誘導によって式⓮で示す逆起電力eが発生する。

$$逆起電力 e = -L \cdot \frac{di}{dt} = -L \cdot \frac{I}{\tau} [V] \qquad \cdots\cdots ⑭$$

　この逆起電力 e は時刻 $0 \sim \tau[s]$ に発生するが，電流 i とは逆方向となるため，両者の積は電磁エネルギー W としてコイル中に蓄えられる。
　ここで，瞬時の電流と電圧の積は瞬時電力 $p[W]$ となるが，コイル中に蓄えられる電磁エネルギー $W[J]$ は，図5cの斜線部分の面積に相当するため，式⑮となる。

$$W = \int_0^\tau i \cdot e \, dt = \tau \times L \cdot \frac{I^2}{\tau} \times \frac{1}{2} = \frac{L \cdot I^2}{2} [J] \qquad \cdots\cdots ⑮$$

例題

Q 3[mH]の自己インダクタンスに電流を流して0.15[J]の電磁エネルギーを蓄えるには，何[A]の電流を流せばよいか。

A 式⑮より，

$$W = \frac{L \cdot I^2}{2} \text{より，} \quad I^2 = \frac{2W}{L} = \frac{2 \times 0.15}{3 \times 10^{-3}} = 100$$
$$\therefore I = \sqrt{100} = 10[A]$$

おさらい

1 電流と磁気	
電流により	⇒ 磁界の発生
電流と磁界の方向	⇒ 常に直角
直線電流の周り	⇒ 同心円状に分布する磁界 $H[A/m]$ が発生
磁界 H の大きさ	⇒ 電流 $I[A]$ に比例，電流からの距離 $r[m]$ に反比例
右ねじの法則	⇒ 直線電流によって発生する磁界の向き
アンペアの周回積分の法則により電流 $I[A]$ の周りに発生する磁界の強さ $H[A/m]$ とその長さ $l[m]$ の積	
	⇒ 電流 $I[A]$ に等しい
ビオ・サバールの法則	⇒ 微小な長さ $\varDelta l[m]$ に流れる電流 $I[A]$ によって生じる任意の位置での磁界の強さ $\varDelta H[A/m]$ を計算
	⇒ 円形コイル中心における磁界の強さ H を計算（$H = N \cdot I / 2r$）

2 磁界中で働く力

磁界中に磁界と直角方向に置いた導線に電流を流す	⇒	導線に電磁力が働く
電磁力の方向	⇒	磁界と電流に直角となり，フレミングの左手の法則で示される
電磁力の大きさ F[N]	⇒	磁束密度 B[T] と導線の長さ l[m] および電流 I[A] の積に等しい
電流と電流との間	⇒	電流力が働く
電流力では，一方の電流がつくる磁界の中に他方の電流が流れる	⇒	電磁力が働く
平行な無限長直線電流間に働く電流力	⇒	両電流の積に比例，導線間距離に反比例
電流力の向き	⇒	電流が同一方向のときは吸引力，逆方向のときは反発力
電子が磁界中で運動	⇒	電子は電磁力を受けて円軌道を描く

3 誘導作用

コイルと鎖交する磁束が変化するとき	⇒	コイルに誘導起電力 e[V] が発生
	⇒	この現象を電磁誘導という
電磁誘導による起電力 e[V]	⇒	コイルと鎖交する磁束の時間的変化の割合 ($\Delta\phi/\Delta t$) に等しい
	⇒	これをファラデーの電磁誘導則という ($e = -N \cdot \Delta\phi/\Delta t$[V])
電磁誘導による起電力 e[V] の方向	⇒	磁束の変化を妨げようとする向きに発生
	⇒	これをレンツの法則という
磁界中で磁界と直角に運動する導線に発生する起電力の大きさ	⇒	その導線が単位時間あたりに切る磁束の量[Wb/s]に等しい
フレミングの右手の法則	⇒	磁界中で磁界と直角に運動する導線に発生する起電力の向き

4 インダクタンスとコイルの性質

1つのコイルに流れる電流が変化	⇒	自己誘導によってコイル自身に逆起電力が発生
自己誘導による逆起電力	⇒	コイルの電流が急激に変化することを妨げる
自己インダクタンス L[H]	⇒	コイルに流れる電流 I[A] に対する磁束鎖交数 $N \cdot \phi$[Wb] の比 ($L = N \cdot \phi/I$)
2つのコイルを近づけた状態で，一方のコイルの電流を変化させる	⇒	他方のコイルに誘導起電力が発生
	⇒	この現象を相互誘導という
相互インダクタンス M[H]	⇒	2つのコイルにおいて，一方のコイルの電流 I_1[A] に対する他方のコイルの磁束鎖交数 $N_2 \cdot \phi_2$[Wb] の比 ($M = N_2 \cdot \phi_2/I_1$)
結合係数 k	⇒	2つのコイル間の相互インダクタンス M と，各コイルの自己インダクタンス L_1, L_2 の積の平方根との比 ($k = M/\sqrt{L_1 \cdot L_2}$)
2つのコイルの間に漏れ磁束がないとき	⇒	結合係数 k は1。一般に $0 \leq k \leq 1$

3章
直流回路

1 直流回路

電流と電荷

> ## 1 導体中の自由電子
>
> **図1** 負電荷の循環と電流

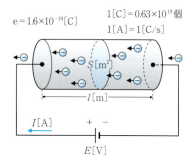

　導体中には自由電子(負電荷)が多数存在するが，その数は物質を構成する陽子数と等しいため，全体では中性となる。また，この中性を保つために自由電子は物質の外へは出られない。

　図1に示すように，導体の両端に電池を接続して電位差 $E[\mathrm{V}]$ を与えると，導体内の自由電子は電池のプラス極(＋)に吸引され，物質の外に出る。しかし，導体中の中性を保つために電池のマイナス極(－)から負電荷が物質内に供給されるため，負電荷は循環することになる。

　ここで，移動する負電荷を**電流**(electric current)という。なお，ある断面 $S[\mathrm{m}^2]$ を1秒間に $1[\mathrm{C}]$ の電荷が移動している状態を $1[\mathrm{A}]$ の電流と定義しているため，$1[\mathrm{C/s}]$ と書き換えることもできる。また，電流の流れる方向は負電荷と逆方向のため，電源のプラス極(＋)から出て，マイナス極(－)に戻ってくる。

例題

ある導体に $20[\mathrm{mA}]$ の電流が4秒間流れた。何個の自由電子が移動したことになるか。ただし，自由電子の電気量を $1.6 \times 10^{-19}[\mathrm{C}]$ とする。

$1[\mathrm{A}] = 1[\mathrm{C/s}]$ より，

$$\text{自由電子の数} = \frac{\text{移動した全電気量}}{\text{自由電子1個の電気量}} = \frac{20 \times 10^{-3} \times 4}{1.6 \times 10^{-19}} = 5.0 \times 10^{17} [\text{個}]$$

2 オームの法則

直流回路

1 オームの法則

図1 抵抗両端の電位差と電流の関係

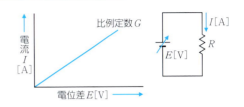

図1に示すように，抵抗器に流れる電流I[A]は電位差E[V]に正比例する。ここで，比例定数をGとすると，**式❶**が得られる。

$$I = G \cdot E \qquad \cdots\cdots ❶$$

ここで，Gを**コンダクタンス**（conductance）といい，電流の流れやすさを示す指標であり，単位にはジーメンス（単位記号[S]）を用いる。また，コンダクタンスGの逆数を**抵抗**（resistance）Rという。抵抗Rは，電流の流れにくさを示す指標であり，単位にはオーム（単位記号[Ω]）を用いる。

したがって，両者は**式❷**の関係となる。

$$G[\text{S}] = \frac{1}{R[\Omega]} \quad また，\quad R[\Omega] = \frac{1}{G[\text{S}]} \qquad \cdots\cdots ❷$$

また，**式❷**を**式❶**に代入することで，**式❸**が得られ，これを**オームの法則**という。

$$I = \frac{E}{R} \quad また，\quad E = R \cdot I \quad また，\quad R = \frac{E}{I} \qquad \cdots\cdots ❸$$

この関係から，電位差Eは抵抗Rと電流Iの積に等しい。また，電気回路では抵抗Rに電流Iが流れると**電位（電圧）**がEだけ**下がる**。この現象を**電圧降下**（voltage drop）という。したがって，電流が流れ終わった位置では，流れ始めた位置に比べて電位（電圧）は低くなる。

> **MEMO**
>
> **オーム（G.S.Ohm, 1789－1854）**
>
>
>
> ドイツ生まれで，高等学校の教師をしながら独学で電気の研究を行った。手作りの器具を使って実験を行い，オームの法則を発見し，1825年に発表した。しかし，1841年にイギリスのロンドン王立協会がコプレー賞を贈るまで，世間から認められなかった。この功績を称え，オームの名は電気抵抗およびリアクタンスの単位[Ω]に使われている。

> **MEMO**
>
> **ジーメンス（W.Siemens, 1816－1892）**
>
>
>
> ドイツ生まれの数学者，技術者，事業家。33歳で，V.G.ハルスケとの共同経営によるジーメンス・ハルスケ会社を設立し，海底通信ケーブルを製造して英仏海峡に敷設（1851年）した。また，発電機の発明（1866年），電車の実用化（1879年）など，多くの業績をあげた。さらに，長さ1[m]，断面積1[mm^2]の水銀柱の0[℃]における抵抗を電気抵抗の単位として採用することを提案した。これらの功績を称え，ジーメンスの名はコンダクタンスの単位[S]に使われている。

3 導体の抵抗

直流回路

1 抵抗率と導電率

56ページの図1のように，断面積$S[\text{m}^2]$が小さいほど自由電子は物質を構成する結晶格子と衝突して移動が妨げられるため，抵抗値は増加する。また，導体の長さ$l[\text{m}]$が長いほど自由電子が結晶格子と衝突する回数が増えるため，抵抗値は増加する。

したがって，抵抗$R[\Omega]$は導体の長さ$l[\text{m}]$に比例し，断面積$S[\text{m}^2]$に反比例する。これらの関係は，その比例定数をρとすると，式❶で表すことができる。

> **MEMO**
> S(ジーメンス)＝$1/\Omega$(オーム)

$$R[\Omega] = \rho \times \frac{l[\text{m}]}{S[\text{m}^2]} \quad \cdots\cdots\cdots\cdots ❶$$

ここで，比例定数ρを**抵抗率**（resistivity）といい，単位記号は$[\Omega\cdot\text{m}]$となり，物質に固有の値となる。また，式❷に示すように，抵抗率ρの逆数を**導電率**（conductivity）$\sigma[\text{S/m}]$といい，電流の流れやすさを示す，物質に固有の値となる。

$$\sigma[\text{S/m}] = \frac{1}{\rho[\Omega\cdot\text{m}]} \quad \cdots\cdots\cdots\cdots ❷$$

例題 ①

Q 銅線の断面積を3倍にしたとき，電気抵抗はもとの何倍か。

A 式❶より，
$$R[\Omega] = \rho \times \frac{l[\text{m}]}{S[\text{m}^2]}$$
となり，ρとlは同一で，面積が$3S$となるため，$1/3 = 0.33$倍となる。

例題 ②

Q 同じ金属で図Aのような円柱の導線を作ったとき，その両端の抵抗値が大きい順に並べよ。

図A

R_a 長さl，半径r 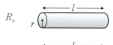　　R_c 長さ$2l$，半径r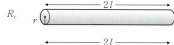

R_b 長さl，半径$2r$　　R_d 長さ$2l$，半径$2r$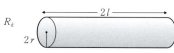

A 同一の金属のため，抵抗率ρ[Ω・m]は同一となる。
したがって，式❶より，

$$R_a = \rho \times \frac{l}{\pi r^2},\ R_b = \rho \times \frac{l}{4\pi r^2},\ R_c = \rho \times \frac{2l}{\pi r^2},\ R_d = \rho \times \frac{2l}{4\pi r^2} = \rho \times \frac{l}{2\pi r^2}$$

以上から，　$R_c > R_a > R_d > R_b$　となる。

例題 ③

Q 抵抗率が2.66×10^{-8}[Ω・m]の導線がある。その断面積が2[mm²]，長さが500[m]であるとき，両端の抵抗は何[Ω]か。

A 式❶より，

$$R[\Omega] = \rho \times \frac{l[\text{m}]}{S[\text{m}^2]} = 2.66 \times 10^{-8} \times \frac{500}{2 \times (10^{-3})^2} = 6.65\,[\Omega]$$

2 抵抗の温度係数

金属導体では温度上昇に伴ってその抵抗値は増加する。これは，熱エネルギーが物質を構成する結晶格子に加えられるとブラウン運動とよばれる振動を生じ，自由電子がこの結晶格子に衝突するとその進行が妨げられる度合が高くなるため，抵抗値が増加する。

ここで，1[℃]あたりに増加する抵抗の比を温度係数α_tといい，式❸で示される。

$$温度係数\alpha_t = \frac{物質の温度が1[℃]上昇したときの抵抗値の増加分[\Omega]}{基準となる温度の抵抗値[\Omega]}\,[℃^{-1}]$$

………… ❸

また，温度と温度係数と抵抗比の間には図1に示す関係があり，式❹で表すことができる。なお，表1に，主な金属の抵抗率，温度係数，融点を示す。

図1 温度と温度係数と抵抗比の関係

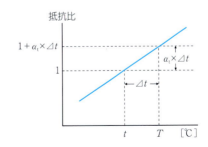

$$R_T = R_t\{1 + \alpha_t(T - t)\}[\Omega]$$　　　　………… ❹

　　　　R_T：求めたい温度T[℃]のときの抵抗値[Ω]
　　　　R_t：基準温度t[℃]のときの抵抗値[Ω]
　　　　α_t：基準温度t[℃]のときの温度係数[℃⁻¹]

Slim・Check・Point 主な金属の抵抗率，温度係数，融点

表1 金属元素の抵抗率と温度係数

金属元素名	抵抗率 $\times 10^{-8}$ [Ω・m]	温度係数(0〜100[℃]) $\times 10^{-3}$ [℃$^{-1}$]	融点 [℃]
銀(Ag)	1.62	3.8	961
純銅(Cu)	1.63	4.3	1083
標準軟銅	1.72	3.9	1083
金(Au)	2.40	3.4	1063
アルミニウム(Al)	2.66	4.2	660
タングステン(W)	5.50	4.5	3370
亜鉛(Zn)	5.92	3.7	419
ニッケル(Ni)	6.84	6.0	1452
鉄(Fe)	9.71	5.0	1535
白金(Pt)	10.5	3.0	1755

（電気学会編：新版 電気工学ハンドブック，電気学会，1988.より改変引用）

例題

Q 点灯中の電球のフィラメントの抵抗が200[Ω]であった。このときのフィラメントの温度は何[℃]か。ただし，フィラメントが0[℃]のときの抵抗を25[Ω]，温度係数を4×10^{-3}[℃$^{-1}$]とする。

A 式❹について，

$$R_T = R_t\{1 + \alpha_t(T - t)\}$$ に，既知の値を代入する。

$200 = 25\{1 + 4\times10^{-3}(T - 0)\}$ より，$T = \dfrac{200 - 25}{25 \times 4 \times 10^{-3}} = 1750$[℃]

4 直流回路
回路とその計算

1 直列回路

①電流の連続性，抵抗と電位差

図1に示す直列回路では，電路（電流の通り道）は1本のため，どの抵抗にも同一の電流I[A]が流れる。これを電流の連続性という。

抵抗R[Ω]は電流の流れにくさを表しており，電位差E[V]は電流I[A]が流れるための勢いを表していると考えることができる。したがって，抵抗値が大きいほど，$E=R \cdot I$の関係から，その両端の電位差E[V]は大きくなる。

②合成抵抗

多くの抵抗で構成された回路と同じ電気的な働きをする1つの抵抗を，**合成抵抗**（combined resistance）という。

図1において，電池のマイナス極（基準電位0[V]）から回路を1周すると，再び同じ電位（0[V]）となるため，**式❶**が得られる。

図1 抵抗の直列接続

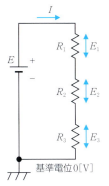

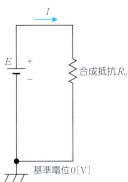

基準電位0[V]

> **Slim・Check・Point** 方程式の立て方
>
> ●基準電位を0[V]とし，そこから電位が高くなれば（＋），低くなれば（－）符号を付ける。閉路を一周すると，電位は再び0[V]となる。電流が基準電位0[V]を出発して電源のマイナス極からプラス極に達するとE[V]だけ電位が高くなる。次に，抵抗R_1[Ω]を通過するとE_1[V]だけ電位が低下する。同様に，R_2[Ω]，R_3[Ω]の通過によって，E_2[V]およびE_3[V]だけ電圧降下が発生する。ここで，電流はもとの位置にもどるため，その電位は0[V]となる。

$$0 + E - E_1 - E_2 - E_3 = 0 \text{ より，} E = E_1 + E_2 + E_3 \text{[V]} \quad \cdots\cdots ❶$$

ここで，オームの法則により，

$$E_1 = R_1 \cdot I, E_2 = R_2 \cdot I, E_3 = R_3 \cdot I \text{ から，} E = \underbrace{(R_1 + R_2 + R_3)}_{\text{合成抵抗}R_0} I \text{[V]} \quad \cdots\cdots ❷$$

したがって，直列回路の合成抵抗R_0[Ω]は各抵抗の代数和となる。

③分圧の法則

上記の関係から$E_1:E_2:E_3 = R_1:R_2:R_3$が得られる。この関係から直列回路では全電圧$E$[V]は各抵抗の比に分圧される。したがって，抵抗$R_n$[Ω]の分圧電圧$E_n$[V]は**式❸**から得られる。

$$\text{分圧電圧}E_n = \frac{\text{自分の抵抗}}{\text{各抵抗の代数和}} \times \text{全電圧} = \frac{R_n}{R_1 + R_2 + R_3} \times E [\text{V}] \quad \cdots\cdots\cdots\cdots \text{❸}$$

2 並列回路

図2 抵抗の並列接続

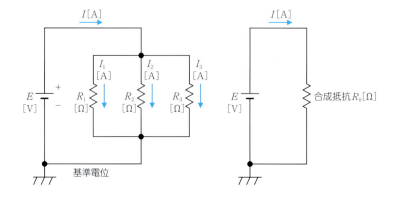

①並列接続時の電位差

図2に示すように，並列接続時の各抵抗の電位差は等しい。すなわち，この回路では各抵抗の両端が電池の両極に接続されているため，各々の電位差はすべて$E[\text{V}]$となる。

②合成抵抗

電流は分岐の数に分流されるため，$I = I_1 + I_2 + I_3 [\text{A}]$となる。
ここで，オームの法則により，

$$I_1 = \frac{E}{R_1},\ I_2 = \frac{E}{R_2},\ I_3 = \frac{E}{R_3} [\text{A}] \quad \text{から，式❹が得られる。}$$

$$\therefore I = E\left(\underbrace{\frac{1}{R_1} + \frac{1}{R_2} + \frac{1}{R_3}}_{\text{合成抵抗の逆数}\frac{1}{R_0}}\right)[\text{A}], \quad R_0 = \frac{1}{\frac{1}{R_1} + \frac{1}{R_2} + \frac{1}{R_3}} [\Omega] \quad \cdots\cdots\cdots\cdots \text{❹}$$

したがって，並列回路の合成抵抗$R_0[\Omega]$は各抵抗の逆数の和の逆数となる。

③分流の法則

上記の関係から，式❺が得られる。

$$I_1 : I_2 : I_3 = \frac{1}{R_1} : \frac{1}{R_2} : \frac{1}{R_3} \quad \cdots\cdots\cdots\cdots \text{❺}$$

したがって，並列回路の電流は各抵抗の逆数の比に分流する。すなわち，電流は抵抗の小さい方に多く流れる。ここで，$1/R$は電流の流れやすさを表しており，これを57ページのようにコンダクタンス$G[\text{S}]$という。つまり，電流はコンダクタンスGの比に分流することになる。

例題

方針 ①2並列の抵抗R_1, $R_2[\Omega]$の合成抵抗$R_0[\Omega]$は, $R_0 = R_1 \cdot R_2/(R_1 + R_2)$すなわち(積/和)となる。また, 抵抗値が同一の2並列では, その合成抵抗は1/2となる。
②直流回路の計算では, $V[V]$, $I[A]$, $R[\Omega]$のうち2つがわかれば, オームの法則から目的の値を求めることができる。通常, 目的の値に対し, その位置での既知の値が示されており, もう一つの値をなんらかの方法(2通りある場合が多い)で求める。最後にオームの法則から, 目的の値を計算する。

例題①

Q 図Aの回路のAD間に100[V]の直流電圧を加えた。BC間の合成抵抗$R_{BC}[\Omega]$, CD間の合成抵抗$R_{CD}[\Omega]$, AD間の合成抵抗$R_{AD}[\Omega]$, 全電流$I[A]$を求めよ。

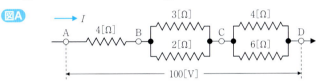
図A

A 式❹より,

$$R_{BC} = \frac{1}{\frac{1}{3}+\frac{1}{2}} = \frac{3\times 2}{3+2} = \frac{6}{5} = 1.2[\Omega], \quad R_{CD} = \frac{4\times 6}{4+6} = \frac{24}{10} = 2.4[\Omega]$$

$$R_{AD} = R_{AB} + R_{BC} + R_{CD} = 4 + 1.2 + 2.4 = 7.6[\Omega], \quad I = \frac{V}{R_{AD}} = \frac{100}{7.6} = 13.2[A]$$

例題②

Q 図Bの回路のAB端子間に直流電圧90[V]を加えた場合, 端子CB間の電圧V_{CB}は何[V]か。

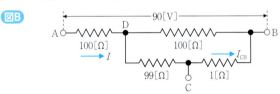
図B

A1 目的の値はV_{CB}であり, この抵抗値R_{CB}は1[Ω]である。
そこで, R_{CB}に流れる電流I_{CB}を求め, V_{CB}を計算する。

DCBは直列接続のため, $R_{DCB} = 99 + 1 = 100[\Omega]$
この結果から, DB間は100[Ω]の2並列となるため, $R_{DB} = 50[\Omega]$ → **A2**へ

$$R_{AB} = R_{AD} + R_{DB} = 100 + 50 = 150[\Omega]$$
$$I = \frac{V}{R_{AB}} = \frac{90}{150} = 0.6[A]$$

DB間とDCB間のそれぞれの合成抵抗は等しいため, R_{CB}へ流れる電流は全電流Iの1/2となる。

$$I_{CB} = \frac{I}{2} = 0.3[A]$$
$$V_{CB} = R_{CB} \times I_{CB} = 1 \times 0.3 = 0.3[V]$$

A2 分圧則を用いて，目的の値 $V_{CB}[V]$ を求める。

$R_{DCB} = 100[\Omega]$, $R_{DB} = 50[\Omega]$ より，

$V_{DB} = \dfrac{R_{DB}}{R_{AD} + R_{DB}} \times V = \dfrac{50}{100+50} \times 90 = 30[V]$, $V_{CB} = \dfrac{R_{CB}}{R_{DC} + R_{CB}} \times V_{DB} = \dfrac{1}{99+1} \times 30 = 0.3[V]$

例題③

Q の抵抗 R_1, R_2, $R_3[\Omega]$ の並列回路に全電流 $I_0[A]$ が流れた。抵抗 $R_3[\Omega]$ を流れる電流 $I_3[A]$ を，R_1, R_2, R_3, I_0 を用いて表せ。

図C

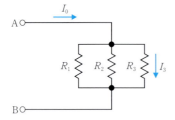

A 抵抗は3並列のため，両端電圧を V とすると，I_3 はオームの法則 $I_3 = V/R_3$ で表せる。
そこで，V を R_1, R_2, R_3, I_0 で表し，オームの法則に代入する。

$V = R_0 \cdot I_0 = \dfrac{1}{\dfrac{1}{R_1} + \dfrac{1}{R_2} + \dfrac{1}{R_3}} \times I_0 = \dfrac{I_0}{\dfrac{R_2 \cdot R_3 + R_1 \cdot R_3 + R_1 \cdot R_2}{R_1 \cdot R_2 \cdot R_3}} = \dfrac{I_0 \cdot R_1 \cdot R_2 \cdot R_3}{R_2 \cdot R_3 + R_1 \cdot R_3 + R_1 \cdot R_2}[V]$

$\therefore I_3 = \dfrac{V}{R_3} = \dfrac{I_0 \cdot R_1 \cdot R_2}{R_2 \cdot R_3 + R_1 \cdot R_3 + R_1 \cdot R_2}[A]$

例題④

Q の回路で $R_3[\Omega]$ に流れる電流が 1.5[A] のとき，R_1 は何 $[\Omega]$ か。

図D

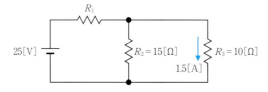

A R_3 の両端電圧 V_3 は， $V_3 = R_3 \cdot I_3 = 10 \times 1.5 = 15[V]$

R_1 の両端電圧 V_1 は， $V_1 = V_0 - V_3 = 25 - 15 = 10[V]$

また，R_2 の両端電圧を V_2 とすると，並列接続のため $V_2 = V_3$ であることから，
R_2 に流れる電流 I_2 は， $I_2 = \dfrac{V_3}{R_2} = \dfrac{15}{15} = 1[A]$

さらに，R_1 に流れる電流 I_1 は， $I_1 = I_2 + I_3 = 1 + 1.5 = 2.5[A]$

したがって，目的の値 R_1 は， $R_1 = \dfrac{V_1}{I_1} = \dfrac{10}{2.5} = 4[\Omega]$

例題 ⑤

Q 図Eの回路でab間の合成抵抗R_{ab}は何[Ω]か。

図E

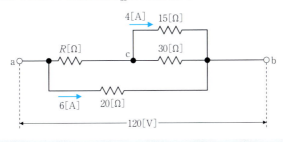

A1 V_{cb}はオームの法則から、 $V_{cb} = R \cdot I = 15 \times 4 = 60 [V]$

さらに、30[Ω]に流れる電流I_{30}は、 $I_{30} = \dfrac{V_{cb}}{R} = \dfrac{60}{30} = 2 [A]$

したがって、Rに流れる電流I_{ac}は、 $I_{ac} = I_{15} + I_{30} = 4 + 2 = 6 [A]$ →[A2]へ

Rの両端電圧V_{ac}は、 $V_{ac} = V_{ab} - V_{cb} = 120 - 60 = 60 [V]$

$$R = \dfrac{V_{ac}}{I_{ac}} = \dfrac{60}{6} = 10 [\Omega]$$

また、cb間の合成抵抗R_{cb}は、 $R_{cb} = \dfrac{15 \times 30}{15 + 30} = \dfrac{450}{45} = 10 [\Omega]$

さらに、R_{acb}は、 $R_{acb} = R + R_{cb} = 10 + 10 = 20 [\Omega]$

したがって、ab間の合成抵抗R_{ab}は20[Ω]の抵抗が2並列のため、 $R_{ab} = \dfrac{20}{2} = 10 [\Omega]$

A2 20[Ω]に流れる電流I_{20}は題意から6[A]のため、全電流I_{ab}は、

$$I_{ab} = I_{ac} + I_{20} = 6 + 6 = 12 [A]$$

したがって、ab間の合成抵抗R_{ab}は、 $R_{ab} = \dfrac{V_{ab}}{I_{ab}} = \dfrac{120}{12} = 10 [\Omega]$

3 ホイートストンブリッジ

図3に示すように、4個の抵抗R_1, R_2, R_3, R_4[Ω]を四角形に接続する。この接続をブリッジ接続という。なお、抵抗のほかにダイオードやトランジスタについてもブリッジ接続が行われる。

いま、抵抗ブリッジの両端abに電池E[V]を接続し、c点およびd点の電位V_c, V_d[V]を分圧の法則から求めると、**式⑥**となる。

図3 ホイートストンブリッジ

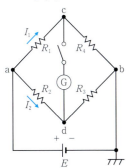

$$V_c = \dfrac{R_4}{R_1 + R_4} \times E [V], \quad V_d = \dfrac{R_3}{R_2 + R_3} \times E [V] \quad \cdots\cdots ⑥$$

いま、電位V_cと電位V_dが等しいと仮定すると、$V_c = V_d$から、

**ホイートストンブリッジ
形測定器**

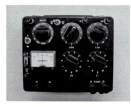

Term a la carte

*1 検流計
　　(galvanometer)
測定感度が高く，正負両方向の電流が計れる測定器。通常，電流が0であることを確認するために用いる。

$$\frac{R_4}{R_1+R_4} = \frac{R_3}{R_2+R_3}$$
$$R_4(R_2+R_3) = R_3(R_1+R_4)$$
$$R_2 \cdot R_4 + R_3 \cdot R_4 = R_1 \cdot R_3 + R_3 \cdot R_4 \quad \therefore R_2 \cdot R_4 = R_1 \cdot R_3$$

.... ❼

ここで，cd間に検流計(galvanometer)[*1]を挿入した回路を**ホイートストンブリッジ**(Wheatstone bridge)という。スイッチSを閉じて，検流計の電流が0となれば，電位V_c[V]と電位V_d[V]は等しいため，$V_c = V_d$となり，**式❼**を満足する。この関係式をホイートストンブリッジの平衡条件とよぶ。

平衡条件が成り立っている場合，4個のうちの3個の抵抗値が正確にわかっていれば，残りの抵抗値を知ることができる。この原理を応用した測定器がホイートストンブリッジ形測定器である。

例題

方針 抵抗がブリッジ接続されている場合，ブリッジの平衡条件が成立しているかを確認する。成立している場合，中間に接続された素子には電流は流れないため，接続されていないものとして計算できる。

例題①

Q 図Aの回路で抵抗r[Ω]に電流が流れないときRは何[Ω]か。

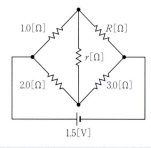

A 抵抗rに電流が流れないため，r両端の電位差は0となり，ブリッジの平衡条件が成立している。したがって，$1.0 \times 3.0 = R \times 2.0$となる。

$$\therefore R = \frac{3.0}{2.0} = 1.5 \, [\Omega]$$

例題②

Q 図Bの回路で，AB間の電圧V_{AB}は何[V]か。

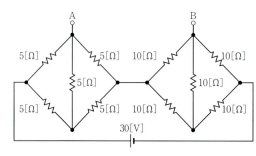

A 左右それぞれのブリッジで，次のように平衡条件が成立している。

$$5 \times 5 = 5 \times 5, \quad 10 \times 10 = 10 \times 10$$

したがって，縦方向のそれぞれの抵抗は接続されていないものと考える。
左側のブリッジの合成抵抗は，5[Ω]の2直列が2並列に接続されているため，

$$\frac{5+5}{2} = 5[\Omega]$$

右側のブリッジでは同様に，

$$\frac{10+10}{2} = 10[\Omega]$$

したがって，左側ブリッジおよび右側ブリッジの両端電圧は，分圧則から，

$$\frac{5}{5+10} \times 30 = 10[V], \quad \frac{10}{5+10} \times 30 = 20[V]$$

A点およびB点はそれぞれの半分の電位差となるため，AB間の電位差 V_{AB} は，

$$\therefore V_{AB} = \frac{10}{2} + \frac{20}{2} = 15[V]$$

4 キルヒホッフの法則

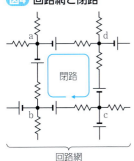

図4 回路網と閉路

図4に示すように，網目のように複雑な電気回路を**回路網**（network）といい，回路網中の1つの閉じた回路を**閉路**（closed circuit）という。

回路網中には複数の抵抗と起電力が存在するが，各々の抵抗に流れる電流を求めるには**キルヒホッフの法則**（Kirchhoff's law）を用いる。

図5 キルヒホッフの法則

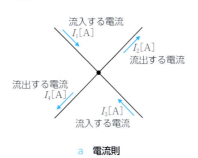
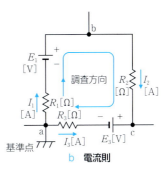

a 電流則　　　　　　　　　　b 電流則

①キルヒホッフの第1法則（電流則）

図5aに示す回路網中の任意の接続点では，その点に流入する電流の総和と流出する電流の総和は等しい。この関係を式❽に示す。

$$\begin{array}{c} 流入する電流の総和 = 流出する電流の総和 \\ I_1 + I_3 [A] \quad = \quad I_2 + I_4 [A] \end{array} \quad \cdots\cdots ❽$$

②キルヒホッフの第2法則（電圧則）

図5bに示すように，回路網中の任意の閉路を一定方向に一周して電位を調べたとき，回路の各部分の電圧降下の総和と起電力の総和とは互いに等しい。ここで，調査方向と一致した電圧降下や起電力を正とし，調査方

向と逆になる電圧降下や起電力には負記号を付ける。

この関係を**式❾**に示す。

$$\underbrace{R_1 \cdot I_1 + R_2 \cdot I_2 - R_3 \cdot I_3}_{\text{電圧降下の総和}} = \underbrace{E_1 - E_3}_{\text{起電力の総和}} [\text{V}] \quad \cdots\cdots ❾$$

例題①

Q 図Aの回路において，電流I_1, I_2, I_3[A]を求めよ。

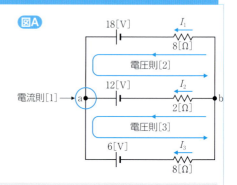

図A

A ここでは，未知数が3つのため，式も3つ必要となる。そこで，点aについて電流則を適用し，**式[1]**を得る。また，上下の閉路に対して電圧則を適用し，**式[2][3]**を得る。

電流則　$I_1 + I_2 + I_3 = 0$[A]　　　[1]
電圧則　$8I_1 - 2I_2 = 18 - 12$[V]　　[2]
　　　　$2I_2 - 8I_3 = 12 - 6$[V]　　　[3]

式[1][2][3]の3連1次方程式より，$I_1 = 0.75$[A], $I_2 = 0$[A], $I_3 = -0.75$[A]となる。
この結果，2[Ω]の抵抗には電流は流れず，I_3は負のため最初に定めた方向とは逆に電流が流れる。

例題②

Q 図Bの回路でB点を基準としたとき，A点の電位V_Aは何[V]か。

図B

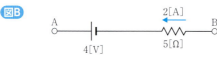

A 図Bは閉路の一部分を切り出したものである。抵抗に電流が流れると電位は低下する（電圧降下が発生する）。また，起電力はマイナスからプラスへ進むと，電位が上昇する。
したがって，B点を基準(0[V])とすると，抵抗5[Ω]に2[A]の電流が流れると，$V = R \cdot I = 5 \times 2 = 10$[V]だけ電位が低下するため，$-10$[V]となる。つぎに，起電力によって電位は4[V]上昇する。したがって，

$$V_A = V_B - (5 \times 2) + 4 = 0 - 10 + 4 = -6[\text{V}]$$

例題③

Q 図Cの回路に流れる電流Iは何[A]か。
ただし，電池の内部抵抗は無視する。

図C

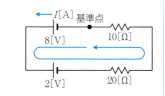

起電力8[V]のマイナス側を基準(0[V])として，電圧則を適用する。

$$20I + 10I = 8 - 2\text{[V]}$$
$$30I = 6\text{[V]}$$
$$I = \frac{6}{30} = 0.2\text{[A]}$$

例題 ④

Q 図Dのように内部抵抗0.3[Ω]で起電力10[V]の電池と，内部抵抗0.2[Ω]で起電力5[V]の電池を並列接続した。
端子ABに負荷を接続しないとき，AB間の電圧は何[V]か。

図D

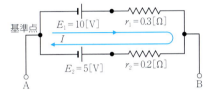

A 異なる起電力・内部抵抗の電池を並列に接続すると，循環電流Iが流れる。
いま，E_1のマイナス側であるA点を基準として，電圧則を適用する。

$$0.3I + 0.2I = 10 - 5\text{[V]}$$
$$0.5I = 5\text{[V]}$$
$$I = 10\text{[A]}$$

したがって，E_1側について，A点を基準としたB点の電位は，

$$0(基準) + 10 - (0.3 \times 10) = 10 - 3 = 7\text{[V]}$$

また，E_2側についても同様に，

$$0(基準) + 5 + (0.2 \times 10) = 5 + 2 = 7\text{[V]}$$　となり，どちらの側で計算してもよい。

5 電源の内部抵抗

①端子電圧と内部抵抗

電池などの**電源**（power source）[*2]の端子(両端)電圧V_{ab}[V]は，流れる電流I[A]により変化する。これは，図6に示すように，**内部抵抗**（internal resistance）r[Ω]の影響によるものである。ここで，電池の**起電力**（electromotive force）[*3]をE[V]，**負荷**（load）[*4]としての抵抗をR_L[Ω]とすると，回路に流れる電流I[A]は式⑩で求められる。

図6 電池の内部抵抗

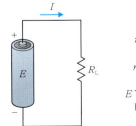 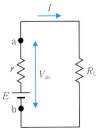

Term a la carte

[*2] 電源
電池のように引き続いて電位差を発生し，電流を流すもととなるもの。

[*3] 起電力
電池のように電位差を発生させる力。

[*4] 負荷
電源から電気エネルギーの供給を受けて，ある仕事(熱，力など)をするもの。

$$I = \frac{E}{r + R_L} [A] \qquad \cdots\cdots ⑩$$

キルヒホッフの第2法則から，式⑪が得られる。

$$E = r \cdot I + R_L \cdot I \quad \text{また，} V_{ab} = R_L \cdot I = E - r \cdot I$$
$$\therefore 端子電圧 = 電池の起電力 - 内部抵抗による電圧降下 \qquad \cdots\cdots ⑪$$

ここで，負荷抵抗R_Lを接続しない場合，$I=0$となるため，式⑪から端子電圧V_{ab}は$V_{ab}=E$となり，起電力Eがそのまま端子に現れる。このときの電圧を無負荷時電圧という。

②直列接続

図7に示すように，起電力$E[V]$，内部抵抗$r[\Omega]$の電池を3つ直列接続し，これに負荷抵抗$R_L[\Omega]$を接続したときの電流$I[A]$を求める。直列接続のため，起電力は$3E[V]$，内部抵抗は$3r[\Omega]$となり，式⑫が得られる。

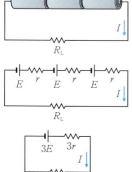

図7 電池の直列接続

$$I = \frac{3E}{3r + R_L} [A] \qquad \cdots\cdots ⑫$$

ここで，n個の電池を直列接続した場合には，式⑬となる。

$$I = \frac{n \cdot E}{n \cdot r + R_L} [A] \qquad \cdots\cdots ⑬$$

③並列接続

図8に示すように，起電力$E[V]$，内部抵抗$r[\Omega]$の電池を3つ並列接続し，これに負荷抵抗$R_L[\Omega]$を接続したときの電流$I[A]$を求める。起電力および内部抵抗が等しい電池の並列接続では，それぞれの電位が等しくなるため，起電力は$E[V]$，内部抵抗は$r/3[\Omega]$となり，式⑭が得られる。

図8 電池の並列接続

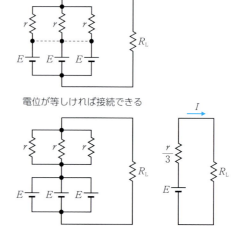

電位が等しければ接続できる

$$I = \frac{E}{\frac{r}{3} + R_L}[\text{A}] \qquad \cdots\cdots ⑭$$

ここでm個の電池を並列接続した場合には，式⑮となる．

$$I = \frac{E}{\frac{r}{m} + R_L}[\text{A}] \qquad \cdots\cdots ⑮$$

例題①

Q 起電力1.5[V]，内部抵抗1[Ω]の電池について，以下の設問に答えよ．
a. 電池1個に14[Ω]の抵抗を接続すると，抵抗にかかる電圧は何[V]となるか．
b. 電池2個を直列にすると，起電力は何[V]で，内部抵抗は何[Ω]になるか．
c. 電池2個を並列にすると，起電力は何[V]で，内部抵抗は何[Ω]になるか．
d. 電池1個に1[kΩ]の抵抗を接続すると，抵抗にかかる電圧はほぼ何[V]になるか．

A a. **A1** $I = \dfrac{E}{r + R_L} = \dfrac{1.5}{1 + 14} = 0.1[\text{A}],\ V_{ab} = E - r \cdot I = 1.5 - (1 \times 0.1) = 1.4[\text{V}]$

a. **A2** 分圧則から， $V_{ab} = \dfrac{14}{1 + 14} \times 1.5 = 14 \times 0.1 = 1.4[\text{V}]$

b. 式⑬から，n個の直列時には，起電力はn倍，内部抵抗はn倍となるため，
　　起電力：$2 \times 1.5 = 3.0[\text{V}]$，内部抵抗：$2 \times 1 = 2.0[\text{Ω}]$

c. 式⑮から，m個の並列時には，起電力はそのまま，内部抵抗は$1/m$倍となるため，
　　起電力：$1.5[\text{V}]$，内部抵抗：$1 \times \dfrac{1}{2} = 0.5[\text{Ω}]$

d. **A1** 内部抵抗に対し，負荷抵抗が十分大きいため，流れる電流は小さい．
　　そのため，内部抵抗による電圧降下も無視できるほど小さい．
　　したがって，負荷抵抗には起電力がほぼそのまま加わる．

$I = \dfrac{E}{r + R_L} = \dfrac{1.5}{1 + 1000} ≒ 0.0015[\text{A}],\ V_{ab} = E - r \cdot I = 1.5 - (1 \times 0.0015) ≒ 1.5[\text{V}]$

d. **A2** 分圧則から， $V_{ab} = \dfrac{1000}{1 + 1000} \times 1.5 ≒ 1.0 \times 1.5 = 1.5[\text{V}]$

例題②

Q 起電力E，内部抵抗rの電池を2個並列につないで外部抵抗Rにつないだ．抵抗Rに流れる電流IをE，R，rを用いて表せ．

A 式⑮より，

$I = \dfrac{E}{\dfrac{r}{m} + R_L} = \dfrac{E}{\dfrac{r}{2} + R}$　ここで分母分子を2倍すると，　$I = \dfrac{2E}{r + 2R}[\text{A}]$

5 直流回路

電力と発生熱量

1 仕事と電気量

2点間に電位差があり，1[C]の電荷を電界に逆らって移動させるために1[J]の仕事を必要とするとき，この電位差を1[V]と定義している。したがって，V[V]の電位差を加えてQ[C]の電荷が移動すれば，電荷は$V \cdot Q$[J]の仕事をする（電気エネルギーを放出する）ことになる。

いま，図1の抵抗R[Ω]の回路において，V[V]の電位差を加えて電流I[A]がt秒間流れたとき，1[A]＝1[C/s]の関係から移動した電荷Qは，$Q = I \cdot t$[C]となる。また，放出した電気エネルギー（仕事量）W[J]は式❶で表すことができる。

図1 電力量W[J]

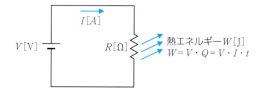

$$W = V \cdot Q = V \cdot I \cdot t \text{ [J]} \quad \cdots\cdots\cdots ❶$$

Wを**電力量**（electric energy）といい，ある一定時間内になされた電気的な仕事量[J]に相当する。

ここで，抵抗内で消費される電気エネルギーは，すべて熱エネルギーに変換される。これを**ジュールの法則**（Joule's law）といい，このようにして発生した熱を**ジュール熱**（Joule heat）という。そのため，熱量の単位にはジュール[J]が用いられるが，一般的には**カロリー**（calorie，**単位記号**[cal]）が用いられる。両者の関係を式❷に示す。なお，1[cal]は質量1[g]の水の温度を1[℃]高めるのに要する熱量をいう。

$$1\text{[cal]} = 4.19\text{[J]} \quad \text{または，} \quad 1\text{[J]} = 0.239\text{[cal]} \quad \cdots\cdots\cdots ❷$$

2 消費電力と発生熱量

1秒間あたりに行われる仕事（電気エネルギー）の量P[J/s]を**消費電力**（electric power）といい，単位にはワット（単位記号[W]）を用いる。

いま，抵抗R[Ω]にV[V]の電位差を加えてI[A]の電流がt秒間流れ，Q[C]の電荷が移動すると，定義から消費電力P[W]は式❸で表すことができる。

MEMO

ワット（J.Watt，1736 − 1819）

イギリス生まれの機械技術者。グラスゴー大学の製図機械工であったある日，教授に炭坑の地下水汲み上げ用蒸気機関の模型の修理を頼まれたのがきっかけとなって石炭を従来の3分の1くらいしか使わない画期的な蒸気機関を発明した（1769年）。その発明は産業界に大きな影響を与え，18世紀中頃からはじまったイギリスの産業革命の原動力となった。彼の名は単位として広く使われている。

《単位の概要》1[J/s]の割合で仕事をするために要求される電力Pを1[W]とする。

$$P = \frac{V \cdot Q}{t} = \frac{V \cdot I \cdot t}{t} = V \cdot I \,[\mathrm{W}] \qquad \cdots\cdots\cdots\cdots ❸$$

したがって，消費電力$P[\mathrm{W}]$は電圧$V[\mathrm{V}]$と電流$I[\mathrm{A}]$の積で表される。
また，オームの法則から式❹により，電圧Vまたは電流Iと，抵抗Rからも得られる。

$$P = V \cdot I = R \cdot I^2 = \frac{V^2}{R}\,[\mathrm{W}] \qquad \cdots\cdots\cdots\cdots ❹$$

なお，電力量Wは，式❺からも得られる。

$$W = V \cdot I \cdot t = P \cdot t\,[\mathrm{W \cdot s}],\,[\mathrm{J}] \qquad \cdots\cdots\cdots\cdots ❺$$

例題①

Q 内部抵抗500[Ω]，出力端子の解放時電圧150[V]の電源回路に，500[Ω]の負荷を接続した。この負荷で消費される電力は何[W]か。

A1 70ページから，出力端子の解放時電圧，すなわち無負荷時電圧は，電源回路の起電力Eに相当する。したがって，回路に流れる電流Iは，

$$I = \frac{E}{r + R_\mathrm{L}} = \frac{150}{500 + 500} = 0.15\,[\mathrm{A}] \qquad →[\mathrm{A2\text{-}1}]$$

負荷時の端子電圧V_abは，

$$V_\mathrm{ab} = E - r \cdot I = 150 - (500 \times 0.15) = 75\,[\mathrm{V}] \qquad →[\mathrm{A2\text{-}2}]$$

したがって，消費電力Pは，

$$P = V \cdot I = 75 \times 0.15 = 11.25\,[\mathrm{W}]$$

A2 1. 抵抗Rの値と流れる電流Iがわかっているため，

$$P = R \cdot I^2 = 500 \times 0.15^2 = 11.25\,[\mathrm{W}]$$

2. 抵抗Rの値と両端の電圧Vがわかっているため，

$$P = \frac{V^2}{R} = \frac{75^2}{500} = 11.25\,[\mathrm{W}]$$

例題②

Q 100[V]の直流電源に抵抗45[Ω]を接続した。この抵抗で1時間に発生する熱量は何[J]か。ただし，電源の内部抵抗は5[Ω]とする。

A 発生する熱量は1時間の電力量に等しい。回路に流れる負荷電流Iは，

$$I = \frac{E}{r + R_\mathrm{L}} = \frac{100}{5 + 45} = 2.0\,[\mathrm{A}]$$

$$P = R \cdot I^2 = 45 \times 2^2 = 180\,[\mathrm{W}],\,[\mathrm{J/s}]$$

$$\therefore 電力量\,W = P[\mathrm{W}] \times t[\mathrm{s}] = 180 \times 60 \times 60 = 648000 = 6.48 \times 10^5\,[\mathrm{J}]$$

例題 ③

Q 電圧100[V]の直流電源に負荷抵抗を接続して10分間通電したところ，300[kJ]のエネルギーを消費した。この負荷に流れた電流Iは何[A]か。

A 式❺より，

$$W = P \times t = V \times I \times t \text{ より，} I = \frac{W}{V \times t} = \frac{300 \times 10^3}{100 \times 10 \times 60} = 5[\text{A}]$$

例題 ④

Q 10[V]で2[W]の電力を消費する抵抗に50[V]の電圧を加えたとき，流れる電流Iは何[A]か。

A V_1，P，Rが既知であり，50[V]の電圧を加えたときに流れる電流Iが求める値となる。

$$P = \frac{V_1^2}{R} \text{ の関係から，} R = \frac{V_1^2}{P} = \frac{10^2}{2} = 50[\Omega]$$

この抵抗に50[V]を加えたときに流れる電流Iは，

$$I = \frac{V_2}{R} = \frac{50}{50} = 1[\text{A}]$$

例題 ⑤

Q 図Aの回路のR_1で消費される電力は，R_2で消費される電力の何倍か。

図A

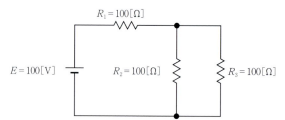

A1 抵抗値がわかっているため，$P = R \cdot I^2 = V^2/R$により，各電力を計算する。
途中の計算式が分数となるが，最後に割合を求めるため，そのままにしておく。

R_1の消費電力をP_1，R_2の消費電力をP_2とする。R_2とR_3は同一の抵抗値であり，並列接続のため，その合成抵抗R_{23}は，

$$R_{23} = \frac{R_2}{2} = \frac{R_3}{2} = \frac{100}{2} = 50[\Omega] \quad \rightarrow [\text{A2}] へ$$

R_1の両端電圧V_1は，分圧則から，

$$V_1 = \frac{R_1}{R_1 + R_{23}} \times E = \frac{100}{100 + 50} \times 100 = \frac{200}{3}[\text{V}]$$

$$P_1 = \frac{V_1^2}{R_1} = \frac{\left(\frac{200}{3}\right)^2}{100}[\text{W}]$$

R_2 の両端電圧 V_2 は，分圧則から，

$$V_2 = \frac{R_{23}}{R_1 + R_{23}} \times E = \frac{50}{100+50} \times 100 = \frac{100}{3} [\text{V}]$$

$$P_2 = \frac{V_2^2}{R_2} = \frac{\left(\frac{100}{3}\right)^2}{100} [\text{W}]$$

$$\frac{P_1}{P_2} = \frac{\left(\frac{200}{3}\right)^2 \times 100}{100 \times \left(\frac{100}{3}\right)^2} = \frac{40000 \times 9}{9 \times 10000} = 4 \text{倍}$$

A2 回路の全合成抵抗 R_0 は，

$$R_0 = R_1 + R_{23} = 100 + 50 = 150 [\Omega]$$

回路の全電流，すなわち R_1 に流れる電流 I_1 は，

$$I_1 = \frac{E}{R_0} = \frac{100}{150} = \frac{2}{3} [\text{A}]$$

$$P_1 = R_1 \times I_1^2 = 100 \times \left(\frac{2}{3}\right)^2 = \frac{400}{9} [\text{W}]$$

また，R_2 と R_3 が等しいため，それぞれに流れる電流 I_2, I_3 は I_1 の1/2となる。

$$I_2 = I_3 = \frac{I_1}{2} = \frac{\frac{2}{3}}{2} = \frac{1}{3} [\text{A}]$$

$$P_2 = R_2 \times I_2^2 = 100 \times \left(\frac{1}{3}\right)^2 = \frac{100}{9} [\text{W}]$$

$$\therefore \frac{P_1}{P_2} = \frac{\frac{400}{9}}{\frac{100}{9}} = 4 \text{倍}$$

6 直流回路

CR回路の過渡現象

1 過渡現象

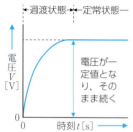

図1 過渡現象

電気回路内にコンデンサやコイルが存在する場合，これに電圧を加えたり，電流を遮断したりすると，その瞬間からこれらの素子の電圧や電流が変化し，一定の値に落ち着くまでにある時間がかかる。

図1に示すように，電圧や電流が一定になるまでの期間を**過渡状態**といい，この期間中の現象を**過渡現象**（transient phenomena）とよぶ。また，電圧や電流が一定になった状態を**定常状態**という。ここでは，コンデンサの充放電による過渡現象について扱う。

2 CR回路の応答

① CR直列回路における充放電の概要

図2に示すように，電源電圧E[V]，スイッチS，抵抗R[Ω]，静電容量C[F]のコンデンサを直列に接続した充電回路について考える。ここで，抵抗の両端電圧をv_R[V]，コンデンサの両端電圧をv_C[V]で表すと，キルヒホッフの第2法則（電圧則）から，$E = v_R + v_C$[V]の関係が常に成り立つ。なお，スイッチを入れる前のコンデンサ両端電圧v_Cは0[V]とする。

MEMO

通常，直流回路の電圧，電流を表すときには，大文字のV, E, Iなどを用いる。しかし過渡現象では，その値が経過時間に対して変化するため，小文字のv, e, iなどを用いて表している。

図2 コンデンサの充電回路

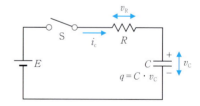

スイッチSを入れた瞬間では，$v_C = 0$のため$v_R = E$となり，充電電流i_c[A]は最大値$I_0 (= E/R$[A]$)$となる。この電流i_cによってコンデンサに電荷q[C]が蓄積し始める。ここで，$Q = C \cdot V$の関係から，コンデンサの両端電圧v_Cは$v_C = q/C$の関係から徐々に上昇する。そのため抵抗の両端電圧v_Rは，$v_R = E - v_C$の関係から徐々に減少する。また，充電電流i_cも$i_c = v_R/R$の関係から徐々に減少する。なお，時間が十分経過すると，コンデンサの両端電圧v_Cは電源電圧Eまで上昇し，充電電流i_cは0となり，充電が完了する。

図3に示すように，電圧$v_C = E$[V]に充電された静電容量C[F]のコンデンサ，スイッチS，抵抗R[Ω]を直列に接続した放電回路について考える。この回路では，コンデンサに蓄積された電荷q[C]$(= C \cdot v_C)$を放電電流i_d[A]として抵抗Rに流すことで，電気エネルギーをジュール熱に変換して放出させている。なお，電圧則から$v_C = v_R$[V]の関係が常に成り立ち，放

図3 コンデンサの放電回路

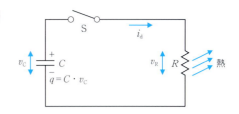

電電流は充電電流に対して逆方向となるため負の値となる。

スイッチSを入れた瞬間には抵抗$R[\Omega]$の両端に充電電圧$V_c=E[V]$が加わるため，放電電流i_dは最大値$I_0(=E/R[A])$となる。この電流i_dによってコンデンサに蓄積された電荷$q[C]$は減少し始める。また，コンデンサの両端電圧v_Cは，$v_C=q/C$の関係から徐々に減少し，抵抗の両端電圧v_Rも$v_R=v_C$の関係から徐々に減少する。そのため，放電電流i_dは$i_d=-v_R/R$の関係から徐々に0に近づく。なお，時間が十分経過すると，コンデンサの蓄積電荷qおよび両端電圧v_Cと放電電流i_dは0となり，放電が完了する。

図4にコンデンサ回路における充放電時の電圧および電流の変化を示す。

図4 コンデンサ回路における充放電時の電圧と電流の変化

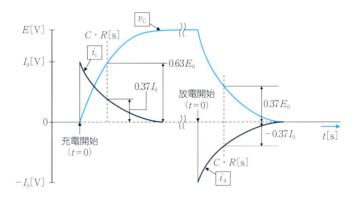

②CR充電回路における充放電のイメージ

図5 コンデンサと貯水タンクのイメージ

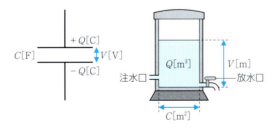

図5に示すように，コンデンサの過渡現象に関し，以下のように水に置き換え，充放電に関するイメージを作る。

Q：タンクに溜まった水量$[m^3]$
C：タンクの底面積$[m^2]$ $\Biggr\}Q=C \cdot V$
V：タンクの水の高さ$[m]$

図6にコンデンサ回路の充電時のイメージ(タンクへの注水)を示す。

図6 充電時のイメージ
（タンクへの注水）

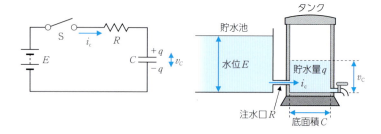

① [**電気現象**] スイッチを入れた瞬間にはコンデンサの電圧v_C[V]は0のため，最大電流I_0[A]（$=E/R$[A]）が流れる。

[**水へ置換**] 貯水池とタンクの間に注水口を開けた瞬間には，ここに加わる水圧（$E-v_C$）は最大のため，水流i_cも最大となる。

② [**電気現象**] 充電が進むにつれ，コンデンサの電圧v_C[V]が上昇して抵抗R[Ω]にかかる電位差（$E-v_C$）[V]が減少するため，電流i_c[A]も減少する。

[**水へ置換**] タンクに注水されるほど注水口に加わる水圧（$E-v_C$）は減少するため，水流i_cも減少する。

③ [**電気現象**] $E=v_C$[V]になるとR[Ω]にかかる電位差も0となるため，$i_c=0$[A]となる。

[**水へ置換**] 貯水池水位Eとタンク水位v_Cが等しくなると水流i_cも0となり，注水が完了する。

図7に放電時のイメージ（タンクからの放水）を示す。

図7 放電時のイメージ
（タンクからの放水）

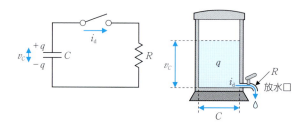

④ [**電気現象**] コンデンサに抵抗R[Ω]を接続して電流を流し，ジュール熱に変換して放電する（電流i_dの向きは充電時と逆になる）。

[**水へ置換**] タンクに放水口をあけて，タンク中の水を放水する（水流i_dはタンクから出る方向）。

⑤ [**電気現象**] 放電が進むにつれ，コンデンサの電圧v_C[V]が減少するため放電電流i_d[A]も減少する。

[**水へ置換**] 放水が進むにつれタンク水位v_Cも低下し，放水口にかかる水圧も減少するため水流i_dも減少する。

③ *CR* 充電回路における回路方程式

図8に示すCR充電回路において，時刻t[s]での充電電流を$i_c(t)$，コンデンサの両端電圧を$v_C(t)$[V]，蓄積電荷量を$q(t)$[C]とすると，電圧に関する方程式は$q=C\cdot v$の関係から，**式❶**となる。

図8 充電回路の方程式

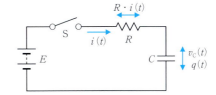

$$R \cdot i_c(t) + v_C(t) = R \cdot i_c(t) + \frac{q(t)}{C} = E\,[\text{V}] \quad \cdots\cdots ❶$$

また，電流 $i_c(t)$ は電荷量 $q(t)$ の時間微分で表すことができるため，$i_c(t) = \mathrm{d}q(t)/\mathrm{d}t$ となる。したがって，式❷に示す微分方程式が得られる。

$$R\left(\frac{\mathrm{d}q(t)}{\mathrm{d}t}\right) + \frac{q(t)}{C} = E\,[\text{V}] \quad \cdots\cdots ❷$$

④ CR回路における充電時の変化

式❷の回路方程式（微分方程式）を初期条件 $t=0$，$q(t)=0$ として解くと，式❸が得られる。

$$q(t) = C \cdot E\left(1 - e^{-\frac{t}{C \cdot R}}\right)[\text{C}] \quad \cdots\cdots ❸$$

また，充電時の $v_C(t)$ および $i(t)$ は式❹で表される。

$$\begin{aligned}v_C(t) &= \frac{q(t)}{C} = E\left(1 - e^{-\frac{t}{C \cdot R}}\right)[\text{V}] \\ i(t) &= \frac{\mathrm{d}q(t)}{\mathrm{d}t} = \left(\frac{\mathrm{d}}{\mathrm{d}t}\right)\left(C \cdot E - C \cdot E \cdot e^{-\frac{t}{C \cdot R}}\right) = I_0 \cdot e^{-\frac{t}{C \cdot R}}\end{aligned} \quad \cdots\cdots ❹$$

ただし，$I_0 = \dfrac{E}{R}\,[\text{A}]$

ここで，式❹において，同じ時刻 $t\,[\text{s}]$ でも，その回路中の C と R の積が異なれば，電圧 $v_C(t)$ および電流 $i_c(t)$ も異なった値となる。そこで，C と R の積を**時定数**(time constant) τ（単位 [s]）といい，ある特定の電圧値・電流値に至るまでの時間を定める要素となる。

図9 充電時の時定数に対する電圧変化

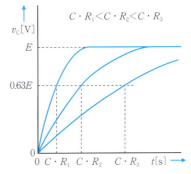

図9に示すように，時定数 $\tau\,[\text{s}]$ が大きいほど，定常状態である $E\,[\text{V}]$ に近づくのに時間がかかる。

また，$t = C \cdot R [s]$ を式❹に代入すると，式❺を得る。ただし，$e = 2.7$ とする。

$$v_c(\tau) = E(1 - e^{-1}) = E\left(1 - \frac{1}{2.7}\right) \fallingdotseq E(1 - 0.37) = 0.63E \, [V]$$
$$i_c(\tau) = I_0 \cdot e^{-1} = I_0\left(\frac{1}{2.7}\right) \fallingdotseq 0.37 I_0 \, [A]$$

.... ❺

この結果，時定数$\tau[s]$だけ時間が経過した場合，コンデンサの両端電圧は定常値の0.63倍まで上昇する。また，充電電流$i_c(t)$は最大電流I_0の0.37倍に低下する。

⑤ CR回路における放電時の変化

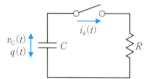

図10 放電時の方程式

図10について同様に回路方程式（微分方程式）を作成すると，電圧則から$v_c(t) - R \cdot i_d(t) = 0$となるため，式❻を得る。

$$\frac{q(t)}{C} + R\frac{dq(t)}{dt} = 0 \, [V]$$

.... ❻

したがって，放電時の初期条件$t = 0$，$q(t) = C \cdot E$として解くと，式❼が得られる。

$$q(t) = C \cdot E \cdot e^{-\frac{t}{C \cdot R}} \, [C]$$

.... ❼

また，放電時の$v_c(t)$および$i_d(t)$は式❽で表される。

$$v_c(t) = \frac{q(t)}{C} = E \cdot e^{-\frac{t}{C \cdot R}} \, [V]$$
$$i_d(t) = \frac{dq(t)}{dt} = \frac{d}{dt}C \cdot E \cdot e^{-\frac{t}{C \cdot R}} = -I_0 \cdot e^{-\frac{t}{C \cdot R}} \quad \text{ただし，} I_0 = \frac{E}{R}[A]$$

.... ❽

図11 放電時の時定数に対する電圧変化

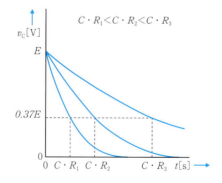

したがって，図11に示すように，時定数$\tau[s]$（$= C \cdot R$）が大きいほど，定常状態である0[V]に近づくのに時間がかかる。同様に，$t = C \cdot R [s]$を式❽に代入すると，式❾を得る。

$$v_c(\tau) = E \cdot e^{-1} = E \times \frac{1}{2.7} \fallingdotseq 0.37E \, [V]$$
$$i(\tau) = -I_0 \cdot e^{-1} = -I_0 \times \frac{1}{2.7} \fallingdotseq -0.37 I_0 \, [A]$$

.... ❾

この結果，時定数τだけ時間が経過した場合には，コンデンサの両端電

圧は定常値の0.37倍まで減少する。また、放電電流$i_d(t)$は充電時と同じ大きさで、方向が逆となるため負記号が付く。

⑥コンデンサに蓄えられるエネルギーW[J]

25ページのように、静電容量がC[F]、充電電圧がV_C[V]、蓄積電荷がQ_C[C]のコンデンサに蓄えられるエネルギーW[J]は式⑩から得られる。

$$W[\text{J}] = \frac{Q_C \cdot V_C}{2} = \frac{1}{2} C \cdot V_C^2 \qquad \cdots\cdots\cdots\cdots ⑩$$

この関係から、同一の電荷量$Q_C(=C \cdot V_C$[C])でも、充電電圧V_Cが高いほど、蓄えられるエネルギーW(仕事量)は大きい。

例題①

Q 図Aの回路でスイッチSを閉じてから$C \cdot R$秒後、Cの両端電圧v_cは何[V]か。ただし、自然対数の底$e = 2.7$とする。

図A

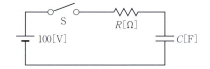

A 電池、抵抗、コンデンサで構成されているため、充電回路である。なお、コンデンサの充放電回路では充電電圧の式のみが他の式と形式が異なる。

手計算の場合、$t/(C \cdot R)$の値は、0.69、1、2のいずれかとなる。これ以外は手計算では困難なため、この値にならない場合には計算間違いが疑われる。

$v_c = E\left(1 - e^{-\frac{t}{C \cdot R}}\right)$において、$E = 100$[V]、$t = C \cdot R$[s]を代入すると、

$v_c = 100\left(1 - e^{-\frac{C \cdot R}{C \cdot R}}\right) = 100(1 - e^{-1}) = 100\left\{1 - \left(\frac{1}{2.7}\right)\right\} = 100(1 - 0.37) = 63$[V]

例題②

Q 図Bの回路で、スイッチSを閉じてから0.2秒後の電流iは何[A]か。ただし、自然対数の底$e = 2.7$、スイッチを閉じる前のコンデンサCに電荷はないものとする。

図B

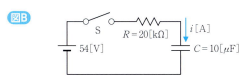

A 例題①と同様に充電回路であり、充電電流を求める問題である。
スイッチを閉じたときの最大電流I_0は、

$$I_0 = \frac{E}{R} = \frac{54}{20 \times 10^3} = 2.7 \times 10^{-3} \text{[A]}$$

$i = I_0 \times e^{-\frac{t}{C \cdot R}}$に $t = 0.2$[s]、$C = 10 \times 10^{-6}$[F]、$R = 20 \times 10^3$[Ω]を代入すると、

$i = 2.7 \times 10^{-3} \times e^{-\frac{0.2}{10 \times 10^{-6} \times 20 \times 10^3}}$

$= 2.7 \times 10^{-3} \times e^{-\frac{0.2}{0.2}} = 2.7 \times 10^{-3} \times e^{-1} = 2.7 \times 10^{-3} \times \frac{1}{e} = 2.7 \times 10^{-3} \times \frac{1}{2.7} = 10^{-3}$[A]

例題 ③

Q 図Cの回路のスイッチSを閉じてから$C \cdot R$秒後の電流iは0.1[A]であった。抵抗Rは何[Ω]か。ただし、自然対数の底$e = 2.7$とする。

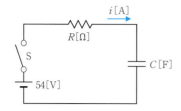

図C

A 例題①と同様に充電回路であるが、充電電流の式から抵抗値を求める問題である。
充電電流の式 $i = I_0 \times e^{-t/(C \cdot R)}$ に、$i = 0.1$[A]、$t = C \cdot R$[秒]を代入し、最大電流I_0を求める。

$$I_0 = \frac{i}{e^{-\frac{t}{C \cdot R}}} = \frac{0.1}{e^{-\frac{C \cdot R}{C \cdot R}}} = \frac{0.1}{e^{-1}} = 0.1 \times e = 0.1 \times 2.7 = 0.27 [A]$$

また、$I_0 = E/R$の関係から、$E = 54$[V]、$I_0 = 0.27$[A]を代入すると、

$$R = \frac{E}{I_0} = \frac{54}{0.27} = 200 [\Omega]$$

例題 ④

Q 図Dの回路について次の値を計算せよ。ただし、$e = 2.7$、$\ln_e 2 = 0.69$とする。

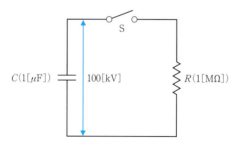

図D

a. Cに蓄えられていた電気量Qは何[C]か。
b. Sを閉じたときの最大電流I_0は何[mA]か。
c. Sを閉じて0.69秒後の電流Iは何[mA]か。
d. Sを閉じて1秒後のRの両端の電圧Vは何[kV]か。
e. Sを閉じて消費されるエネルギーWは何[J]か。

A コンデンサCと抵抗Rの回路のため、放電回路である。

a. $Q = C \cdot V$ より、$Q = 1 \times 10^{-6} \times 100 \times 10^3 = 0.1$[C]

b. $I_0 = \dfrac{V}{R} = \dfrac{100 \times 10^3}{1 \times 10^6} = 0.1$[A] $= 100$[mA]

c. $I = I_0 \times e^{-\frac{t}{C \cdot R}} = 100[\text{mA}] \times e^{-\frac{0.69}{1 \times 10^{-6} \times 1 \times 10^6}}$
$= 100[\text{mA}] \times e^{-0.69} = 100 \times \dfrac{1}{e^{0.69}} = 100 \times \dfrac{1}{2} = 50$[mA]

 ＊$\ln 2 = 0.69$は$\log_e 2 = 0.69$から$e^{0.69} = 2$となる。

d. コンデンサと抵抗の電位差は等しいため，

$$V = E \times e^{-\frac{t}{C \cdot R}} = 100[\text{kV}] \times e^{-\frac{1}{1\times 10^{-6}\times 1\times 10^{6}}}$$
$$= 100[\text{kV}] \times e^{-1} = 100[\text{kV}] \times \frac{1}{e} = \frac{100[\text{kV}]}{2.7} \fallingdotseq 37[\text{kV}]$$

e.
$$W = \frac{C \cdot V^2}{2} = \frac{1\times 10^{-6} \times (100\times 10^3)^2}{2} = \frac{1\times 10^{-6} \times 10000 \times 10^6}{2} = 5000[\text{J}]$$

例題 ⑤

Q 図Eの回路のコンデンサは電圧E[V]に充電されている。
スイッチSを$2C \cdot R$秒だけ閉じた場合，コンデンサの電圧はEの何倍になるか。
ただし，コンデンサの静電容量はC[F]，抵抗はR[Ω]，自然対数の底eは2.7とする。

図E

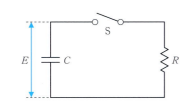

A 例題④と同様に放電回路であり，放電電圧の式を用いる。

$V = E \cdot e^{-\frac{t}{C \cdot R}}$ に，$t = 2C \cdot R$ を代入する。
$V = E \cdot e^{-\frac{2C \cdot R}{C \cdot R}} = E \cdot e^{-2} = E \cdot \frac{1}{e^2} = E \cdot \frac{1}{2.7^2} = \frac{E}{7.29} = 0.137E$

したがって，Eの0.137倍となる。

例題 ⑥

Q 図Fの回路において，コンデンサはE_0[V]に充電されている。
スイッチSを閉じてからコンデンサの電圧がE[V]になるまでの時間t[s]をR[Ω]，C[F]，E_0[V]，E[V]を用いて表せ。

図F

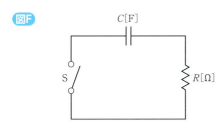

A 例題④と同様に放電回路であり，放電電圧の式を展開する。
題意から$E = E_0 \cdot e^{-t/(C \cdot R)}$の関係から，放電時間$t$[s]を求める式に展開する。
Eと$e^{-t/(C \cdot R)}$をそれぞれ移項すると，$E_0/E = e^{t/(C \cdot R)}$を得る。
次に両辺の対数を取る（両辺にlogをつける）と，
$\log(E_0/E) = \log e^{t/(C \cdot R)}$を得る。ここで，$\log_e e^{t/(C \cdot R)} = t/(C \cdot R)$から，
$\log(E_0/E) = t/(C \cdot R)$が得られ，

これより，$\boxed{t = C \cdot R \cdot \log \frac{E_0}{E}}$ となる。

おさらい

1 電流と電荷

1秒間に1[C]の電荷または自由電子が移動している状態		
	⇒	1[A]と定義

2 オームの法則

電流の流れやすさの指標	⇒	コンダクタンスG[S]。$I=G \cdot E$[A]
電流の流れにくさの指標	⇒	抵抗R[Ω]。オームの法則では，$E=R \cdot I$[V]
抵抗RとコンダクタンスG	⇒	互いに逆数の関係
抵抗R[Ω]に電流I[A]が流れる	⇒	電圧降下E[V]が生じ，電位がE[V]だけ低下

3 導体の抵抗

抵抗R[Ω]	⇒	導体の長さl[m]に比例し，断面積S[m²]に反比例
その比例定数ρ	⇒	抵抗率[Ω・m]。物質に固有の値
抵抗率ρの逆数	⇒	導電率σ[S/m]。電流の流れやすさを示し，物質に固有の値
金属導体	⇒	温度上昇に伴ってその抵抗値は増加
1[℃]あたりに増加する抵抗の比	⇒	温度係数α_t[℃$^{-1}$]

4 回路とその計算

電流の連続性	⇒	直列回路では，電路(電流の通り道)は1本のため，どの抵抗にも同一の電流I[A]が流れる
合成抵抗	⇒	多くの抵抗で構成された回路と同じ電気的な働きをする1つの抵抗
直列回路の合成抵抗	⇒	各抵抗の代数和
直列回路における各抵抗の両端電圧	⇒	回路の全電圧を各抵抗の比に分圧した値
並列回路のそれぞれの抵抗の両端電圧	⇒	等しい
並列回路の合成抵抗	⇒	各抵抗の逆数の和の逆数
並列回路の電流	⇒	各抵抗の逆数の比に分流
	⇒	それぞれのコンダクタンスの比に分流
ブリッジ接続	⇒	4個の抵抗を四角形に接続
抵抗のブリッジ接続で，それぞれの対角の抵抗の積が等しい		
	⇒	ブリッジは平衡状態
ブリッジの平衡状態での上側抵抗の中点と下側抵抗の中点の電位		
	⇒	等しい
ブリッジの平衡状態にて，両中点間に抵抗が接続されている場合		
	⇒	電流は流れないため，ないものとして計算
ブリッジが平衡状態のとき，4つのうち3つの抵抗値が既知である		
	⇒	残った1つの未知抵抗を計算できる
この原理を応用した測定器	⇒	ホイートストンブリッジ形測定器
キルヒホッフの法則	⇒	回路中に複数の起電力と抵抗が存在する場合，それぞれの抵抗に流れる電流を求める
回路網中のある接続点での，その点に流入する電流の総和と流出する電流の総和		
	⇒	等しい
	⇒	キルヒホッフの第1法則(電流則)

回路網中のある閉路について，一定方向に1周して電位を調べたとき，閉路の各部分の電圧降下の総和と起電力の総和		
	⇒	等しい
	⇒	キルヒホッフの第2法則（電圧則）
電源	⇒	起電力と内部抵抗で構成
電源に負荷を接続して電流を流す	⇒	その内部抵抗の電圧降下により，端子電圧は低下
同一の電池をn個直列接続した場合	⇒	起電力と内部抵抗はn倍
同一の電池をm個並列接続した場合	⇒	起電力は変わらず，内部抵抗は$1/m$倍

5 電力と発生熱量

1[C]の電荷を電界に逆らって移動させるために1[J]の仕事を必要とする電位差		
	⇒	1[V]と定義。したがって，1[V]＝1[J/C]
V[V]の電位差を加えてQ[C]の電荷が移動	⇒	電位差の定義から，電荷は$V \cdot Q$[J]の電気的な仕事（電力量W[J]）をする
電位差V[V]で電流I[A]がt秒間流れたときの電力量W	⇒	1[A]＝1[C/s]の関係から，$W = V \cdot Q = V \cdot I \cdot t$[J]
1秒間あたりに行われる電力量P[J/s]	⇒	消費電力P[W]（電圧V[V]と電流I[A]の積）
消費電力の単位	⇒	ワット[W]
オームの法則による消費電力	⇒	電圧V[V]または電流I[A]と，抵抗R[Ω]からも得られる。つまり，$P = V \cdot I = R \cdot I^2 = V^2/R$[W]，[J/s]となる。

6 CR回路の過渡現象

コンデンサやコイルが存在する電気回路内に電圧を加えたり，電流を遮断		
	⇒	その瞬間から電圧や電流が変化し，やがて一定の値に落ち着く
過渡状態	⇒	電圧・電流が一定の値に落ち着くまでの不安定な状態
CR充電回路	⇒	電源E[V]，スイッチS，抵抗R[Ω]，コンデンサC[F]で構成
CR充電回路においてスイッチを閉じた瞬間からのコンデンサの両端電圧v_C[V]		
	⇒	徐々に増加し，やがて電源電圧E[V]と等しくなる
t[s]後の電圧v_C[V]	⇒	$v_C = E(1 - e^{-t/(C \cdot R)})$[V]
スイッチを閉じた瞬間の充電電流I_0[A]	⇒	最大値$I_0 = E/R$[A]で，その後徐々に減少し，やがて0になる
t[s]後の電流i_c[A]	⇒	$i_c = I_0 \cdot e^{-t/(C \cdot R)}$[A]。ただし$I_0 = E/R$
式中の$C \cdot R$[s]	⇒	時定数τ[s]（ある特定の状態に至るまでの時間を定める要素）
CR充電回路で，時定数τ[s]が大きい場合		
	⇒	コンデンサの両端電圧v_C[V]は電源電圧E[V]に近づくのに時間がかかる
	⇒	充電電流i_c[A]は0に近づくのに時間がかかる
CR放電回路	⇒	コンデンサC[F]，スイッチS，抵抗R[Ω]で構成
電源によってE[V]まで充電されているCR放電回路		
	⇒	コンデンサの両端電圧v_C[V]は，スイッチを閉じた瞬間から徐々に低下し，やがて0となる

スイッチを閉じた瞬間の放電電流 I_0[A]	⇒	最大値 $I_0=E/R$[A]。その後，徐々に減少し，やがて0になる
CR 放電回路において，スイッチSを閉じてからt[s]後のコンデンサの両端電圧 v_C	⇒	$v_C = E \cdot e^{-t/(C \cdot R)}$ [V]
t[s]後の電流 i_d[A]	⇒	$i_d = -I_0 \cdot e^{-t/(C \cdot R)}$ [A]
CR 放電回路で，時定数 τ[s]が大きい場合	⇒	コンデンサの両端電圧 v_C[V]が0に近づくのに時間がかかる
	⇒	放電電流 i_d[A]は0に近づくのに時間がかかる
静電容量 C[F]のコンデンサが電圧 V[V]まで充電されているときのコンデンサに蓄えられたエネルギー W	⇒	$W = C \cdot V^2/2$ [J]

4章
交流回路

1 交流回路

交流現象

1 正弦波交流

①直流と交流

図1に示すように，時間の経過に対して，電圧および電流の大きさとその方向が，常に一定なものを**直流**（direct current：DC）という（狭義）。

なお，時間の経過に対して，その方向のみが常に一定なものを直流として扱う場合もある（広義）。

これに対し，電圧および電流の大きさとその方向が，時間の経過とともに周期的に交互に変化するものを**交流**（alternating current：AC）という。

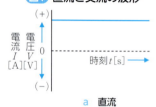

図1 直流と交流の波形
a 直流
b 交流

②交流の波形

交流において経過時間に対する変化の形を**波形**（wave form）といい，図2に主な交流電圧波形を示す。

交流波形は，経過時間に対して正弦波状に変化する**正弦波交流**（sine wave AC）と，それ以外の非正弦波交流に大別される。後者には方形（矩形）波および三角波などがあり，それぞれ長方形および三角形状に対称な変化を示す。また，正弦波交流の全波形が一方向の波形となる**全波整流波**（full-wave rectification wave）や，正弦波交流の正側のみの波形となる**半波整流波**（half-wave rectification wave）があり，これらは広い意味では直流である。

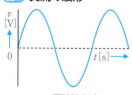

図2 交流の波形
a 正弦波交流

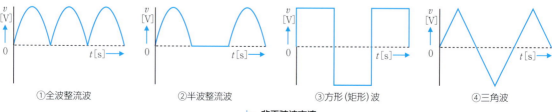

①全波整流波　②半波整流波　③方形(矩形)波　④三角波
b 非正弦波交流

2 正弦波交流電圧の発生

図3 誘導起電力

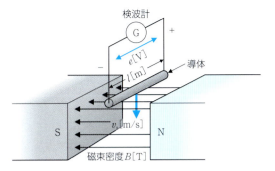

電磁誘導で述べたように，図3に示す長さl[m]の導体が，磁束密度B[T]の平等磁界と直角にv_s[m/s]の速さで運動するとき，導体中に起電力e[V]が誘導され，式❶で示される。

$$e = B \cdot l \cdot v_s [\text{V}] \quad \cdots\cdots ❶$$

図4 導体の円運動による正弦波起電力

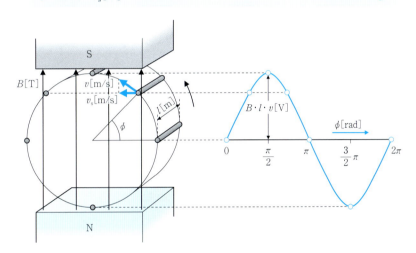

> **MEMO**
>
> ▶ **ラジアン[rad]**
> **（弧度法）**
> 360[°] = 2π[rad]
> より，
> 180[°] = π[rad],
> 90[°] = π/2[rad],
> 60[°] = π/3[rad],
> 45[°] = π/4[rad],
> 30[°] = π/6[rad]

次に，図4左に示すように，長さl[m]の導体が平等磁界中をv[m/s]の速さで円運動するとき，導体が平等磁界と直角に移動する速度v_s[m/s]は，そのときの回転角をϕ[rad]とすると，式❷となる。

$$v_s = v \cdot \sin\phi [\text{V}] \quad \cdots\cdots ❷$$

したがって，回転角ϕ[rad]における瞬時の起電力の大きさe[V]は，式❸となる。

$$e = B \cdot l \cdot v \cdot \sin\phi [\text{V}] \quad \cdots\cdots ❸$$

ここで，$\phi = \pi/2$[rad]のときの瞬時値e[V]は$B \cdot l \cdot v$となり，最大値となる。この値をE_mとおくと，式❹が得られる。

$$e = E_m \cdot \sin\phi [\text{V}] \quad \cdots\cdots ❹$$

いま，横軸に角度ϕ[rad]，縦軸に誘導起電力の瞬時値e[V]をとると，図4右のような正弦波状の起電力の波形が得られる。

3 正弦波交流の表記法

①周期と周波数

図5に示すように，交流波形が完全に一つの変化をして，初めの状態に戻るまでを1周波という。また，1周波に要する時間T[s]を**1周期**（period）という。ここで，1秒間に繰り返される周期の数f[s^{-1}]を**周波数**（frequency）といい，単位にはヘルツ（単位記号[Hz]）を用いる。

したがって，周期Tと周波数fの関係は**式❺**のように，互いに逆数の関係となる。

$$T[\text{s}] = \frac{1}{f[\text{Hz}]} \quad \text{または，} \quad f[\text{Hz}] = \frac{1}{T[\text{s}]} \quad \cdots\cdots\cdots\cdots ❺$$

図5 交流波形の周波・周期・周波数

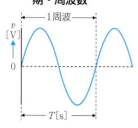

②角周波数（角速度）

式❹において，瞬時値e[V]は角度ϕ[rad]の関数で与えられる。しかし，周波数f（周期T）が異なると，ある時刻t[s]での角度ϕ_t[rad]の値も異なったものとなる。そこで，任意の周波数fにおける時刻tを，角度ϕ_tに変換する関数を考える。

いま，周期T[s]ごとに角度2π[rad]だけ回転するから，任意の時刻t[s]後の回転角ϕ_t[rad]は**式❻**で与えられる。

$$\phi_t[\text{rad}] = 2\pi \times \frac{t}{T} = 2\pi[\text{rad}] \times f[\text{s}^{-1}] \times t[\text{s}] \quad \cdots\cdots\cdots ❻$$

ここで，$2\pi \cdot f = \omega$[rad/s]とおくと，**式❼**が得られる。

$$e = E_\text{m} \cdot \sin \omega t \, [\text{V}] \quad \cdots\cdots\cdots\cdots ❼$$

ここで，ωは時刻t[s]を角度ϕ_t[rad]に変換する関数であり，**角周波数**（angular frequency）または**角速度**（angular velocity）とよばれる。

なお，本書では，周波数の変化に着目する場合には"角周波数"，回転角度の変化に着目する場合には"角速度"と表現する。

③位相角と位相差

正弦波交流の一般式は，**式❽**で与えられる。

$$e = E_\text{m} \cdot \sin(\omega t + \theta) \, [\text{V}] \quad \cdots\cdots\cdots ❽$$

この式で，$(\omega t + \theta)$は時刻t[s]における角度ϕ_t[rad]を表し，これを**位相**（phase）または**位相角**（phase angle）という。なお，$t=0$における位相角はθ[rad]となるが，これを**初位相角**（initial phase angle）という。また，同一周波数の2つの正弦波交流の位相角の差は，初位相角の差で表し，これを**位相差**（phase difference）という。

したがって，図6に示すe_1とe_2の位相差はθであり，e_1とe_3の位相差はθ'となる。したがって，e_2とe_3の位相差は$\theta - (-\theta')$の関係から，$(\theta + \theta')$となる。

MEMO

ヘルツ（H.R.Herz, 1857－1894）

ドイツ生まれの物理学者。マクスウェルの電磁波論に興味をもち，火花放電による電磁波実験を行った。そして，電磁波も光と同様に空間を直進，反射，屈折することを確認し，無線電信の誕生への道を拓いた。その名は周波数の単位となった。

《単位の概要》周期波の周期T[s]の逆数であり，1秒間での周期波の繰り返しの回数を示す。
1[Hz]=1/T[s]

図6 正弦波交流の初位相角

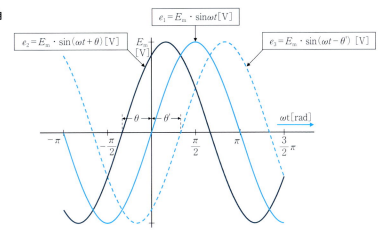

ここで，2つの正弦波交流の位相差が0であるとき，「2つの交流は**同相**(in-phase)（または同位相）である」という。

例題

Q $e_1 = 100\sin(\omega t + \frac{\pi}{6})$ [V] と $e_2 = 50\sin(\omega t - \frac{\pi}{6})$ [V] の位相差は何 [rad] か。

A この設問では，位相差のみを問われているため，初位相角の差を求めればよい。したがって，

$$位相差 \theta = \left(\frac{\pi}{6}\right) - \left(-\frac{\pi}{6}\right) = \frac{\pi}{3} \text{ [rad]}$$

図A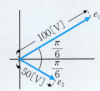

4 交流波形の最大値と平均値

図7 正弦波交流の平均値

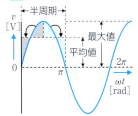

図7に示すように，交流波形の瞬時値を経過時間に対して平均した値を**平均値**(average value, mean value)という。

なお，正弦波交流では前半周期と後半周期では大きさが等しく反対符号（対称波）のため，1周期で平均すると0になる。そのため，対称波交流波形の平均値は，瞬時値の半周期について平均して計算する。

式❾および**式❿**に正弦波交流電圧波形の平均値を示す。

$$平均値\ E_{av} = \frac{1}{\pi} \int_0^{\pi} E_m \cdot \sin\omega t\, d\omega t = \frac{2}{\pi} E_m \text{ [V]} \quad \cdots\cdots ❾$$

MEMO

[数Ⅲ]
$\int \sin x\, dx = -\cos x + C$

$$\therefore 正弦波交流電圧波形の平均値 = \frac{2}{\pi} \times 最大値 = 0.637 E_m \text{ [V]} \cdots ❿$$

なお，電流の平均値 I_{av} [A] についても，同様の関係となる。

例題 ①

Q 平均値が10[A]の正弦波交流の最大値は何[A]か。

A 式⑩において，平均値 = $\frac{2}{\pi}$ × 最大値 より，

$$\text{最大値} = \frac{\text{平均値}}{\frac{2}{\pi}} = 10 \times \frac{3.14}{2} = 5 \times 3.14 = 15.7 [\text{A}]$$

例題 ②

Q ある電源に抵抗を接続したとき，$i = 0.2\sin t$ [A]の電流が流れた。$t = 0$から最初のπ秒間に流れた電荷Qは何[C]か。ただし，tは時間[s]である。

A 図の青色部分が電荷Qである。ここで平均値$I_{av} = (2/\pi) \times I_m$より

$$Q = I_{av}[\text{C/s}] \times t[\text{s}] = \frac{2}{\pi} \times 0.2 \times \pi = 0.4 [\text{C}]$$

図A

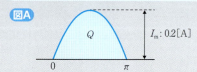

5 交流波形の最大値と実効値

その交流と同じ熱エネルギーを示す直流の値を**実効値**（effective value）といい，交流の大きさを表すときに用いる。

いま，図8に示すように，水槽に電熱線$R[\Omega]$を入れて水温を上昇させる。それぞれに$I[\text{A}]$の直流電流と$i[\text{A}]$の交流電流を同一時間だけ流して，発生する熱エネルギーが等しく（水温が同じに）なれば，両者の消費電力P[W]は等しい。

このときの直流の電流値$I[\text{A}]$を，交流電流$i[\text{A}]$の実効値という。この関係を式⑪に示す。

図8 電熱線による水の加熱

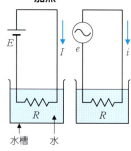

$$P[\text{W}] = E \cdot I = R \cdot I^2 = R \cdot i^2 \text{の1周期の平均}$$
$$= \frac{E^2}{R} = \frac{e^2}{R} \text{の1周期の平均} \quad \cdots\cdots ⑪$$

また，この関係から式⑫が導かれる。

$$\frac{P}{R} = I^2 = i^2\text{の1周期の平均} \quad \text{より，} I[\text{A}] = \sqrt{i^2\text{の1周期の平均}}$$
$$P \cdot R = E^2 = e^2\text{の1周期の平均} \quad \text{より，} E[\text{V}] = \sqrt{e^2\text{の1周期の平均}} \quad ⑫$$

この結果から，交流の実効値は，その瞬時値の2乗の1周期の平均の平方根で表される。そのため，正弦波交流電流iの実効値は式⑬および式⑭

MEMO

[数Ⅱ]
$\sin^2\alpha = \frac{1-\cos 2\alpha}{2}$

[数Ⅲ]
$\int \cos(ax+b)\,dx$
$= \frac{1}{a}\sin(ax+b) + C$

図9 正弦波交流の実効値

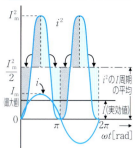

から得られる（図9）。

$$I = \sqrt{\frac{1}{2\pi}\int_0^{2\pi} i^2 d\omega t} = \sqrt{\frac{I_m^2}{2}} = \frac{I_m}{\sqrt{2}} [A]$$ ………⑬

ただし，$i = I_m \sin\omega t$

$I_m^2 \pi$

正弦波交流の実効値 = $\frac{最大値}{\sqrt{2}}$ = $0.707 \times$ 最大値 ………⑭

このように，複雑な変化をする波形でも，周期性をもつ場合には1周期に対する性質を用いることで，直流回路と同様な計算ができる。

したがって，正弦波交流回路の計算では，**特に断りがない限り実効値を用いる。**

例題①

Q $e = 10\sin 120\pi t [V]$ で表される正弦波交流について，最大値，実効値，平均値，周波数を示せ。

A 式⑦より，

$$e = E_m \cdot \sin\omega t = E_m \cdot \sin 2\pi \cdot f \cdot t [V]$$

最大値 $E_m = 10 [V]$

実効値 $E = \frac{最大値 E_m}{\sqrt{2}} = \frac{10}{\sqrt{2}} = 7.07 [V]$

平均値 = $\left(\frac{2}{\pi}\right) \times$ 最大値 $E_m = 2 \times \frac{10}{3.14} = 6.37 [V]$

$\omega = 2\pi \cdot f = 120\pi$ より，$f = \frac{120\pi}{2\pi} = 60 [Hz]$

例題②

Q 実効値が $10[A]$ で，位相が $e = 100\sin\omega t [V]$ より $\pi/6 [rad]$ 遅れている正弦波交流電流の瞬時値 $i[A]$ を表す式を示せ。

A 式⑧より，

$$i = I_m \cdot \sin(\omega t + \theta)$$

正弦波交流電流の実効値が $10[A]$ のときの最大値は $10\sqrt{2} [A]$ である。

また，位相差が $\sin\omega t$ に対して $\pi/6[rad]$ 遅れるため，時刻 $t[s]$ における角度 $\phi[rad]$ の表現は，$(\omega t - \pi/6)$ となる。

したがって，

$$i = 10\sqrt{2} \sin\left(\omega t - \frac{\pi}{6}\right) [A]$$

が求める正弦波電流の瞬時値の式となる。

6 波高率と波形率

波形の実態をより明確に知るための指標として，**波高率**（peak factor）および**波形率**（form factor）が用いられる。

波高率は交流波形の最大値と実効値の比（＝最大値/実効値），波形率は実効値と平均値の比（＝実効値/平均値）で示され，波形によってこれらの値が異なる。

Slim・Check・Point 主な波形について

●主な波形について，最大値を1としたそれぞれの値を表1に示す。

表1 各種波形の波高率と波形率

	方形波	正弦波（全波整流波）	半波整流波	三角波
最大値	1	1	1	1
実効値	1	$1/\sqrt{2} \fallingdotseq 0.707$	$1/2 = 0.5$	$1/\sqrt{3} \fallingdotseq 0.578$
平均値	1	$2/\pi \fallingdotseq 0.637$	$1/\pi \fallingdotseq 0.318$	$1/2 = 0.5$
波高率	1	$\sqrt{2} \fallingdotseq 1.41$	2	$\sqrt{3} \fallingdotseq 1.73$
波形率	1	$\pi/2\sqrt{2} \fallingdotseq 1.11$	$\pi/2 \fallingdotseq 1.57$	$2/\sqrt{3} \fallingdotseq 1.16$

この結果から，最も扁平な方形波では波形率も波高率も1となり，尖った波形や偏った波形になるほど波形率も波高率も1より大きくなる。したがって，正弦波の値と比較することで，波形の概形をおおまかに把握することができる。

また，診断用X線装置のX線管に流れる管電流は平均値，両端に加わる電位差である管電圧は最大値で表示される。そのため，2ピーク形X線装置に関する回路計算を行う場合，これらを実効値に換算する必要がある。そこで，正弦波の波高率と波形率を用いて最大値・実効値・平均値の換算を行う。

例題

Q 実効値100[V]の正弦波交流の平均値はおよそ何[V]か。

A 正弦波の波形率＝実効値/平均値 の関係から，

$$\text{平均値} = \frac{\text{実効値}}{\text{正弦波の波形率}} = \frac{100}{\frac{\pi}{2\sqrt{2}}} = \frac{100}{1.11} = 90[\text{V}]$$

2 素子の働き

1 抵抗回路

図1 抵抗回路と電圧・電流波形

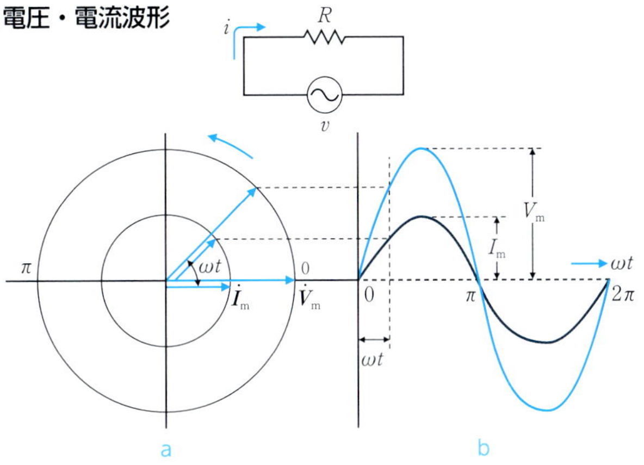

図1に示す抵抗$R[\Omega]$の回路に，$v = V_m \cdot \sin\omega t [V]$の正弦波交流電圧を加えると，**式❶**に示す電流$i[A]$が流れる。

$$i = \frac{v}{R} = \frac{V_m \cdot \sin\omega t}{R} = I_m \cdot \sin\omega t [A] \quad \cdots\cdots ❶$$

ここで，両辺を$\sin\omega t$で割ると$I_m = V_m/R$となり，さらに両辺を$\sqrt{2}$で割って実効値I，Vを求めると，**式❷**が得られる。

$$\frac{I_m}{\sqrt{2}} = \frac{\frac{V_m}{R}}{\sqrt{2}} \quad \text{また，} \frac{I_m}{\sqrt{2}} = I, \frac{V_m}{\sqrt{2}} = V \text{のため，} I = \frac{V}{R}[A] \quad \cdots\cdots ❷$$

したがって，実効値を用いてオームの法則を満足することができる。

また，図1aおよびbのように，これらは大きさ$V_m[V]$および$I_m[A]$のベクトルを反時計方向に回転させることで表現できる。aを回転ベクトル$\dot{V}_m$，$\dot{I}_m$といい，電気工学では太字にしてドット（上点）を付けて表現する。bからも明らかなように，$\dot{V}_m$と$\dot{I}_m$は常に同時に正弦波状に変化するため同位相となる。

なお，回転ベクトルを$t=0$で静止させても，両者の大きさと位相の関係は保たれる。この表示方法を静止ベクトルといい，抵抗回路では$\dot{V}_m$と$\dot{I}_m$は右横方向に描く。

図2 自己インダクタンス回路

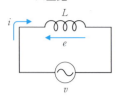

2 自己インダクタンス L[H] の回路

図2に示す自己インダクタンス L[H] の回路に，ある正弦波交流電圧 v[V] を加える。その結果，正弦波交流電流 $i = I_m \cdot \sin\omega t$[A] が流れた場合，この電流によって誘導起電力 e[V] を生じる。

前述のように，Δt[s] 間に Δi[A] の電流が変化したときの誘導起電力 e[V] は式❸で与えられる。

$$e = -L \times \frac{\Delta i}{\Delta t} = -L\frac{di}{dt} \text{[V]} \qquad \cdots\cdots\cdots ❸$$

電圧則から $v + e = 0$ より $v = -e$ となり，式❹が得られる。

$$v = L\frac{di}{dt} = L\frac{d}{dt}(I_m \cdot \sin\omega t) = \omega \cdot L \cdot I_m \cdot \cos\omega t$$
$$= \omega \cdot L \cdot I_m \cdot \sin\left(\omega t + \frac{\pi}{2}\right)\text{[V]} \qquad \cdots\cdots\cdots ❹$$

ここで，式❹の $\omega \cdot L \cdot I_m$ は，式の形式から最大値 V_m に相当するため，式❺を得る。

$$v = V_m \cdot \sin\left(\omega t + \frac{\pi}{2}\right)\text{[V]}$$
$$i = I_m \cdot \sin\omega t\text{[A]} \qquad \cdots\cdots\cdots ❺$$

これらの関係から自己インダクタンス L[H] の回路に正弦波交流電圧 v を加えると，流れる電流 i も正弦波交流となる。また，流れる電流 i は，加えた電圧 v より $\pi/2$[rad] だけ位相が遅れる（または，v は i より $\pi/2$[rad] だけ位相が進む）。

図3に両者の静止ベクトル表示と波形表示を示す。

図3 自己インダクタンス回路の電圧と電流

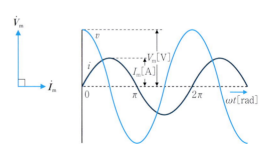

MEMO

[数Ⅲ]
$(\sin ax)'$
$= \frac{d}{dx}(\sin ax)$
$= a\cos ax$

[数Ⅱ]
$\cos\theta = \sin(\theta + 90°)$

次に，$V_m = \omega \cdot L \cdot I_m$ の両辺を $\sqrt{2}$ で割り，実効値 V, I で書き換えると式❻を得る。

$$\frac{V_m}{\sqrt{2}} = \omega \cdot L \times \frac{I_m}{\sqrt{2}} \text{ において，} \frac{V_m}{\sqrt{2}} = V, \frac{I_m}{\sqrt{2}} = I \text{ とおくと，}$$
$$V = \omega \cdot L \cdot I = X_L \cdot I \text{[V]}, \quad I = \frac{V}{\omega \cdot L} = \frac{V}{X_L}\text{[A]} \qquad \cdots\cdots\cdots ❻$$

ここで，オームの法則にあてはめて考えると，$\omega \cdot L$ は電流を妨げる作用を示している。この作用は自己誘導によって生じるため，**誘導リアクタンス（inductive[*1] reactance[*2,3]）** X_L という。単位には抵抗 R と同様にオー

Term a la carte

*1 induce
誘導する

*2 react
反発する

*3 -ance
性質などを意味する抽象名詞を作る
→ reactance：反発する性質

ム(単位記号[Ω])を用いる。

式❼にこれらの関係を示す。

$$X_L = \omega \cdot L = 2\pi \cdot f \cdot L [\Omega] \quad \cdots\cdots\cdots ❼$$

この関係から，誘導リアクタンス$X_L[\Omega]$は自己インダクタンス$L[H]$が一定のとき，周波数$f[Hz]$に正比例する。したがって，周波数fが高いほど誘導リアクタンスX_Lは大きくなり，電流は流れにくくなる。また，直流($f=0$)では誘導リアクタンスX_Lは0となる。

例題①

 自己インダクタンスが5[mH]のコイルに，実効値1[V]，周波数50[kHz]の正弦波交流電圧を加えた。コイルに流れる電流Iは何[mA]か。　図A

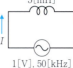

A 式❻より，

$$I = \frac{V}{\omega \cdot L} = \frac{V}{2\pi \cdot f \cdot L} = \frac{1}{2 \times 3.14 \times 50 \times 10^3 \times 5 \times 10^{-3}} = \frac{1}{3.14 \times 500}$$
$$= \frac{1}{1570} = 0.00064 = 0.64 [mA]$$

例題②

 インダクタンス$L[H]$に$i = \sqrt{2} I \cdot \sin(\omega t + \theta)[A]$の電流が流れているとき，電圧$v[V]$の瞬時値の式を示せ。ただし，$\omega$は角周波数，$t$は時間である。　図B

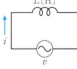

A 式❻より，$V = \omega \cdot L \cdot I$のため，電圧の瞬時値の式中の最大値$V_m$は，

$$V_m = \sqrt{2} V = \sqrt{2} \omega \cdot L \cdot I$$

また，インダクタンスLでは，電圧eは電流iより$\pi/2$[rad]進む。そのため，電流の瞬時値の式中の初位相角θに$\pi/2$[rad]を加算することで，位相の進みを表現できる。
したがって，

$$\therefore v = \sqrt{2} \omega \cdot L \cdot I \cdot \sin\left(\omega t + \theta + \frac{\pi}{2}\right)[V]$$

3 静電容量C[F]の回路

図4 静電容量回路

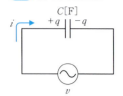

図4の静電容量C[F]の回路に正弦波交流電圧$v = V_m \cdot \sin\omega t$[V]を加えたとき，流れる電流$i$[A]について考える。

静電容量C[F]に蓄えられる電荷q[C]は，$q = C \cdot v = C \cdot V_m \cdot \sin\omega t$[C]となり，時刻$t$[s]に対して変化する。ここで電流$i$は，電荷$q$の時刻$t$に対する変化率で表されるため，**式❽**で表せる。

$$i = \frac{\Delta q}{\Delta t} = C\frac{\Delta v}{\Delta t} = C\frac{dv}{dt} = C\frac{d}{dt}(V_m \cdot \sin\omega t) = \omega \cdot C \cdot V_m \cdot \cos\omega t$$
$$= \omega \cdot C \cdot V_m \cdot \sin\left(\omega t + \frac{\pi}{2}\right) \text{[A]} \quad\cdots\cdots\text{❽}$$

> **MEMO**
> [数Ⅲ]
> $(\sin ax)' = d/dx(\sin ax) = a\cos ax$
>
> [数Ⅱ]
> $\cos\theta = \sin(\theta + 90°)$

ここで，インダクタンス回路と同様に，$\omega \cdot C \cdot V_m = I_m$とおくと，**式❾**を得る。

$$i = I_m \cdot \sin\left(\omega t + \frac{\pi}{2}\right) \text{[A]}$$
$$v = V_m \cdot \sin\omega t \text{[V]} \quad\cdots\cdots\text{❾}$$

これらの関係から，静電容量C[F]の回路に正弦波交流電圧を加えると，流れる電流も正弦波交流となる。また，流れる電流iは加えた電圧vより$\pi/2$[rad]だけ位相が進む(または，vはiより$\pi/2$[rad]だけ位相が遅れる)。

図5に両者の静止ベクトル表示と波形表示を示す。

図5 静電容量回路の電圧・電流

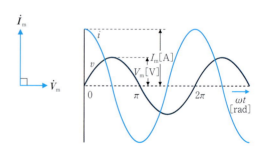

次に，$I_m = \omega \cdot C \cdot V_m$の両辺を$\sqrt{2}$で割り，実効値$I$，$V$で書き換えると**式❿**を得る。

$$\frac{I_m}{\sqrt{2}} = \omega \cdot C \cdot \frac{V_m}{\sqrt{2}} \text{ において，} \frac{I_m}{\sqrt{2}} = I, \frac{V_m}{\sqrt{2}} = V \text{ とおくと，}$$
$$I = \omega \cdot C \cdot V = \frac{V}{\frac{1}{\omega \cdot C}} = \frac{V}{X_c} \text{[A]}, \quad\cdots\cdots\text{❿}$$
$$V = \frac{I}{\omega \cdot C} = \left(\frac{1}{\omega \cdot C}\right) \times I = X_c \cdot I \text{[V]}$$

ここで，オームの法則にあてはめて考えると，$1/(\omega \cdot C)$は電流を妨げる作用を示している。この作用は静電容量によって生じるため，**容量リアクタンス(capacitive reactance)** X_cという。単位には抵抗R[Ω]と同様に，オーム(単位記号[Ω])を用いる。**式⓫**にこれらの関係を示す。

$$X_c = \frac{1}{\omega \cdot C} = \frac{1}{2\pi \cdot f \cdot C} [\Omega] \quad \cdots\cdots\cdots ⑪$$

この関係から，容量リアクタンス$X_c[\Omega]$は，静電容量$C[F]$が一定のとき周波数$f[Hz]$に反比例する。したがって，周波数fが高いほど容量リアクタンスX_cは小さくなり，電流は流れやすくなる。また，直流（$f=0$）では容量リアクタンスX_cは無限大となり，電流は流れない。

例題

 交流電圧$v = \sqrt{2}E\sin(\omega t + \theta)[V]$をコンデンサ$C[F]$に加えたとき，流れる電流$i[A]$の瞬時値の式を示せ。ただし，$\omega$は角周波数，$t$は時間である。

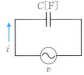

図A

 式⑩より，$I = \omega \cdot C \cdot V$のため，電流の瞬時値の式中の最大値$I_m$は，

$$I_m = \sqrt{2}I = \sqrt{2}\,\omega \cdot C \cdot V$$

となる。

また，コンデンサCでは，電流iは電圧vより$\pi/2[rad]$進む。そのため，電圧の瞬時値の式中の初位相角θに$\pi/2[rad]$を加算することで，位相の進みを表現できる。

$$\therefore i = \sqrt{2}\,\omega \cdot C \cdot V \sin\left(\omega t + \theta + \frac{\pi}{2}\right)[A]$$

3 交流回路
正弦波交流回路の計算

1 正弦波交流のベクトル表示

ある単位とこれを用いて計った数値で表すことのできる量をスカラー量といい，長さ・面積・重さ・時間などの，大きさのみを表す量に用いる。これに対し，力や速度などの，大きさとそれが作用する方向によって表される量をベクトル量という。

正弦波交流はその発生原理から，回転ベクトルや静止ベクトルで表せることを若干述べてきた。正弦波交流回路の計算では静止ベクトルの概念を頻繁に用いるため，その性質について概説する。

①ベクトルの表示法

図1において，線分$\overline{OP}$を結ぶベクトルを点PのXY軸の座標によって表す表示法を**直角座標表示**といい，$\overline{OP}=P(x, y)$で表記する。また，線分$\overline{OP}$を結ぶベクトルを線分の長さrと直線OXとなす角θによって表す表示法を**極座標表示**といい，$\overline{OP}=r\angle\theta$で表記する。

ここで，両者の関係は式❶となる。なお，$\tan^{-1}$は逆三角関数であり，アークタンジェントと読む。

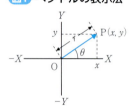

図1 ベクトルの表示法

$$x = r \cdot \cos\theta$$
$$y = r \cdot \sin\theta$$
$$r^2 = x^2 + y^2,\ \tan\theta = \frac{y}{x},\ \theta = \tan^{-1}\left(\frac{y}{x}\right) \quad \cdots\cdots❶$$

②ベクトルの和と差

[ベクトルの和]

図2に示すように，$\dot{E}_1+\dot{E}_2$を作図から求めるには，$\dot{E}_1$と$\dot{E}_2$による平行四辺形を作り，その対角線$\dot{E}$が求める解となる（平行四辺形法）。

または，$\dot{E}_2$を$\dot{E}_1$の矢印の先端に移動して三角形を作ると，その底辺$\dot{E}$が求める解となる（三角形法）。

[ベクトルの差]

図3に示すように，$\dot{E}_1-\dot{E}_2$を作図から求めるには，$\dot{E}=\dot{E}_1-\dot{E}_2=\dot{E}_1+(-\dot{E}_2)$と書けるので，$\dot{E}_2$を180°反転した$-\dot{E}_2$を描き，$\dot{E}_1$と$-\dot{E}_2$のベクトルの和$\dot{E}$が求める解となる。

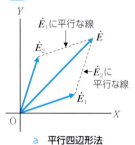

図2 ベクトルの和
a 平行四辺形法
b 三角形法

図3 ベクトルの差

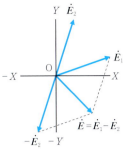

a 平行四辺形法

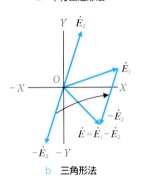

b 三角形法

③回転ベクトルと静止ベクトル

［回転ベクトル］

前述のように、大きさE_m[V]で時間とともに反時計方向に角速度ω[rad/s]で回転している回転ベクトル$\dot{E}_m$のY成分は、正弦波交流の発生原理から、正弦波交流電圧の瞬時値e[V]を表している。

図4 回転ベクトルと波形の合成

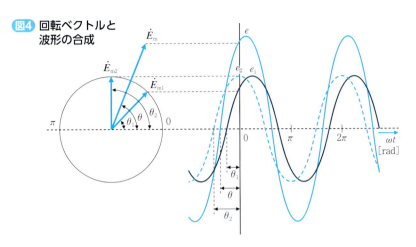

したがって、図4に示す2つの回転ベクトル$\dot{E}_{m1}$と$\dot{E}_{m2}$の瞬時値e_1およびe_2は**式❷**で示される。ここで、E_1およびE_2は各々の実効値である。

$$e_1 = E_{m1} \cdot \sin(\omega t + \theta_1) = \sqrt{2}\, E_1 \cdot \sin(\omega t + \theta_1)\,[\text{V}]$$
$$e_2 = E_{m2} \cdot \sin(\omega t + \theta_2) = \sqrt{2}\, E_2 \cdot \sin(\omega t + \theta_2)\,[\text{V}]$$
............❷

また、両者を合成した回転ベクトルeのY成分は、常に両者の瞬時値の和$e_1 + e_2$[V]となる。

［静止ベクトル］

回転ベクトル$\dot{E}_{m1}$, $\dot{E}_{m2}$はともに同一の角速度[rad/s]で回転しているため、いずれの時刻tでも両者の位相差やそれぞれのベクトルの大きさは一定である。したがって回転ベクトルをどのような時刻tで静止させても、これらの関係は変わらない。そこで、取り扱いが簡単なため、$t=0$における静止ベクトルを用いて考える(図5)。

図5 静止ベクトルによる合成($t=0$)

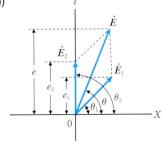

一般に正弦波交流回路では、実効値と位相の関係がわかればよいので、**大きさを実効値**で示した静止ベクトル$\dot{E}_1$, $\dot{E}_2$, $\dot{E}$が用いられる。

例題

Q 図Aのような電圧ベクトル$\dot{E}$($|\dot{E}|=100[\mathrm{V}]$)の時刻$t$での瞬時式$e[\mathrm{V}]$を示せ。ただし、周波数$f=60[\mathrm{Hz}]$の正弦波交流とする。

図A

A 電圧ベクトルの大きさ$|\dot{E}|=100[\mathrm{V}]$は実効値である。したがって、最大値$V_\mathrm{m}$は$V_\mathrm{m}=100\sqrt{2}[\mathrm{V}]$となる。また、$\omega=2\pi\cdot f=2\pi\times 60=120\pi[\mathrm{rad/s}]$である。さらに、初位相角は図から$\pi/6$[rad]となる。

したがって、$e=100\sqrt{2}\sin\left(120\pi+\dfrac{\pi}{6}\right)[\mathrm{V}]$

2 正弦波交流の複素数表示

①複素数の四則演算

数学で扱う虚数iは、$\mathrm{i}=\sqrt{-1}$、$\mathrm{i}^2=-1$の性質をもつ。電気工学では、記号iは電流を表すのに用いる。そのため、虚数を表すにはjを記号として用い、$\mathrm{j}=\sqrt{-1}$、$\mathrm{j}^2=-1$としている。

複素数Zは(実数+虚数)で表し、一般に電気工学では**式❸**の書式で表記する。

$$Z=a+\mathrm{j}b\ (a,b\text{は実数}) \quad\cdots\cdots❸$$

この書式を**記号法**といい、aをZの実部、bをZの虚部という。

複素数の加減乗除ではjを一つの文字定数と考えて実数と同様に計算し、途中でj^2が出てきたとき、これを-1に置き換える。**式❹**に加算と乗算の一例を示す。

$$(a+\mathrm{j}b)+(c+\mathrm{j}d)=(a+c)+\mathrm{j}(b+d)$$
$$(a+\mathrm{j}b)(c+\mathrm{j}d)=ac+\mathrm{j}ad+\mathrm{j}bc+\mathrm{j}^2 bd=(ac-bd)+\mathrm{j}(ad+bc) \quad❹$$

ここで、複素数$Z=a+\mathrm{j}b$において、虚部bの符号を変えた複素数$\overline{Z}=a-\mathrm{j}b$を定義する。$\overline{Z}$を$Z$の共役複素数といい、**式❺**に示すように、互いに共役な複素数の和と積は実数になる。

$$Z+\overline{Z}=(a+\mathrm{j}b)+(a-\mathrm{j}b)=2a$$
$$Z\cdot\overline{Z}=(a+\mathrm{j}b)(a-\mathrm{j}b)=a^2-(\mathrm{j}b)^2=a^2-\mathrm{j}^2 b^2=a^2+b^2 \quad\cdots\cdots❺$$

また、複素数の除算では、分母にjがあれば、実数になるように処理する。これには、$Z\cdot\overline{Z}$の性質を用いて分母を実数に変形し、$a+\mathrm{j}b$の形にする。**式❻**に一例を示す。

$$\frac{a+jb}{c+jd} = \frac{(a+jb)(c-jd)}{(c+jd)(c-jd)} = \frac{ac-jad+jbc-j^2bd}{c^2+d^2}$$
$$= \frac{(ac+bd)+j(bc-ad)}{c^2+d^2} = \frac{ac+bd}{c^2+d^2} + j\frac{bc-ad}{c^2+d^2}$$ ……… ❻

②複素数によるベクトルの表示

図6 ベクトルの複素数表示

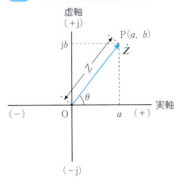

図7 ベクトルの実数倍

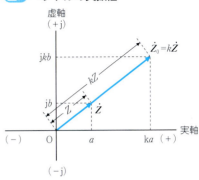

図6に示すように，X軸を実数，Y軸を虚数とした複素平面（ガウスの平面）を考える。

いま，点OからP(a, b)を結んだ複素ベクトルを$\dot{Z}$と書くとすると，$\dot{Z} = a+jb$で表すことができる。ここで，aはX軸座標を表し，正は右側領域，負は左側領域となる。また，bはY軸座標を表し，+jは上方領域，−jは下方領域となる。

したがって，ベクトル$\dot{Z}$の大きさZは，$Z = |\dot{Z}| = \sqrt{a^2+b^2}$となる。

なお，ベクトルの実数（k）倍は，図7に示すように同一方向となり，前述の和・差と合わせて容易に複素平面上に作図できる。

次に，式❻について，その大きさを求める（式❼）。

$$\begin{aligned}\left|\frac{a+jb}{c+jd}\right| &= \sqrt{\left(\frac{ac+bd}{c^2+d^2}\right)^2 + \left(\frac{bc-ad}{c^2+d^2}\right)^2} \\ &= \sqrt{\frac{a^2c^2+2abcd+b^2d^2+b^2c^2-2abcd+a^2d^2}{(c^2+d^2)^2}} \\ &= \sqrt{\frac{a^2(c^2+d^2)+b^2(c^2+d^2)}{(c^2+d^2)^2}} = \sqrt{\frac{(a^2+b^2)(c^2+d^2)}{(c^2+d^2)^2}} \\ &= \frac{\sqrt{(a^2+b^2)}}{\sqrt{(c^2+d^2)}}\end{aligned}$$ ❼

この結果から，分母，分子にjがある場合，分母，分子について別々に大きさを求めて計算すればよい。

③ jの効果

複素ベクトル $\dot{Z}=a+jb$ に，+j および −j をかけると**式❽**となる。

$$+j\dot{Z} = j(a+jb) = ja + j^2 b = -b + ja$$
$$-j\dot{Z} = -j(a+jb) = -ja - j^2 b = b - ja$$

……………❽

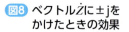
図8 ベクトル $\dot{Z}$ に ±j をかけたときの効果

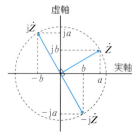

したがって，図8に示すように，ベクトル $\dot{Z}$ を $\pi/2$ [rad] 進ませたベクトルと，$\pi/2$ [rad] 遅らせたベクトルが得られる。

前述のように，インダクタンス L [H] および静電容量 C [F] の回路では，それぞれの電流と電圧の位相差は $\pi/2$ [rad] となる。したがって，電流および電圧を複素ベクトル $\dot{I}$，$\dot{V}$ で表し，これに ±j をかけることで，$\pi/2$ 進みと $\pi/2$ 遅れを表すことができる。

3 複素表示によるオームの法則

図9aの直流回路におけるオームの法則と同様に，図9bのように負荷 $\dot{Z}$ に正弦波交流電圧 $\dot{V}$ [V] を加えたとき，回路に流れる電流を $\dot{I}$ [A] とすると**式❾**が成り立つ。

図9 オームの法則

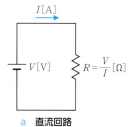

a 直流回路

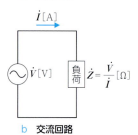

b 交流回路

$$\dot{V} = \dot{Z} \cdot \dot{I}$$

……………❾

このとき，$\dot{V}$ と $\dot{I}$ の比 $\dot{Z}(=\dot{V}/\dot{I})$ を**複素インピーダンス**といい，単位にはオーム（単位記号 [Ω]）を用いる。

複素インピーダンス $\dot{Z}$ は直流回路での抵抗 R と同様に，交流回路において電流の流れにくさを示す。

4 正弦波交流回路への記号法の適用

正弦波交流回路の構成要素には電源 V [V]，抵抗 R [Ω]，自己インダクタンス L [H]，静電容量 C [F] があり，これらを直列および並列に複数個組み合わせる。

①抵抗 R [Ω] の回路

図10 抵抗回路と
波形および
ベクトル図

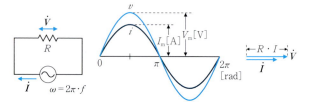

図10に示すように，抵抗 R [Ω] に実効値 V [V] の正弦波交流電圧 $\dot{V}$ を加えたとき，実効値 I [A] の正弦波交流電流 $\dot{I}$ が流れ，両者の位相差は0（同相）となる。また，それぞれの瞬時値 v，i は $v = V_m \cdot \sin\omega t$ [V]，$i = I_m \cdot \sin\omega t$ [A] となる。

式❾に $\dot{Z}=R$ を代入することで，電圧と電流のベクトルの関係は**式❿**と

なる。

$$\dot{V} = \dot{Z} \cdot \dot{I} = R \cdot \dot{I} \,[\text{V}] \quad \text{また、} \quad \dot{I} = \frac{\dot{V}}{R} \,[\text{A}]$$ ………… ⑩

ここで、Rは実数のため、$\dot{V}$と$\dot{I}$は同相（複素平面において同一方向）となる。

例題

  抵抗$R = 5\,[\Omega]$に電圧ベクトル$\dot{V} = 20 + j40\,[\text{V}]$を加えたとき、流れる電流ベクトル$\dot{I}\,[\text{A}]$を示せ。

図A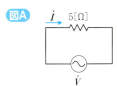

A 式⑩から、$\dot{I} = \dfrac{\dot{V}}{R} = \dfrac{(20 + j40)}{5} = 4 + j8\,[\text{A}]$

---

②自己インダクタンス$L\,[\text{H}]$の回路

図11 自己インダクタンス回路と波形およびベクトル図

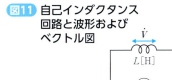 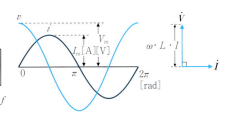

図11の回路に実効値$I\,[\text{A}]$の正弦波交流電流$\dot{I}$を流したとき、実効値$V\,[\text{V}]$の正弦波交流電圧$\dot{V}$が加わる。また、それぞれの瞬時値i、vは96ページの式❹と式❺から、$i = I_{\text{m}} \cdot \sin\omega t\,[\text{A}]$、$v = \omega \cdot L \cdot I_{\text{m}} \cdot \sin(\omega t + \pi/2)\,[\text{V}]$となる。そのため、$v$は$i$を$\omega \cdot L$倍して、位相を$\pi/2\,[\text{rad}]$進めたものとなる。

したがって、電圧と電流の実効値の比X_{L}は式⑪となり、これらは大きさのみの関係を表している。

$$\frac{V}{I} = \frac{\dfrac{\omega \cdot L \cdot I_{\text{m}}}{\sqrt{2}}}{\dfrac{I_{\text{m}}}{\sqrt{2}}} = \omega \cdot L = X_{\text{L}}\,[\Omega] \quad \text{また、} \quad V = X_{\text{L}} \cdot I\,[\text{V}]$$ ………… ⑪

ここで、誘導リアクタンスX_{L}に$+j$をかけることで、電流ベクトル$\dot{I}$をX_{L}倍して$\pi/2\,[\text{rad}]$だけ進ませることができる。これによって得られたベクトルは電圧$\dot{V}$である。

以上から、位相情報を含む表現は式⑫となる。

$$\dot{V} = j\omega \cdot L \cdot \dot{I} = jX_{\text{L}} \cdot \dot{I} = \dot{Z} \cdot \dot{I}\,[\text{V}]$$
ここで、$\dot{Z} = jX_{\text{L}} = j\omega \cdot L\,[\Omega]$ ………… ⑫

③静電容量C[F]の回路

図12 静電容量回路と波形およびベクトル図

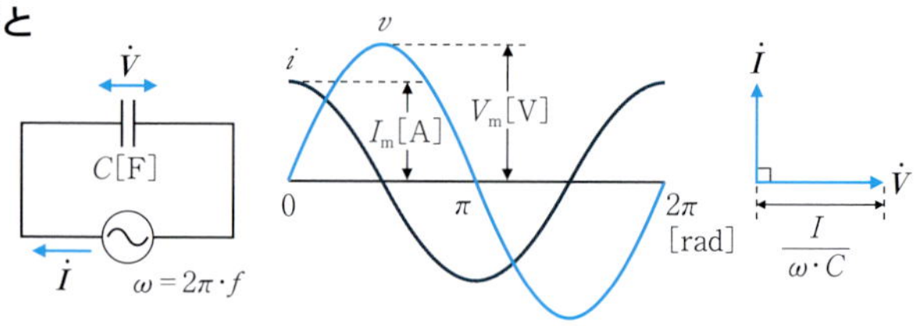

図12の回路に実効値V[V]の正弦波交流電圧$\dot{V}$を加えたとき，実効値I[A]の正弦波交流電流$\dot{I}$が流れる。また，それぞれの瞬時値v，iは98ページの式❽と式❾から，$v = V_m \cdot \sin\omega t$[V]，$i = \omega \cdot C \cdot V_m \cdot \sin(\omega t + \pi/2)$[A]となる。そのため，$i$は$v$を$\omega \cdot C$倍して，位相を$\pi/2$[rad]進ませたものとなる。

したがって，電圧と電流の実効値の比X_Cは式❸となり，これらは大きさのみの関係を表している。

$$\frac{V}{I} = \frac{\frac{V_m}{\sqrt{2}}}{\frac{\omega \cdot C \cdot V_m}{\sqrt{2}}} = \frac{1}{\omega \cdot C} = X_C [\Omega] \quad \text{また}, \quad V = X_C \cdot I [\text{V}] \quad \cdots\cdots ❸$$

ここで，容量リアクタンスX_Cに$-j$をかけることで，電流ベクトル$\dot{I}$をX_C倍して$\pi/2$[rad]だけ遅らせることができる。これによって得られたベクトルは電圧$\dot{V}$である。

以上から，位相情報を含む表現は式❹となる。

$$\dot{V} = -j\left(\frac{1}{\omega \cdot C}\right)\dot{I} = -jX_C \cdot \dot{I} = \dot{Z} \cdot \dot{I} [\text{V}]$$
$$\text{ここで}, \quad \dot{Z} = -jX_C = -j\left(\frac{1}{\omega \cdot C}\right) = \frac{1}{j\omega \cdot C} [\Omega] \quad \cdots\cdots ❹$$

④回路中のコイルおよびコンデンサの計算処理

[コイル]

インダクタンスL[H]の場合，

$j\omega \cdot L [\Omega] = j2\pi \cdot f \cdot L [\Omega]$　に置き換える。

誘導リアクタンスX_L[Ω]の場合，jX_L[Ω]に置き換える。

[コンデンサ]

静電容量C[F]の場合，

$\dfrac{1}{j\omega \cdot C} = -j\dfrac{1}{\omega \cdot C} = -j\dfrac{1}{2\pi \cdot f \cdot C} [\Omega]$　に置き換える。

容量リアクタンスX_C[Ω]の場合，$-jX_C$[Ω]に置き換える。

3 正弦波交流回路の計算

5 RL直列回路

図13 RL直列回路とベクトル図

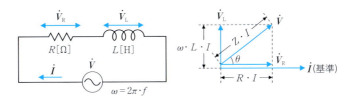

図13左に示すRL直列回路に，角周波数ω[rad/s]の正弦波交流電圧$\dot{V}$[V]を加えると，電流$\dot{I}$[A]が流れる。直列回路では電流$\dot{I}$はどこでも同じため（電流の連続性），ここでは$\dot{I}$を基準として関係式を導出する。

オームの法則から，各部の電圧ベクトルは式❺から得られる。

$$\dot{V}_R = R \cdot \dot{I} \text{[V]} \text{ および，} \dot{V}_L = j\omega \cdot L \cdot \dot{I} = jX_L \cdot \dot{I} \text{[V]} \quad \cdots\cdots ❺$$

この関係から，$\dot{V}_R$は$\dot{I}$と同位相で，その大きさはIのR倍となる。また，$\dot{V}_L$は$\dot{I}$より$\pi/2$[rad]位相が進み，その大きさはIの$\omega \cdot L$倍となる。

回路の全電圧$\dot{V}$は，$\dot{V}_R$と$\dot{V}_L$のベクトル和となるので，式❻となる。

$$\dot{V} = \dot{V}_R + \dot{V}_L = R \cdot \dot{I} + j\omega \cdot L \cdot \dot{I} = (R + jX_L)\dot{I} = \dot{Z} \cdot \dot{I} \text{[V]} \cdots\cdots ❻$$

したがって，回路の合成複素インピーダンス$\dot{Z}$[Ω]は，$\dot{Z} = R + j\omega \cdot L = R + jX_L$となる。また，$\dot{V}_R$と$\dot{V}_L$との位相差は$\pi/2$[rad]のため，全電圧$\dot{V}$の大きさ$V$と合成インピーダンス$\dot{Z}$の大きさ$Z$は式⓱となる。

$$V = |\dot{V}| = \sqrt{V_R^2 + V_L^2}$$
$$Z = |\dot{Z}| = \sqrt{R^2 + (\omega \cdot L)^2} = \sqrt{R^2 + X_L^2} \text{[Ω]} \text{ なお，} I = \frac{V}{Z} \text{[A]} \quad ⓱$$

図13右に電流$\dot{I}$を基準としたベクトル図を示す。

この関係から，$\dot{V}$と$\dot{I}$の位相差θは，$\dot{V}$と$\dot{V}_R$の位相差に等しいため，式⓲で表せる。

$$\tan\theta = \frac{V_L}{V_R}, \theta = \tan^{-1}\left(\frac{V_L}{V_R}\right) = \tan^{-1}\left(\frac{\omega \cdot L \cdot I}{R \cdot I}\right)$$
$$= \tan^{-1}\left(\frac{\omega \cdot L}{R}\right) = \tan^{-1}\left(\frac{X_L}{R}\right) \quad \cdots\cdots ⓲$$

この結果，直列接続における$\dot{V}$と$\dot{I}$の位相差θは，誘導リアクタンスX_Lと抵抗Rの比から求めることができる。なお，RL直列回路に直流電圧を加えた場合，電源周波数（1秒間あたりの繰り返しの数）は0($f=0$)となる。

したがって，このときの合成複素インピーダンス$\dot{Z}$[Ω]は，

$$\dot{Z} = R + j\omega \cdot L = R + j2\pi \cdot f \cdot L = R \text{[Ω]}$$

となり，回路の外から見ると，抵抗R[Ω]のみの回路に見える。

ただし，これは理想状態のインダクタンスについてのみ成り立つ。

例題 ①

Q 抵抗 $R=3[\Omega]$ と誘導リアクタンス $X_L=4[\Omega]$ の直列回路に，$50[V]$ の正弦波交流電圧を加えた。回路の合成複素インピーダンス $\dot{Z}$ とその大きさ $Z[\Omega]$ を求めよ。また，流れる電流の大きさ $I[A]$ を求めよ。　図A

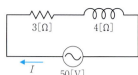

A 回路の合成複素インピーダンス $\dot{Z}$ は，式⑯の関係から，　$\dot{Z}=R+jX_L=3+j4[\Omega]$

また，その大きさ Z は，式⑰から，　$Z=|\dot{Z}|=\sqrt{R^2+X_L^2}=\sqrt{3^2+4^2}=5[\Omega]$

流れる電流の大きさ $I[A]$ は，　$I=\dfrac{V}{Z}=\dfrac{50}{5}=10[A]$

例題 ②

Q 図Bの回路で $45[V]$ の直流電圧を加えると $0.5[A]$ の電流 I_{DC} が流れた。$45[V]$ の交流電圧を加えた場合の電流 I_{AC} は何 $[A]$ か。　図B

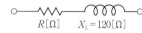

A 抵抗 R が未知のため，最初にこの値を求める。
前述のように，RL 直列回路に直流電圧を加えた場合，誘導リアクタンス X_L は 0 となる。そのため，そのときの直流電流 I_{DC} は抵抗 R のみで定まる。したがって，

$$R=\dfrac{V_{DC}}{I_{DC}}=\dfrac{45}{0.5}=90[\Omega]$$

次に，交流電圧を加えたときの合成複素インピーダンス $\dot{Z}$ は，

$$\dot{Z}=R+jX_L=90+j120[\Omega]$$

$\dot{Z}$ の大きさ Z は，式⑰から，

$$Z=|\dot{Z}|=\sqrt{R^2+X_L^2}=\sqrt{90^2+120^2}=150[\Omega]$$

したがって流れる交流電流 I_{AC} は，

$$I_{AC}=\dfrac{V_{AC}}{Z}=\dfrac{45}{150}=0.3[A]$$

例題 ③

Q あるインピーダンス負荷に $100V$ の正弦波交流電圧を加えたとき，流れた電流の大きさが $5[A]$，位相遅れが $\pi/3[rad]$ であった。この負荷の複素インピーダンス $\dot{Z}[\Omega]$ を示せ。

A 題意より，電圧に対して電流が遅れるため，RL 直列回路である。また，電源周波数が定義されていないため，誘導リアクタンスで解答する。
したがって，$\dot{Z}=R+jX_L$ の形式となる。複素インピーダンス $\dot{Z}$ の大きさ Z は，式⑰から，

$$Z=\dfrac{V}{I}=\dfrac{100}{5}=20[\Omega]$$

そこで，複素インピーダンスのベクトル図を描くと，図C右のようになる。
ここで，$\dot{V}$ および $\dot{I}$ は，複素インピーダンス $\dot{Z}[\Omega]$ および抵抗 $R[\Omega]$ と同位相のため，これらの関係から R と X_L を求めることができる。

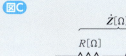
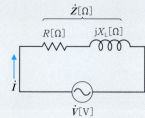
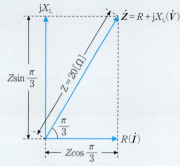

題意から，$\dot{Z}$とRの位相差が$\pi/3$[rad]となる．したがって，

$$R = Z \cdot \cos\frac{\pi}{3} = 20 \times \left(\frac{1}{2}\right) = 10\,[\Omega]$$

$$X_L = Z \cdot \sin\frac{\pi}{3} = 20 \times \left(\frac{\sqrt{3}}{2}\right) = 10\sqrt{3}\,[\Omega]$$

求める複素インピーダンス$\dot{Z}$は，

$$\dot{Z} = R + jX_L = 10 + j10\sqrt{3}\,[\Omega]$$

6 RC直列回路

図14 RC直列回路とベクトル図

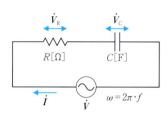
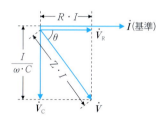

図14左に示すRC直列回路に，角周波数ω[rad/s]の正弦波交流電圧$\dot{V}$[V]を加えると電流$\dot{I}$[A]が流れる．直列回路のため，$\dot{I}$を基準として関係式を導出する．

オームの法則から，各部の電圧ベクトルは式⑲から得られる．

$$\dot{V}_R = R \cdot \dot{I}\,[V] \text{ および，} \dot{V}_C = \left(\frac{1}{j\omega \cdot C}\right)\dot{I} = -j\left(\frac{1}{\omega \cdot C}\right)\dot{I}\,[V] \quad \text{⑲}$$

この関係から，$\dot{V}_R$は$\dot{I}$と同位相で，その大きさはIのR倍となる．また，$\dot{V}_C$は$\dot{I}$より$\pi/2$[rad]位相が遅れ，その大きさはIの$1/(\omega \cdot C)$倍となる．

回路の全電圧$\dot{V}$は，$\dot{V}_R$と$\dot{V}_C$のベクトル和となるので，式⑳となる．

$$\dot{V} = \dot{V}_R + \dot{V}_C = R \cdot \dot{I} + \left(\frac{1}{j\omega \cdot C}\right)\dot{I} = R \cdot \dot{I} - j\left(\frac{1}{\omega \cdot C}\right)\dot{I}$$
$$= \left\{R - j\left(\frac{1}{\omega \cdot C}\right)\right\}\dot{I} = (R - jX_C)\dot{I} = \dot{Z} \cdot \dot{I}\,[V] \quad \text{⑳}$$

したがって，回路の合成複素インピーダンス$\dot{Z}$は$\dot{Z} = R + 1/(j\omega \cdot C) = R - jX_C$となる．また，$\dot{V}_R$と$\dot{V}_C$との位相差は$\pi/2$[rad]のため，全電圧$\dot{V}$の大きさ$V$と合成インピーダンス$\dot{Z}$の大きさ$Z$は式㉑となる．

$$V = |\dot{V}| = \sqrt{V_R^2 + V_C^2}$$
$$Z = |\dot{Z}| = \sqrt{R^2 + \left(\frac{1}{\omega \cdot C}\right)^2} = \sqrt{R^2 + X_C^2}\,[\Omega] \quad なお,\ I = \frac{V}{Z}\,[\mathrm{A}]$$ ㉑

図14右に電流$\dot{I}$を基準としたベクトル図を示す。

この関係から,$\dot{V}$と$\dot{I}$の位相差θは,$\dot{V}$と$\dot{V}_R$の位相差に等しいため,**式㉒**で表せる。

$$\tan\theta = \frac{V_C}{V_R},$$
$$\theta = \tan^{-1}\left(\frac{V_C}{V_R}\right) = \tan^{-1}\left(\frac{\frac{I}{\omega \cdot C}}{R \cdot I}\right) = \tan^{-1}\left(\frac{\frac{1}{\omega \cdot C}}{R}\right) = \tan^{-1}\left(\frac{1}{\omega \cdot C \cdot R}\right)$$ ㉒

7 直列回路における全電圧$\dot{V}$およびVからの解法

直列回路の計算において,全電圧$\dot{V}$からそれぞれの値を求める場合,以下の手順で行う。

①インダクタンス$L\,[\mathrm{H}]$は$\mathrm{j}\omega \cdot L\,[\Omega]$に,誘導リアクタンス$X_L\,[\Omega]$は$\mathrm{j}X_L\,[\Omega]$に置き換える。

　また,静電容量$C\,[\mathrm{F}]$は$1/(\mathrm{j}\omega \cdot C)\,[\Omega]$に,容量リアクタンス$X_C\,[\Omega]$は$-\mathrm{j}X_C\,[\Omega]$に置き換える。

　抵抗$R\,[\Omega]$はそのままとし,それらの和を求めて,合成複素インピーダンス$\dot{Z}\,[\Omega]$とする。

②$\dot{I} = \dot{V}/\dot{Z}$から電流ベクトル$\dot{I}\,[\mathrm{A}]$を求める。

③$\dot{V}_R = R \cdot \dot{I}$,$\dot{V}_L = \mathrm{j}\omega \cdot L \cdot \dot{I} = \mathrm{j}X_L \cdot \dot{I}$,$\dot{V}_C = \{1/(\mathrm{j}\omega \cdot C)\}\dot{I} = -\mathrm{j}X_C \cdot \dot{I}$から各部の電圧ベクトル$[\mathrm{V}]$を求める。

④電流および電圧の大きさのみが必要な場合には,$Z = |\dot{Z}|$を求める。

⑤流れる電流の大きさIは,$I = V/Z\,[\mathrm{A}]$から計算する。

⑥各電圧の大きさは,$V_R = R \cdot I\,[\mathrm{V}]$,$V_L = \omega \cdot L \cdot I = X_L \cdot I$,
$V_C = \{1/(\omega \cdot C)\}I = X_C \cdot I\,[\mathrm{V}]$から計算する。

例題

 Q の回路のab間に$100\,[\mathrm{V}]$の交流電圧を加えたとき,流れる電流Iは何$[\mathrm{A}]$か。

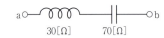

 この回路はLC直列回路であり,誘導リアクタンスX_Lと容量リアクタンスX_Cで示されている。したがって,合成複素インピーダンス$\dot{Z}$は,

$$\dot{Z} = \mathrm{j}X_L - \mathrm{j}X_C = \mathrm{j}(X_L - X_C) = \mathrm{j}(30 - 70) = -\mathrm{j}40\,[\Omega]$$

となる。ここで,$\dot{Z}$には抵抗Rが含まれないため,その大きさZは$40\,[\Omega]$となる。
したがって,流れる電流Iは,

$$I = \frac{V}{Z} = \frac{100}{40} = 2.5\,[\mathrm{A}]$$

8 RL並列回路

図15 RL並列回路とベクトル図

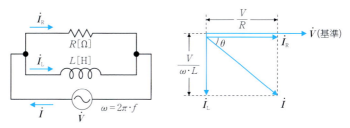

図15左に示すRL並列回路に角周波数ω[rad/s]の正弦波交流電圧$\dot{V}$[V]を加える。R, Lのそれぞれに$\dot{V}$[V]の電圧が共通に加わるため、電圧$\dot{V}$を基準として関係式を導出する。

それぞれの電流$\dot{I}_R, \dot{I}_L$[A]は式❷❸から求められる。

$$\dot{I}_R = \frac{\dot{V}}{R}[\text{A}], \quad \dot{I}_L = \frac{\dot{V}}{jX_L} = \frac{\dot{V}}{j\omega \cdot L} = -j\left(\frac{1}{\omega \cdot L}\right)\dot{V}[\text{A}] \quad \cdots\cdots ❷❸$$

したがって、$\dot{I}_R$は$\dot{V}$と同相で、その大きさは$1/R$倍となる。また、$\dot{I}_L$は$\dot{V}$より$\pi/2$[rad]位相が遅れ、その大きさは$1/(\omega \cdot L)$倍となる。

回路の全電流$\dot{I}$は$\dot{I}_R$と$\dot{I}_L$のベクトル和のため、式❷❹となる。

$$\dot{I} = \dot{I}_R + \dot{I}_L = \frac{\dot{V}}{R} - j\left(\frac{1}{\omega \cdot L}\right)\dot{V} = \left\{\frac{1}{R} - j\left(\frac{1}{\omega \cdot L}\right)\right\}\dot{V}[\text{A}] \quad \cdots\cdots ❷❹$$

また、$\dot{I}_R$と$\dot{I}_L$には$\pi/2$[rad]の位相差があるため、全電流$\dot{I}$の大きさIは式❷❺となる。

$$I = |\dot{I}| = \sqrt{I_R^2 + I_L^2} = \sqrt{\left(\frac{V}{R}\right)^2 + \left(\frac{V}{\omega \cdot L}\right)^2}[\text{A}] \quad \cdots\cdots ❷❺$$

したがって、合成複素インピーダンス$\dot{Z}$とその大きさZは式❷❻となる。

$$\dot{Z} = \frac{\dot{V}}{\dot{I}} = \frac{\dot{V}}{\frac{\dot{V}}{R} - j\left(\frac{1}{\omega \cdot L}\right)\dot{V}} = \frac{1}{\frac{1}{R} - j\left(\frac{1}{\omega \cdot L}\right)}[\Omega]$$

$$Z = |\dot{Z}| = \frac{V}{I} = \frac{1}{\sqrt{\left(\frac{1}{R}\right)^2 + \left(\frac{1}{\omega \cdot L}\right)^2}}[\Omega] \quad \cdots\cdots ❷❻$$

図15右に電圧$\dot{V}$を基準としたベクトル図を示す。

この関係から、$\dot{V}$と$\dot{I}$の位相差θは、$\dot{I}_R$と$\dot{I}$の位相差に等しいため、式❷❼で求めることができる。

$$\tan\theta = \frac{I_L}{I_R} = \frac{\frac{V}{\omega \cdot L}}{\frac{V}{R}} = \frac{R}{\omega \cdot L}, \quad \theta = \tan^{-1}\left(\frac{R}{\omega \cdot L}\right) \quad \cdots\cdots ❷❼$$

なお、設問が誘導リアクタンスX_L[Ω]で与えられた場合、$\omega \cdot L$をX_Lに置き換えて同様に計算する。

9 RC並列回路

図16 RC並列回路とベクトル図

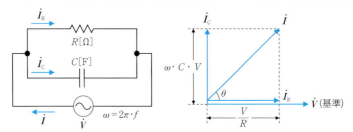

図16左に示すRC並列回路に角周波数ω[rad/s]の正弦波交流電圧$\dot{V}$[V]を加える。R, Cのそれぞれに$\dot{V}$[V]の電圧が共通に加わるため、電圧$\dot{V}$を基準として関係式を導出する。

それぞれの電流$\dot{I}_R$, $\dot{I}_C$[A]は式❷から求められる。

$$\dot{I}_R = \frac{\dot{V}}{R}[A],\ \dot{I}_C = \frac{\dot{V}}{-jX_C} = \frac{\dot{V}}{\frac{1}{j\omega \cdot C}} = j\omega \cdot C \cdot \dot{V}[A] \quad \cdots\cdots ❷$$

したがって、$\dot{I}_R$は$\dot{V}$と同相で、その大きさは$1/R$倍となる。また、$\dot{I}_C$は$\dot{V}$より$\pi/2$[rad]位相が進み、その大きさは$\omega \cdot C$倍となる。

回路の全電流$\dot{I}$は$\dot{I}_R$と$\dot{I}_C$のベクトル和のため、式❷となる。

$$\dot{I} = \dot{I}_R + \dot{I}_C = \frac{\dot{V}}{R} + j\omega \cdot C \cdot \dot{V} = \left(\frac{1}{R} + j\omega \cdot C\right)\dot{V}[A] \quad \cdots\cdots ❷$$

また、$\dot{I}_R$と$\dot{I}_C$には$\pi/2$[rad]の位相差があるため、全電流$\dot{I}$の大きさIは式❸となる。

$$I = |\dot{I}| = \sqrt{I_R^2 + I_C^2} = \sqrt{\left(\frac{V}{R}\right)^2 + (\omega \cdot C \cdot V)^2}[A] \quad \cdots\cdots ❸$$

したがって、合成複素インピーダンス$\dot{Z}$[Ω]とその大きさZ[Ω]は式❸となる。

$$\dot{Z} = \frac{\dot{V}}{\dot{I}} = \frac{\dot{V}}{\left(\frac{1}{R} + j\omega \cdot C\right)\dot{V}} = \frac{1}{\frac{1}{R} + j\omega \cdot C}[\Omega]$$

$$Z = |\dot{Z}| = \frac{V}{I} = \frac{1}{\sqrt{\left(\frac{1}{R}\right)^2 + (\omega \cdot C)^2}}[\Omega] \quad \cdots\cdots ❸$$

図16右に電圧$\dot{V}$を基準としたベクトル図を示す。

この関係から、$\dot{V}$と$\dot{I}$の位相差θは、$\dot{I}_R$と$\dot{I}$の位相差に等しいため、式❷で求めることができる。

$$\tan\theta = \frac{I_C}{I_R} = \frac{\omega \cdot C \cdot V}{\frac{V}{R}} = \omega \cdot C \cdot R,\ \theta = \tan^{-1}(\omega \cdot C \cdot R) \quad \cdots\cdots ❷$$

なお、設問が容量リアクタンスX_C[Ω]で与えられた場合、$1/(\omega \cdot C)$と置き換えて同様に計算する。

10 アドミタンスの複素数表示

これまで述べたように，複素インピーダンス$\dot{Z}$は交流回路において電流の流れにくさを示す指標である。

なお，交流回路において電流の流れやすさを示す指標として**アドミタンス**(admittance[*1])$\dot{Y}$が用いられる。アドミタンス$\dot{Y}$は複素インピーダンス$\dot{Z}$の逆数で与えられ，単位には**ジーメンス**(単位記号[S])が用いられる。

したがって，両者の関係は**式㉝**となる。

$$\dot{Y} = \frac{1}{\dot{Z}} = \frac{1}{R \pm jX} = G \mp jB \, [\text{S}] \qquad \cdots\cdots ㉝$$

ここで，実部Gを**コンダクタンス**(conductance[*2])，虚部Bを**サセプタンス**(susceptance[*3,4])といい，単位にはジーメンス[S]を用いる。

複素インピーダンス$\dot{Z}$が$\dot{Z} = R + jX \, [\Omega]$のとき，$\dot{Y} = G - jB \, [\text{S}]$とその大きさ$Y$は**式㉞**となる。

$$\dot{Y} = \frac{1}{R+jX} = \frac{R-jX}{(R+jX)(R-jX)} = \underbrace{\frac{R}{R^2+X^2}}_{\text{実部}G} - j\underbrace{\left(\frac{X}{R^2+X^2}\right)}_{\text{虚部}B} [\text{S}] \quad ㉞$$

$$Y = |\dot{Y}| = \sqrt{G^2 + B^2} = \frac{1}{Z} \, [\text{S}]$$

ある交流回路の電流$\dot{I}$[A]を求める場合，アドミタンス$\dot{Y}$[S]を用いると**式㉟**のように，電圧$\dot{V}$[V]との積で表せる。

$$\dot{I} = \frac{\dot{V}}{\dot{Z}} = \dot{Y} \cdot \dot{V} \, [\text{A}] \qquad \cdots\cdots ㉟$$

ここで，並列回路の計算では電圧$\dot{V}$が共通となるため，各部の複素アドミタンスとの積から，各部の電流ベクトルを求めることができる。

また，**式㉞**および**図17**に示すように，$\dot{Z}$と$\dot{Y}$では虚部の符号は異なるが，位相角θの絶対値は同一となる。

図17 アドミタンス$\dot{Y}$とインピーダンス$\dot{Z}$

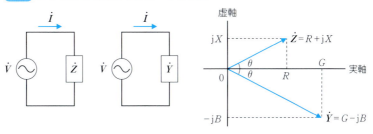

Term a la carte

*1 admit
(受け入れることを)認める

*2 conduct
伝導する

*3 susceptive
受けやすい

*4 -ance
性質などを意味する抽象名詞を作る→ ～の性質

11 アドミタンスによる並列回路の計算

図18のようにアドミタンス$\dot{Y}_1$, $\dot{Y}_2$[S]を並列に接続し，それぞれに流れる電流を$\dot{I}_1$, $\dot{I}_2$[A]とすると，定義より，これらの関係は式㊱となる。

図18 並列回路の合成アドミタンス

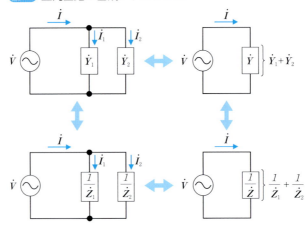

$$\dot{I}_1 = \dot{Y}_1 \cdot \dot{V}\,[\text{A}],\ \dot{I}_2 = \dot{Y}_2 \cdot \dot{V}\,[\text{A}] \qquad \cdots\cdots ㊱$$

したがって，回路の全電流$\dot{I}$[A]および合成アドミタンス$\dot{Y}$[S]は，式㊲から得られる。

$$\dot{I} = \dot{I}_1 + \dot{I}_2 = \dot{Y}_1 \cdot \dot{V} + \dot{Y}_2 \cdot \dot{V} = (\dot{Y}_1 + \dot{Y}_2)\dot{V} = \dot{Y} \cdot \dot{V}\,[\text{A}]$$
$$\dot{Y} = \dot{Y}_1 + \dot{Y}_2 = \frac{1}{\dot{Z}_1} + \frac{1}{\dot{Z}_2}\,[\text{S}] \qquad \cdots\cdots ㊲$$

つまり，並列回路における合成アドミタンス$\dot{Y}$[S]は，それぞれのアドミタンスの和となる。

Slim・Check・Point 用語の整理

● 交流回路では，これまでに述べたように(〜タンス)の名称が多数定義されている。
以下にこれらの関係を明確にするため，整理して示す。

インピーダンス$\dot{Z}$[Ω]：$R \pm jX$
交流回路において電流を妨げる能力　抵抗[Ω]　リアクタンス

アドミタンス$\dot{Y}$[S]$=1/\dot{Z}$：$G \mp jB$
交流回路において電流を通過させる能力　コンダクタンス[S]　サセプタンス[S]

容量リアクタンスX_C[Ω]$= 1/(\omega \cdot C)$(キャパシタンス，静電容量[F])
誘導リアクタンスX_L[Ω]$= \omega \cdot L$(自己インダクタンス，自己誘導係数[H])

例題 ①

 図Aの回路に1[kHz]の交流電源をつないだ。合成アドミタンスの大きさY_0は何[S]か。

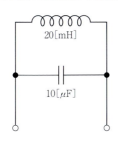

A それぞれの複素アドミタンス$\dot{Y}_L$および$\dot{Y}_C$は，

$$20[\text{mH}] \rightarrow \dot{Y}_L = \frac{1}{j\omega \cdot L} = \frac{1}{j2\pi \cdot f \cdot L} = -j\frac{1}{2\pi \times 1 \times 10^3 \times 20 \times 10^{-3}} = -j\frac{1}{40\pi}[\text{S}]$$

$$10[\mu\text{F}] \rightarrow \dot{Y}_C = \frac{1}{\left(\frac{1}{j\omega \cdot C}\right)} = j\omega \cdot C = j2\pi \cdot f \cdot C = j2\pi \times 1 \times 10^3 \times 10 \times 10^{-6} = j2\pi \times 10^{-2}[\text{S}]$$

したがって，合成複素アドミタンス$\dot{Y}_0$は，

$$\dot{Y}_0 = \dot{Y}_C + \dot{Y}_L = j\left\{(2\pi \times 10^{-2}) - \frac{1}{40\pi}\right\} = j(0.0628 - 0.00796) = j0.055[\text{S}]$$

∴求める合成アドミタンスの大きさY_0は，0.055[S]となる。

例題 ②

 図Bの回路の合成インピーダンスの大きさZ_0は何[Ω]か。

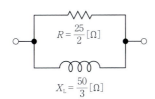

A 並列回路なので，合成アドミタンスの大きさY_0[S]を求めた後，その逆数を求めて合成インピーダンスの大きさZ_0[Ω]とする。

$$Z_0 = \frac{1}{Y_0}[\Omega]$$

$$\dot{Y}_0 = \frac{1}{R} + \frac{1}{jX_L} = \frac{1}{R} - j\frac{1}{X_L} = \frac{2}{25} - j\frac{3}{50}[\text{S}]$$

したがって，合成アドミタンスの大きさY_0[S]は，

$$Y_0 = \sqrt{\left(\frac{2}{25}\right)^2 + \left(\frac{3}{50}\right)^2} = \sqrt{\frac{4}{625} + \frac{9}{2500}} = \sqrt{\frac{16+9}{2500}} = \sqrt{\frac{25}{2500}} = 0.1[\text{S}]$$

$$\therefore Z_0 = \frac{1}{Y_0} = \frac{1}{0.1} = 10[\Omega]$$

例題 ③

Q 抵抗 $R[\Omega]$ と静電容量 $C[F]$ との並列回路に，電流 $I[A]$ が流れている。この回路の消費電力 P [W] を R, C, I により示せ。ただし，電源の角周波数を ω とする。

図C
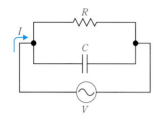

A この設問では，最初に R の両端電圧 $V[V]$ を，合成アドミタンス $Y_0[S]$ と全電流 I で表す。次に $P = \dfrac{V^2}{R}[W]$ から，消費電力を求める。合成複素アドミタンス $\dot{Y}_0$ は，

$$\dot{Y}_0 = \frac{1}{R} + \frac{1}{\dfrac{1}{j\omega \cdot C}} = \frac{1}{R} + j\omega \cdot C \,[S]$$

合成アドミタンスの大きさ Y_0 は，

$$Y_0 = \sqrt{\left(\frac{1}{R}\right)^2 + (\omega \cdot C)^2}\,[S]$$

したがって回路の両端電圧 V は，$I = Y_0 \cdot V$ より，

$$V = \frac{I}{Y_0} = \frac{I}{\sqrt{\left(\dfrac{1}{R}\right)^2 + (\omega \cdot C)^2}}\,[V]$$

したがって，$P = \dfrac{V^2}{R} = \dfrac{I^2}{\left\{\left(\dfrac{1}{R}\right)^2 + (\omega \cdot C)^2\right\}R} = \dfrac{I^2}{\dfrac{1}{R} + \omega^2 \cdot C^2 \cdot R}\,[W]$

4 交流回路

共振現象

1 共振現象とは

これまで述べたように,正弦波交流回路ではインダクタンスL[H]と静電容量C[F]は逆の性質をもっている。すなわち,電圧を基準にすると,インダクタンスL[H]に流れる電流は$\pi/2$[rad]遅れるが,静電容量C[F]に流れる電流は$\pi/2$[rad]進む。

また,誘導リアクタンス$X_L(=2\pi \cdot f \cdot L)$[Ω]は周波数$f$[Hz]に正比例するが,容量リアクタンス$X_C\{=1/(2\pi \cdot f \cdot C)\}$[Ω]は周波数$f$に反比例する。したがって,$L$と$C$が回路中に存在すると,電源周波数によって回路の性質が変化する。

さらに,ある周波数では,回路に加わる電圧と流れる電流は同位相となる。すなわち,回路の外から見ると,抵抗R[Ω]のみの回路に見える。この状態を**共振**という。共振回路にはLとCが直列接続された回路と,並列接続された回路がある。

ここでは,両者の性質について述べる。

2 直列共振回路

①直列共振の条件

図1 RLC直列回路

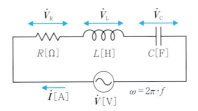

図1に示すRLC直列回路の合成複素インピーダンス$\dot{Z}$は式❶で与えられる。

$$\dot{Z} = R + j\omega \cdot L + \frac{1}{j\omega \cdot C} = R + j\left(\omega \cdot L - \frac{1}{\omega \cdot C}\right) = R + j(X_L - X_C)[\Omega] \quad ❶$$

上式で,虚部の条件,すなわち角周波数ω[rad/s]とL[H],C[F]の値により,3つの状態が存在する。

図2に示すように,誘導リアクタンス$X_L = \omega \cdot L$[Ω]は,角周波数ω($=2\pi \cdot f$)[rad/s]に正比例して増加する。しかし,容量リアクタンスX_C

図2 直列共振回路における
リアクタンスの変化

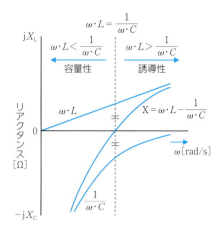

$= 1/(\omega \cdot C)[\Omega]$ は、ω に反比例するため減少する。

また、両者の位相差は常に π（180°）のため、その合成リアクタンス X $[\Omega]$ は以下に示すように角周波数 $\omega[\text{rad/s}]$ の増加につれ、負、0、正の値を取る。

(1) $\omega \cdot L > \dfrac{1}{\omega \cdot C}$ の場合 $(X_L > X_C)$、$|X| = X_L - X_C$、ω は大きい（f は高い）

図3 $X_L > X_C$ の場合のベクトル図

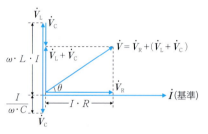

図3に示すベクトル図のように、$\dot{V}_R$ は $\dot{I}$ と同相で、$\dot{V}_L$ は $\dot{I}$ より $\pi/2[\text{rad}]$ 進み、$\dot{V}_C$ は $\dot{I}$ より $\pi/2[\text{rad}]$ 遅れる。

したがって、$|\dot{V}_L + \dot{V}_C| = V_L - V_C = \omega \cdot L \cdot I - I/(\omega \cdot C) = (X_L - X_C)I$ となるため、$\dot{V}_L + \dot{V}_C$ は $\dot{I}$ より $\pi/2[\text{rad}]$ 進む。

ここで、全電圧の大きさ V と全電流の大きさ I および両者の位相差 θ は式❷から得られる。また、回路は**誘導性**となり、$\dot{V}$ は $\dot{I}$ より $\theta[\text{rad}]$ 進む。

なお、回路の外からは RL 直列回路に見える。

$$V = |\dot{V}| = \sqrt{V_R^2 + (V_L - V_C)^2} \, [\text{V}]$$
$$I = \frac{V}{Z} = \frac{V}{\sqrt{R^2 + \left(\omega \cdot L - \dfrac{1}{\omega \cdot C}\right)^2}} \, [\text{A}],$$
$$\theta = \tan^{-1}\left(\frac{V_L - V_C}{V_R}\right) = \tan^{-1}\left(\frac{X_L - X_C}{R}\right)$$

············❷

(2) $\omega \cdot L < \dfrac{1}{\omega \cdot C}$ の場合 $(X_L < X_C)$、$|X| = X_C - X_L$、ω は小さい（f は低い）

図4に示すベクトル図のように、$|\dot{V}_L + \dot{V}_C| = V_C - V_L = I/(\omega \cdot C) - \omega \cdot L \cdot I = (X_C - X_L)I$ となるため、$\dot{V}_L + \dot{V}_C$ は $\dot{I}$ より $\pi/2[\text{rad}]$ だけ位相が遅れる。

ここで、全電圧の大きさ V と全電流の大きさ I および両者の位相差 θ は式❸から得られる。また、回路は**容量性**となり、$\dot{V}$ は $\dot{I}$ より $\theta[\text{rad}]$ 遅れる。

図4 $X_L < X_C$ の場合の ベクトル図

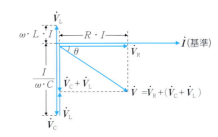

なお，回路の外からはRC直列回路に見える．

$$|\dot{V}| = \sqrt{V_R^2 + (V_C - V_L)^2} \text{ [V]}$$
$$I = \frac{V}{Z} = \frac{V}{\sqrt{R^2 + \left(\frac{1}{\omega \cdot C} - \omega \cdot L\right)^2}} \text{ [A]},$$
$$\theta = \tan^{-1}\left(\frac{V_C - V_L}{V_R}\right) = \tan^{-1}\left(\frac{X_C - X_L}{R}\right)$$

.... ❸

(3) $\omega \cdot L = \dfrac{1}{\omega \cdot C}$ の場合 ($X_L = X_C$)，$|X| = 0$，ω は中程度 (f は中程度)

図5 直列共振時の ベクトル図

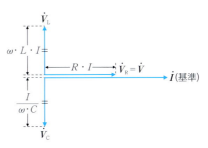

図5に示すベクトル図のように，$|\dot{V}_L + \dot{V}_C| = (X_C - X_L)I = 0$ となるため，回路は**無誘導性**となる．

すなわち，$\dot{V}$と$\dot{I}$は同相となる．この状態を**直列共振**(series resonance)といい，流れる電流を**共振電流**(resonance current) I_r という．

また，抵抗の両端電圧 $\dot{V}_R$ [V] は全電圧 $\dot{V}$ [V] と等しくなり，共振電流は $I_r = V/R$ [A] で与えられる．

②共振周波数の導出

直列共振時には117ページの**式❶**の虚部が0となるため，**式❹**から**共振周波数**(resonance frequency) f_r [Hz] が得られる．

$$\omega \cdot L - \frac{1}{\omega \cdot C} = 0,\ \omega \cdot L = \frac{1}{\omega \cdot C},\ \omega^2 = \frac{1}{L \cdot C}$$
$$(2\pi \cdot f_r)^2 = \frac{1}{L \cdot C},\ f_r^2 = \frac{1}{4\pi^2 \cdot L \cdot C}$$
$$\therefore 共振周波数\ f_r = \frac{1}{2\pi\sqrt{L \cdot C}} \text{ [Hz]}$$

.... ❹

③直列共振時の回路状態

直列共振においては以下の回路状態となる．

①リアクタンス成分は0となり，電圧$\dot{V}$[V]と電流$\dot{I}$[A]は同相となる。
②合成インピーダンスの大きさZ[Ω]が最小となるため，電流I[A]は最大となる。
③Lの両端電圧$\dot{V}_L$[V]とCの両端電圧$\dot{V}_C$[V]は大きさが等しく，位相がπ[rad]異なる。
④合成インピーダンス$\dot{Z}$は抵抗R[Ω]となり，Rの両端電圧$\dot{V}_R$[V]は電源電圧$\dot{V}$に等しくなる。
⑤LおよびCの両端電圧の大きさV_L，V_C[V]は，電源電圧Vの(X_L/R)倍および(X_C/R)倍となる。

$$V_L = I_r \cdot X_L = \frac{X_L}{R} \cdot V [\text{V}], \quad V_C = I_r \cdot X_C = \frac{X_C}{R} \cdot V [\text{V}] \quad \cdots\cdots\cdots ❺$$

④直列共振回路の共振曲線

図6 直列共振回路の共振曲線

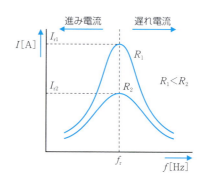

図6に示すように，回路の抵抗R[Ω]をパラメータとし，電源周波数f[Hz]と回路に流れる電流I[A]の関係を示したものを**共振曲線**（resonance curve）という。共振曲線には以下の特徴がある。
①共振周波数f_r[Hz]で電流I[A]は最大となる。
②回路の抵抗R[Ω]が小さいほど曲線は鋭い。
③f_r[Hz]より低い周波数では進み電流（容量性：RC直列と等価）となる。
④f_r[Hz]より高い周波数では遅れ電流（誘導性：RL直列と等価）となる。

⑤尖鋭度Q

直列共振時に，LおよびCの両端電圧V_L，V_Cが電源電圧Vの何倍になるかを示す値を**尖鋭度**（quality factor）Qという。
これらの関係を**式❻**に示す。

$$Q = \frac{V_L}{V} = \frac{V_C}{V}, \quad I_r = \frac{V}{Z} = \frac{V}{R}, \quad \omega = \frac{1}{\sqrt{L \cdot C}}$$

$$V_L = \omega \cdot L \cdot I_r = \omega \cdot L \cdot \frac{V}{R} = \frac{\omega \cdot L}{R} \cdot V = \frac{X_L}{R} \cdot V = Q \cdot V [\text{V}]$$

$$V_C = \frac{1}{\omega \cdot C} \cdot I_r = \frac{1}{\omega \cdot C} \cdot \frac{V}{R} = \frac{1}{\omega \cdot C \cdot R} \cdot V = \frac{X_C}{R} \cdot V = Q \cdot V [\text{V}] \quad ❻$$

$$\therefore Q = \frac{V_L}{V} = \frac{\omega \cdot L}{R} = \frac{1}{\sqrt{L \cdot C}} \cdot \frac{L}{R} = \sqrt{\frac{L^2}{R^2 \cdot L \cdot C}} = \frac{1}{R}\sqrt{\frac{L}{C}}$$

この関係から，$\omega \cdot L \gg R$ または $\omega \cdot C \cdot R \ll 1$ のとき，Q は非常に大きくなる。この性質を利用すると，特定の(共振)周波数の微弱な信号電圧から大きな電圧信号が得られる。

⑥ 選択度 S

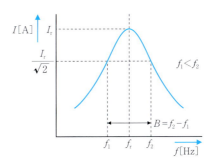

図7 共振曲線と周波数帯域幅

図7の共振曲線において回路電流が共振電流 I_r の $1/\sqrt{2}$ となる周波数を f_1, f_2[Hz] とすると，$f_2 - f_1$ を**周波数帯域幅**(frequency bandwidth) B という (ただし $f_1 < f_2$)。

共振周波数 f_r が同一の場合，B の幅が狭いほど共振曲線は鋭くなるが，この程度を表したものを**選択度**(selectivity) S といい，式❼で表す。

直列共振回路では $Q = S$ の関係が成り立ち，S が大きければ，いろいろな周波数を含む信号波形から希望する周波数の信号波形を選びだせる。

$$選択度 S = \frac{f_r}{f_2 - f_1} = \frac{f_r}{B} \qquad \cdots\cdots ❼$$

例題 ①

Q $R = 100[\Omega]$，$L = 40[\text{mH}]$，$C = 400[\text{pF}]$ の RLC 直列回路の共振周波数 f_r は何[kHz]か。

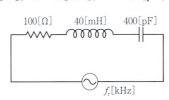

図A

A
$$f_r = \frac{1}{2\pi\sqrt{L \cdot C}} = \frac{1}{2\pi\sqrt{40 \times 10^{-3} \times 400 \times 10^{-12}}} = \frac{1}{2\pi\sqrt{16 \times 10^{-12}}}$$
$$= \frac{1}{2\pi \times 4 \times 10^{-6}} = 0.0398 \times 10^6 [\text{Hz}] = 39.8 [\text{kHz}]$$

例題 ②

Q $R=10[\Omega]$, $L=10[\text{mH}]$, コンデンサ C の RLC 直列回路が $f_r=100[\text{kHz}]$ で共振した。コンデンサ C の静電容量は何 [pF] か。

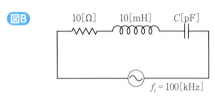

図B

A $f_r = \dfrac{1}{2\pi\sqrt{L \cdot C}}$ から, $L \cdot C = \dfrac{1}{4\pi^2 \cdot f_r^2}$

となる。この関係から,

$$C = \dfrac{1}{4\pi^2 \cdot f_r^2 \cdot L} = \dfrac{1}{4 \times 3.14^2 \times (100 \times 10^3)^2 \times 10 \times 10^{-3}}$$

$$= \dfrac{1}{4 \times 9.86 \times 10000 \times 10^6 \times 10 \times 10^{-3}} = \dfrac{1}{4 \times 9.86 \times 10^8} = 0.0254 \times 10^{-8}[\text{F}] = 254[\text{pF}]$$

例題 ③

Q コイルとコンデンサの直列共振回路がある。コンデンサの静電容量が 50[pF] のとき 100[kHz] で共振した。コイルのインダクタンス L は何 [mH] か。

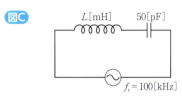

図C

A $f_r = \dfrac{1}{2\pi\sqrt{L \cdot C}}$ から, $L \cdot C = \dfrac{1}{4\pi^2 \cdot f_r^2}$

となる。この関係から,

$$L = \dfrac{1}{4\pi^2 \cdot f_r^2 \cdot C} = \dfrac{1}{4 \times 3.14^2 \times (100 \times 10^3)^2 \times 50 \times 10^{-12}}$$

$$= \dfrac{1}{4 \times 9.86 \times 10000 \times 10^6 \times 50 \times 10^{-12}} = \dfrac{1}{4 \times 9.86 \times 5 \times 10^{-1}} = 0.0507 \fallingdotseq 51[\text{mH}]$$

例題 ④

Q 図Dの回路が共振しているとき, 回路に流れる電流 I は何 [A] か。

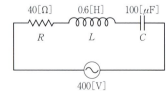

図D

122

RLC直列回路が共振状態のとき，抵抗Rの両端電圧V_R[V]は電源電圧V[V]と等しくなる。したがって，抵抗R[Ω]に流れる電流I[A]は，オームの法則から，

$$I = \frac{V}{R} = \frac{400}{40} = 10 \,[\text{A}]$$

例題⑤

 図EのRLC回路が共振状態にあるとき，Lの両端電圧V_Lは何[V]か。

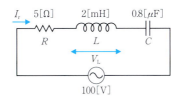

 RLC直列回路が共振状態のとき，抵抗Rの両端電圧V_R[V]は電源電圧V[V]と等しくなる。したがって，抵抗R[Ω]に流れる電流I_r[A]は，オームの法則から，

$$I_r = \frac{V}{R} = \frac{100}{5} = 20 \,[\text{A}]$$

この電流I_rがL[H]にも流れるため，両端に電位差V_L[V]が生じる。

$$V_L = X_L \cdot I_r = \omega \cdot L \cdot I_r \,[\text{V}]$$

ここで，共振時には，$\omega = \dfrac{1}{\sqrt{L \cdot C}}$ の関係が成り立つため，これを上式に代入する。

$$V_L = X_L \cdot I_r = \omega \cdot L \cdot I_r = \frac{L \cdot I_r}{\sqrt{L \cdot C}} = \frac{2 \times 10^{-3} \times 20}{\sqrt{2 \times 10^{-3} \times 0.8 \times 10^{-6}}} = \frac{40 \times 10^{-3}}{\sqrt{16 \times 10^{-10}}}$$

$$= \frac{40 \times 10^{-3}}{4 \times 10^{-5}} = 10 \times 10^2 = 1000 \,[\text{V}]$$

例題⑥

 RLC直列回路で，コイルのインダクタンスを一定にしてコンデンサの静電容量を4倍に，抵抗値を2倍にしたとき，共振周波数はもとの回路の何倍になるか。

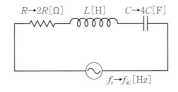

 $f_r = \dfrac{1}{2\pi\sqrt{L \cdot C}}$[Hz] の関係から，共振周波数は抵抗$R$の値には無関係となる。

また，コンデンサの静電容量を4倍にした場合の共振周波数f_{4C}は，

$$f_{4C} = \frac{1}{2\pi\sqrt{L \cdot 4C}} = \frac{1}{4\pi\sqrt{L \cdot C}} \,[\text{Hz}]$$ となる。両者の比は，

$$\frac{f_{4C}}{f_r} = \frac{2\pi\sqrt{L \cdot C}}{4\pi\sqrt{L \cdot C}} = \frac{1}{2}$$ したがって1/2倍となる。

3 並列共振回路

① *RLC* 並列共振の条件

図8に示す*RLC*並列回路において*RLC*が並列のため，それぞれの素子にかかる電圧 $\dot{V}$ は同一となる。

そこで，各素子に流れる電流を個々に求めると，**式❽**が得られる。

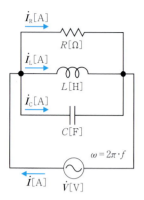

図8 *RLC*並列回路

$$\dot{I}_R = \frac{\dot{V}}{R} [A]$$
$$\dot{I}_L = \frac{\dot{V}}{jX_L} = \frac{\dot{V}}{j\omega \cdot L} = -j\frac{1}{\omega \cdot L}\dot{V} [A]$$
$$\dot{I}_C = \frac{\dot{V}}{-jX_C} = \frac{\dot{V}}{\frac{1}{j\omega \cdot C}} = j\omega \cdot C \cdot \dot{V} [A]$$
.... ❽

この結果，$\dot{I}_R$ と $\dot{V}$ は同相，$\dot{I}_L$ は $\dot{V}$ より $\pi/2$ [rad] 位相が遅れ，$\dot{I}_C$ は $\dot{V}$ より $\pi/2$ [rad] 位相が進む。

また，回路の全電流 $\dot{I}$ は $\dot{I}_R$，$\dot{I}_L$，$\dot{I}_C$ のベクトル和となるため，**式❾**となる。

$$\dot{I} = \dot{I}_R + \dot{I}_L + \dot{I}_C = \left\{\frac{1}{R} + j\left(\omega \cdot C - \frac{1}{\omega \cdot L}\right)\right\}\dot{V} = \left\{\frac{1}{R} + j\left(\frac{1}{X_C} - \frac{1}{X_L}\right)\right\}\dot{V}$$
$$= \dot{Y} \cdot \dot{V} [A]$$
❾

上式において虚部の条件（角周波数 ω と L，C の値）により，下記に示す3つの状態が存在する。

(1)　$\omega \cdot C > \dfrac{1}{\omega \cdot L}$ の場合（$I_C > I_L$），ω は大きい（f は高い）

図9 $\omega \cdot C > \dfrac{1}{\omega \cdot L}$ の場合のベクトル図

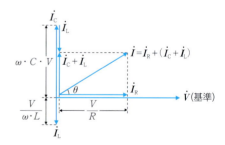

図9に示すベクトル図から，電圧 $\dot{V}$ を基準とすると，$\dot{I}_R$ と $\dot{V}$ は同相で，$\dot{I}_L$ は $\dot{V}$ より $\pi/2$ [rad] 遅れ，$\dot{I}_C$ は $\dot{V}$ より $\pi/2$ [rad] 進む。

したがって，$|\dot{I}_C + \dot{I}_L| = I_C - I_L$ となる。

回路の外からは*RC*並列回路に見える。

(2)　$\omega \cdot C < \dfrac{1}{\omega \cdot L}$ の場合（$I_C < I_L$），ω は小さい（f は低い）

図10 $\omega \cdot C < \dfrac{1}{\omega \cdot L}$ の場合のベクトル図

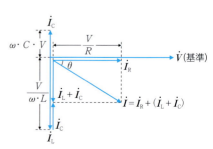

図10に示すベクトル図から同様に，$|\dot{I}_C + \dot{I}_L| = I_L - I_C$ となる。
回路の外からはRL並列回路に見える。

(3) $\omega \cdot C = \dfrac{1}{\omega \cdot L}$ の場合（$I_C = I_L$），ωは中程度（fは中程度）

図11 並列共振時のベクトル図

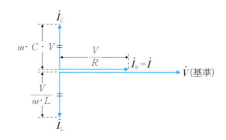

図11に示すベクトル図から，$|\dot{I}_C + \dot{I}_L| = 0$ となり，$\dot{I} = \dot{I}_R$ となる。虚部（サセプタンスB）が0となるため，無誘導回路となり，この状態を並列共振という。

このとき，LおよびCの両端電圧はV[V]のため，$I_L = V/(\omega \cdot L)$ [A]，$I_C = \omega \cdot C \cdot V$[A]の電流が流れる。しかし，大きさが等しく，互いに逆方向のため，LC中をこれらの電流が循環していると考える。

したがって，電源からは抵抗R[Ω]のみに電流$I = V/R$[A]を供給する。

②共振周波数の導出

並列共振の条件から共振周波数は式❿から得られ，直列共振と同一となる。

$$\omega \cdot C = \dfrac{1}{\omega \cdot L},\ \omega^2 = \dfrac{1}{L \cdot C},\ 4\pi^2 \cdot f_r^2 = \dfrac{1}{L \cdot C},\ f_r = \dfrac{1}{2\pi\sqrt{L \cdot C}}\text{[Hz]} \quad ❿$$

③RLC並列共振時の回路状態

①合成複素アドミタンスの虚部（サセプタンスB）は0となり，電圧$\dot{V}$と電流$\dot{I}$は同相となる。
②合成複素アドミタンスの大きさY[S]が最小となるため，電流I[A]も最小となる。
③$\dot{I}_L$と$\dot{I}_C$は大きさが等しく，位相がπ[rad]異なる。
④合成複素インピーダンス$\dot{Z}$は抵抗R[Ω]のみとなる。したがって，電源からは抵抗R[Ω]のみに電流$I = V/R$[A]を供給する。
⑤LC回路中を$I_L = V/(\omega \cdot L) = I_C = \omega \cdot C \cdot V$[A]の電流が循環していると考える。

④並列共振回路の共振曲線

図12に回路の抵抗R〔Ω〕をパラメータとした並列共振回路の共振曲線を示す。この特性では以下の特徴がある。

① 共振周波数f_rで電流Iは最小となる。
② f_rより低い周波数では遅れ電流(誘導性：RL並列)となる。
③ f_rより高い周波数では進み電流(容量性：RC並列)となる。

図12 並列共振回路の共振曲線

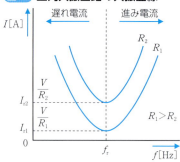

例題①

Q 図Aの回路が5〔MHz〕で共振するとき，コンデンサCは何〔pF〕か。

図A
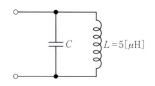

A 共振周波数の式は，直列回路と並列回路で同一となる。したがって，

$$f_r = \frac{1}{2\pi\sqrt{L \cdot C}} \text{ から, } L \cdot C = \frac{1}{4\pi^2 \cdot f_r^2}$$

となる。この関係から，

$$C = \frac{1}{4\pi^2 \cdot f_r^2 \cdot L} = \frac{1}{4 \times 3.14^2 \times (5 \times 10^6)^2 \times 5 \times 10^{-6}}$$
$$= \frac{1}{4 \times 9.86 \times 25 \times 10^{12} \times 5 \times 10^{-6}} = \frac{1}{4 \times 9.86 \times 125 \times 10^6} = \frac{1}{500 \times 9.86 \times 10^6}$$
$$\approx 0.000203 \times 10^{-6} = 203 \text{〔pF〕}$$

例題②

Q 図Bの回路に流れる電流は20〔A〕であった。これらのR，L，Cを並列に同じ電源に接続したとき，電源より流出する電流Iは何〔A〕か。

図B
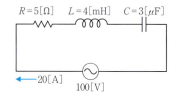

A RLC直列回路において，共振時には抵抗Rの両端電圧は電源電圧Vと等しくなる。したがって，流れる電流Iは，

$$I = \frac{V}{R} = \frac{100}{5} = 20 [A]$$

となる。したがって，回路は共振状態である。
このまま回路を並列接続しても，共振周波数はLとCの積で定まるため，回路は共振する。並列回路の共振時には，抵抗$R[\Omega]$にのみ電源から電流$I[A]$が供給される(図C)。

図C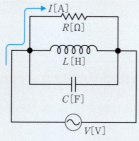

したがって，並列回路では抵抗$R[\Omega]$の両端に電源電圧$V[V]$が加わるため，このとき流れる電流$I[A]$は，

$$I = \frac{V}{R} = \frac{100}{5} = 20 [A]$$

例題③

Q 図Dの回路で$I = 1[A]$のとき，コイルに流れる電流I_Lは何$[A]$か。

図D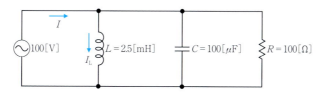

A 並列回路の共振時には，抵抗Rにのみ電源から電流が供給される。
そこで，$R[\Omega]$に流れる電流$I_R[A]$は，両端電圧が$V[V]$のため，

$$I_R = \frac{V}{R} = \frac{100}{100} = 1[A]$$

したがって，回路は共振状態である。
コイルに流れる電流$I_L[A]$は，両端電圧がVのため，

$$I_L = \frac{V}{X_L} = \frac{V}{\omega \cdot L}[A]$$

ここで，共振時には，$\omega = \dfrac{1}{\sqrt{L \cdot C}}$ の関係が成り立つため，これを上式に代入する。

$$I_L = \frac{V}{X_L} = \frac{V}{\omega \cdot L} = \frac{V\sqrt{L \cdot C}}{L} = \frac{100\sqrt{2.5 \times 10^{-3} \times 100 \times 10^{-6}}}{2.5 \times 10^{-3}}$$

$$= \frac{100\sqrt{25 \times 10^{-8}}}{2.5 \times 10^{-3}} = \frac{100 \times 5 \times 10^{-4}}{2.5 \times 10^{-3}} = 200 \times 10^{-1} = 20[A]$$

5 交流回路
電圧・電流・電力

正弦波交流回路において，時刻 t [s] における電圧 [V]・電流 [A]・電力 [W] の瞬時値を $v(t)$，$i(t)$，$p(t)$ と表す。

1 抵抗 R [Ω] のみの回路の電力

図1に示すように，$v(t)$ と $i(t)$ は同位相となるため，瞬時電力 $p(t)$ は両者の積で求まる。

したがって，瞬時電力 $p(t)$ は式❶で与えられる。

図1 R [Ω] のみの回路の瞬時電力 $p(t)$ と平均電力 P

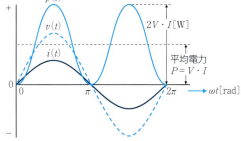

$$p(t) = v(t) \cdot i(t) = \sqrt{2}\, V \cdot \sin\omega t \cdot \sqrt{2}\, I \cdot \sin\omega t$$
$$= 2V \cdot I \cdot \sin^2\omega t \,[\text{W}] \quad \cdots\cdots\cdots ❶$$

したがって，1周期 2π [rad] の平均電力 P [W] は式❷となる。

MEMO

[数Ⅱ]
$\sin^2 a = \dfrac{1-\cos 2a}{2}$

[数Ⅲ]
$\int \cos ax\, dx = \dfrac{1}{a}\sin ax + C$

$$P = \frac{1}{2\pi}\int_0^{2\pi} 2V \cdot I \cdot \sin^2\omega t\, d\omega t = \frac{2V \cdot I}{2\pi}\int_0^{2\pi}\sin^2\omega t\, d\omega t$$
$$= \frac{V \cdot I}{\pi}\int_0^{2\pi}\frac{1}{2}(1-\cos 2\omega t)\, d\omega t$$
$$= \frac{V \cdot I}{2\pi}\left(\int_0^{2\pi} d\omega t - \int_0^{2\pi}\cos 2\omega t\, d\omega t\right) = \frac{V \cdot I}{2\pi}\left([\omega t]_0^{2\pi} - \left[\frac{\sin 2\omega t}{2}\right]_0^{2\pi}\right) \quad ❷$$
$$= \frac{V \cdot I}{2\pi}(2\pi) = V \cdot I\,[\text{W}],\,[\text{J/s}]$$

この結果，1周期の平均電力 P [W] は抵抗 R [Ω] の両端電圧の実効値 V [V] と流れる電流の実効値 I [A] の積で求めることができる。これは，92ページで述べた実効値の定義から考えると，当然の結果である。

2 自己インダクタンス L [H] および静電容量 C [F] を含む回路の電力

①自己インダクタンス L [H] のみの回路

図2に示すように，流れる電流 $i(t)$ は両端電圧 $v(t)$ より $\pi/2$ [rad] だけ位相が遅れる。したがって $p(t) = v(t) \cdot i(t)$ の関係から，瞬時電力 $p(t)$ は半

図2 L[H]のみの回路の瞬時電力$p(t)$

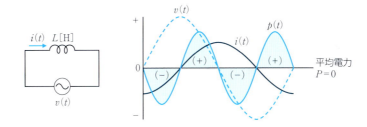

周期ごとに正および負に変化する。ここで，正の電力は自己インダクタンスL[H]にエネルギーを蓄え，負の電力は自己インダクタンスL[H]から電源に対してエネルギーを送り返すことを意味している。

したがって，受け取る電力（正の電力：充電）と送り返す電力（負の電力：放電）の大きさが等しいため，1周期の平均電力は0となる。

②静電容量C[F]のみの回路

流れる$i(t)$は両端電圧$v(t)$より$\pi/2$[rad]だけ位相が進む。したがって，瞬時電力$p(t)$は自己インダクタンスのみの回路と同様になる。

前述のように，LおよびCは電磁エネルギーまたは静電エネルギーを蓄え，そして放出する働きがあるため，電力を消費しない素子である。電力を消費する（熱エネルギーに変換する）のは抵抗R[Ω]のみである。したがって，交流回路における1周期の平均電力P（消費電力）[W]は，抵抗Rの両端電圧の実効値V[V]と流れる電流の実効値I[A]の積によって得られる。

3 RL直列回路の電力

図3 RL直列回路の消費電力

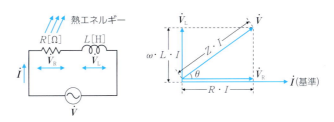

図3に示すように，抵抗R[Ω]に流れる電流は$\dot{I}$[A]のため，抵抗Rの両端電圧$\dot{V}_R$[V]は全電圧$\dot{V}$[V]よりθだけ遅れる。そのため，1周期の平均電力P[W]は式❸となる。

$$V_R = V \cdot \cos\theta \ [\text{V}]$$

$$P = V_R \cdot I = V \cdot I \cdot \cos\theta \ [\text{W}], [\text{J/s}] \quad \text{なお，} \cos\theta = \frac{V_R}{V} = \frac{R \cdot I}{Z \cdot I} = \frac{R}{Z}$$

また，抵抗に流れる電流I_R[A]とその抵抗値R[Ω]が既知であれば
$$P = V_R \cdot I_R = R \times I_R \cdot I_R = I_R^2 \cdot R \ [\text{W}] \quad \cdots\cdots\cdots\cdots ❸$$

なお，この関係はRC直列回路についても同様となる。

4 RC並列回路の電力

図4 RC並列回路の消費電力

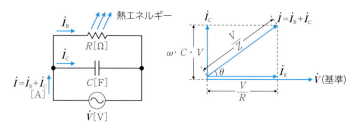

図4に示すように，抵抗Rの両端電圧は$\dot{V}$[V]のため，抵抗R[Ω]に流れる電流$\dot{I}_R$[A]は全電流$\dot{I}$[A]よりθだけ遅れる。そのため，1周期の平均電力Pは式❹となる。

$$I_R = I \cdot \cos\theta \text{ [A]}$$
$$P = V \cdot I_R = V \cdot I \cdot \cos\theta \text{ [W], [J/s]} \quad \text{なお, } \cos\theta = \frac{I_R}{I} = \frac{\frac{V}{R}}{\frac{V}{Z}} = \frac{Z}{R} = \frac{1}{RY} \quad ❹$$
$$\text{また, } P = V \cdot I_R = R \times I_R \cdot I_R = R \cdot I_R^2 \text{ [W]}$$

なお，この関係はRL並列回路についても同様となる。

したがって，単相交流回路では回路の形態に関わらず，全電圧の大きさがV[V]，全電流の大きさがI[A]で両者の位相差がθ[rad]のとき，消費電力P[W]は式❺で求められる。

$$P = V \cdot I \cdot \cos\theta \text{ [W], [J/s]}(ただし，V, Iは実効値) \quad \cdots\cdots ❺$$

5 皮相電力

消費電力$P = V \cdot I \cdot \cos\theta$[W]において，($V \times I$)は見かけの電力を表すため，**皮相電力**(apparent power)P_sという。なお，単位にはボルトアンペア(単位記号[VA])を用いる。

皮相電力は交流発電機や変圧器などの電源容量を表す場合に用いる。

6 力率

消費電力$P = V \cdot I \cdot \cos\theta$[W]において，$\cos\theta$は皮相電力($V \times I$)のうちで消費される電力の割合を表している。ここで，$\cos\theta$を**力率**(power factor)，θを**力率角**(power factor angle)といい，式❻の関係がある。

$$力率 = \cos\theta = \frac{P}{V \cdot I} \quad \cdots\cdots ❻$$

同じ電力を消費する場合，電源電圧を一定とすると，力率が低い負荷ほど電流を大きくする必要がある。さらに，電流が大きくなれば，回路の内部抵抗による電圧降下や熱損失が大きくなる。

表1 一般電気機器の力率

電気機器名	力率
白熱電球	1.00
電気こたつ	1.00
アイロン	1.00
電子レンジ	0.99
ステレオ	0.93
扇風機	0.90
ヘアードライヤー	0.90
カラーテレビ	0.90
蛍光灯	0.60
水銀灯	0.42

(川島純一・斉藤広吉著：電気基礎(上), 東京電機大学出版局, p.278, 1983より改変引用)

表1に一般電気機器の力率の概数を示す。

7 有効電流，無効電流，無効電力

図5 RL並列回路とベクトル図

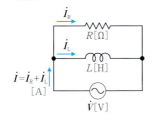
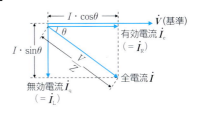

図5に示すRL並列回路のベクトル図において，抵抗Rに流れる電流I_R[A]（$=I \cdot \cos\theta$）は消費電力に寄与する電流のため，**有効電流**（active current）I_eという。

また，インダクタンスLに流れる電流I_L[A]（$=I \cdot \sin\theta$）は消費電力に貢献しない電流のため，**無効電流**（reactive current）I_qといい，RC並列回路の静電容量に流れる電流I_Cも同様に扱う。

次に，インダクタンスLの両端電圧Vと無効電流I_qの積$V \cdot I \cdot \sin\theta$を**無効電力**$P_q$といい，単位にはバール（単位記号[var：volt ampere reactive]）を用いる。なお，式中の$\sin\theta$を**無効率**（reactive factor）という。これに対し，消費電力$P = V \cdot I \cdot \cos\theta$を**有効電力**（active power）ともいう。

8 消費電力，皮相電力，無効電力の関係

図6 RL並列回路における電力のベクトル図

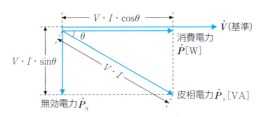

図5に示すRL並列回路の各電流ベクトルとなる有効電流$\dot{I}_e$，無効電流$\dot{I}_q$，全電流$\dot{I}$にそれぞれ全電圧$\dot{V}$をかけて電力を求めると，図6のような電力ベクトルが得られる。

この関係から，**式7**が得られる。

$$P_s[\text{VA}] = V \cdot I \quad :皮相電力 \quad P_s = \sqrt{P^2 + P_q^2}\,[\text{VA}]$$
$$P[\text{W}] = V \cdot I \cdot \cos\theta \quad :消費電力 \quad \cos\theta = \frac{P}{P_s}$$
$$P_q[\text{var}] = V \cdot I \cdot \sin\theta :無効電力 \quad \sin\theta = \frac{P_q}{P_s}$$

.... ❼

例題①

Q ある回路に1000[V]の正弦波交流電圧を加えたとき，50[A]の電流が流れ，その位相差が60[°]であった。この回路の消費電力Pは何[kW]か。

A $P = V \cdot I \cdot \cos\theta = 1000 \times 50 \times \cos\left(\dfrac{\pi}{3}\right) = 50000 \times \left(\dfrac{1}{2}\right) = 25000[\mathrm{W}] = 25[\mathrm{kW}]$

例題②

Q 負荷の両端に$\sqrt{2}V \cdot \sin\omega t$の電圧を加えたとき，流れる電流は$\sqrt{2}I \cdot \sin(\omega t - \phi)$であった。電力を示す式を求めよ。ただし，$\omega$は角周波数，$t$は時間である。

A 消費電力の基本式$P = V \cdot I \cdot \cos\theta$において，$V$および$I$は実効値である。したがって，与えられた電圧および電流の実効値は，VおよびIとなる。
また，位相差は$0 - (-\phi) = \phi$となる。したがって，$P = V \cdot I \cdot \cos\phi[\mathrm{W}]$が求める式となる。

例題③

Q 複素インピーダンス$Z = 80 + j60[\Omega]$の負荷に，100[V]の正弦波交流電圧を加えたとき，消費される電力Pは何[W]か。

図A

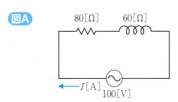

A1 インピーダンスの大きさZは，

$Z = \sqrt{R^2 + X_\mathrm{L}^2} = \sqrt{80^2 + 60^2} = 100[\Omega]$

したがって，流れる電流Iは，

$I = \dfrac{V}{Z} = \dfrac{100}{100} = 1[\mathrm{A}]$ →[A2]

ここで，力率$\cos\theta$は，129ページの**式❸**から，

$\cos\theta = \dfrac{R}{Z} = \dfrac{80}{100} = 0.8$

したがって，

$P = V \cdot I \cdot \cos\theta = 100 \times 1 \times 0.8 = 80[\mathrm{W}]$

A2 直列回路の場合，流れる電流$I[\mathrm{A}]$と抵抗値$R[\Omega]$が既知であれば，

$P = I^2 \cdot R = 1^2 \times 80 = 80[\mathrm{W}]$

例題 ④

Q 図Bの交流回路で消費するエネルギーが1[MJ]となるのに何時間(h)必要か。ただし、インダクタンスの抵抗成分は無視する。

図B

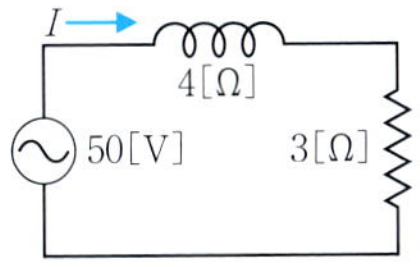

A1 回路の合成複素インピーダンス$\dot{Z}$は、$\dot{Z}=3+j4[\Omega]$である。また、その大きさZは、

$$Z = \sqrt{R^2 + X_L^2} = \sqrt{3^2 + 4^2} = 5[\Omega]$$

したがって、流れる電流Iは、

$$I = \frac{V}{Z} = \frac{50}{5} = 10[A] \quad \rightarrow [A2]$$

ここで、力率$\cos\theta$は、

$$\cos\theta = \frac{R}{Z} = \frac{3}{5} = 0.6$$

したがって、消費電力Pは、

$$P = V \cdot I \cdot \cos\theta = 50 \times 10 \times 0.6 = 300[W], [J/s]$$

エネルギー$W=1[MJ]$を消費するのに必要な時間$t[s]$は、

$$t = \frac{W}{P} = \frac{1 \times 10^6}{300}[s]$$

これを時間$T[h]$に換算すると、

$$T = \frac{1 \times 10^6}{300 \times 60 \times 60} = \frac{1 \times 10^6}{108 \times 10^4} = \frac{1 \times 10^6}{1.08 \times 10^6} = 0.926[h]$$

A2 直列回路の消費電力Pは、流れる電流Iと抵抗値Rが既知であれば、

$$P = I^2 \cdot R = 10^2 \times 3 = 300[W]$$

となる。以下、同様。

例題 ⑤

Q 正弦波交流の回路で有効電力をP、無効電力をQとしたとき、力率を表す式を求めよ。

A 図Cのベクトル図から、

$$力率 = \frac{有効電力}{皮相電力} = \frac{P}{\sqrt{P^2+Q^2}}$$

図C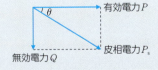

例題 ⑥

 図Dの回路に10分間通電したところ，36［kJ］のエネルギーを消費した。使用した抵抗 R［Ω］とリアクタンス X［Ω］はいくらか。

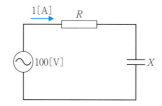

 直列回路の場合，流れる電流 I［A］と抵抗値 R［Ω］が既知であれば

$P = I^2 \cdot R$［J/s］，したがって $W = P \times t = I^2 \cdot R \times t$［J］

$R = \dfrac{W}{I^2 \cdot t} = \dfrac{36 \times 10^3}{1^2 \times 10 \times 60} = 60$［Ω］

$X = \sqrt{Z^2 - R^2} = \sqrt{100^2 - 60^2} = 80$［Ω］

6 三相交流

交流回路

1 三相起電力の発生

89ページの図4のように，1本の導線を平等磁界中で回転させると，導線の両端には単相正弦波交流起電力eが発生する。

図1 対称三相交流起電力の発生

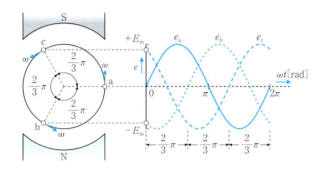

そこで，図1左に示すように，互いに$2\pi/3$[rad]（120°）間隔に配置した3本の導線a，b，cを平等磁界中で反時計回りにω[rad/s]の角速度で回転させる。

その結果，図1右に示すように，大きさが等しく互いに$2\pi/3$[rad]（120°）の位相差をもつ3つの起電力e_a，e_b，e_cが誘導される。

この起電力を**対称三相起電力**（symmetrical three-phase voltage）といい，式❶に各々の誘導起電力の瞬時値の式を示す。

対称三相電力の各相に接続した負荷のインピーダンスが等しいとき，これを**平衡三相負荷**という。なお，この回路全体を**平衡三相回路**という。また，このときに流れる電流を**対称三相電流**（symmetrical three-phase current）という。

$$e_a = E_m \cdot \sin \omega t \, [\text{V}]$$
$$e_b = E_m \cdot \sin \left(\omega t - \frac{2}{3}\pi\right) [\text{V}]$$
$$e_c = E_m \cdot \sin \left(\omega t - \frac{4}{3}\pi\right) [\text{V}]$$

....

2 対称三相起電力の性質

図2左に示すように，どの角度においても対称三相起電力の瞬時値の合計は0となる。また，式❶に$t=0$を代入して和を求めても，$e_a + e_b + e_c = 0$が得られる。ここで，各相の起電力の最大値をE_{ma}，E_{mb}，E_{mc}[V]とすると，それぞれの実効値は式❷で表される。

なお，実効値で表した電圧ベクトルについても$\dot{E}_a+\dot{E}_b+\dot{E}_c=0$が常に成り立つ。

図2 対称三相交流起電力の回転ベクトルと波形

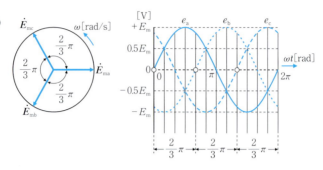

$$E_a = \frac{E_{ma}}{\sqrt{2}}[V], \quad E_b = \frac{E_{mb}}{\sqrt{2}}[V], \quad E_c = \frac{E_{mc}}{\sqrt{2}}[V] \quad \cdots\cdots\cdots\cdots ❷$$

3 星形結線（またはY結線，スター結線）

図3 三相星形結線

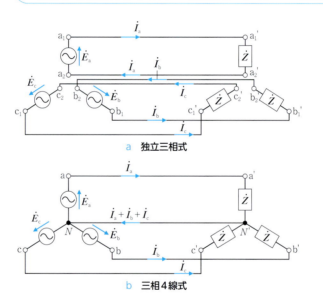

a 独立三相式

b 三相4線式

図3aに示すように，電源および負荷を逆Y字状に配置したものを**星形結線**（star connection）という。

ここで，三相電源の各相にインピーダンス$\dot{Z}[\Omega]$の誘導性負荷（$Z\angle\theta$）を接続すると，式❸に示すように各相の起電力$\dot{E}_a$, $\dot{E}_b$, $\dot{E}_c$[V]よりそれぞれθ[rad]ずつ遅れた電流$\dot{I}_a$, $\dot{I}_b$, $\dot{I}_c$[A]が流れる。

$$\dot{I}_a = \frac{\dot{E}_a}{\dot{Z}} = \frac{E_a}{Z}\angle-\theta[A], \quad \dot{I}_b = \frac{\dot{E}_b}{\dot{Z}} = \frac{E_b}{Z}\angle-\theta[A], \quad \dot{I}_c = \frac{\dot{E}_c}{\dot{Z}} = \frac{E_c}{Z}\angle-\theta[A] \quad ❸$$

ここで，図3bに示すように，a_2, c_2, b_2とa_2', b_2', c_2'を1本の線で結ぶと，この線には$\dot{I}_a+\dot{I}_b+\dot{I}_c$[A]の合成電流が流れる。この線を**中性線**（neutral conductor）といい，この結線方法を三相4線式という。

対称三相起電力に平衡三相負荷を接続した場合，大きさが同じで互いに

$2\pi/3$[rad]（120°）の位相差の対称三相電流が流れるため，$\dot{I}_a+\dot{I}_b+\dot{I}_c=0$の関係が常に成り立つ。したがって，中性線には電流は流れないため，この線は省略できる。

図4に示すように，3本の線で三相電力を送る方式を三相3線式という。

図4 星形結線の三相3線式

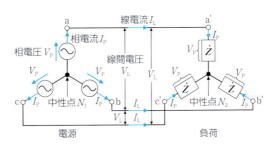

①各電圧・電流の定義

電源各相の電圧および各相の負荷$\dot{Z}$の両端電圧を**相電圧**（phase voltage）V_P[V]という。また，電源のa, b, c各端子間の電位差および負荷のa', b', c'各端子間の電位差を**線間電圧**（line voltage）V_L[V]といい，各送電線間の電位差を指している。

次に，各相電圧から流れ出る電流および各相の負荷$\dot{Z}$に流れる電流を**相電流**（phase current）I_P[A]という。また，電源と負荷を結んでいる各送電線に流れる電流を**線電流**（line current）I_L[A]という。

なお，3つの電源または負荷を一緒に結んだ（共通の）点N_1，N_2を**中性点**（neutral point）という。

②相電流と線電流の関係

図4からも明らかなように，電源から流れ出る相電流I_P[A]はそのまま線電流I_L[A]となるため，両者は等しい。また，線電流I_Lはそのまま負荷$\dot{Z}$[Ω]に流れ込んで線電流I_Pになる。

相電流I_P＝線電流I_L

③相電圧と線間電圧の関係

図5 星形結線の相電圧と線間電圧

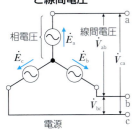

図5に示すように，a-b間にはbからaに向かって$-\dot{E}_b$と$\dot{E}_a$の起電力が存在するため，端子a-b間には$(+\dot{E}_a-\dot{E}_b)$の合成起電力が生じる。

そのため，各端子間の電圧は式❹となる。

$$\dot{V}_{ab}=\dot{E}_a-\dot{E}_b[V], \dot{V}_{bc}=\dot{E}_b-\dot{E}_c[V], \dot{V}_{ca}=\dot{E}_c-\dot{E}_a[V] \cdots\cdots ❹$$

④相電圧と線間電圧の位相と大きさ

図6に相電圧$\dot{E}_a$を基準とした，線間電圧$\dot{V}_{ab}$のベクトル図を示す。なお，$\dot{E}_a-\dot{E}_b$を求めるには，100ページのベクトルの差を用いる。この関係から，位相については$\dot{V}_{ab}$は$\dot{E}_a$より$\pi/6$[rad]（30°）進んだベクトルとなる。また，$\dot{V}_{bc}$と$\dot{V}_{ca}$についても同様に，$\dot{E}_b$と$\dot{E}_c$に対して$\pi/6$[rad]（30°）進む。

大きさについては，ベクトル図において $V_{ab}=2l$ とおくと，$l=E_a \cdot \cos(\pi/6)$ から，$V_{ab}=2E_a \cdot \cos(\pi/6)=\sqrt{3}E_a$ となる。

したがって，両者の関係を極座標形式で表すと**式❺**となる。

図6 星形結線における相電圧と線間電圧のベクトル図

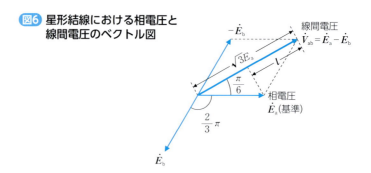

$$線間電圧 \dot{V}_L = (\sqrt{3} \times 相電圧 \dot{V}_P) \angle \frac{\pi}{6} \qquad \cdots\cdots ❺$$

例題 ①

Q 1相のインピーダンスが $\dot{Z}=3+j4$ [Ω] であるY結線された平衡三相負荷がある。
相電圧 V_P が 100 [V] のとき，線間電圧 V_L と線電流 I_L を求めよ。

図A

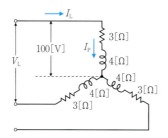

A 線間電圧 V_L の大きさは，**式❺**から，相電圧 V_P の $\sqrt{3}$ 倍となる。

$$\therefore V_L = \sqrt{3} V_P = 100\sqrt{3} = 173 \text{[V]}$$

また，相電流 I_P は，相電圧 V_P とインピーダンスの大きさ Z の比で定まる。

$$Z = \sqrt{R^2 + X_L^2} = \sqrt{3^2 + 4^2} = 5 \text{[Ω]}$$
$$I_P = \frac{V_P}{Z} = \frac{100}{5} = 20 \text{[A]}$$

Y結線では，相電流と線電流は等しいため，

$$\therefore I_L = I_P = 20 \text{[A]}$$

例題 ②

相等しい3個の抵抗 $R[\Omega]$ を星形に結線し、これを線間電圧 $V_L = 200[V]$ の三相交流電源に接続したところ、10[A]の線電流 I_L が流れた。1個の抵抗値 R は何 $[\Omega]$ か。

図B
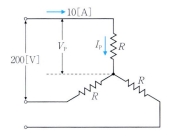

抵抗 R の両端電圧は相電圧 $V_P[V]$ となる。
また、流れる電流は相電流 $I_P[A]$ となるが、星形結線では線電流 I_L と相電流 I_P は等しい。
したがって、抵抗 R の値は、相電圧 V_P と相電流 I_P の比で定まる。

$$V_P = \frac{V_L}{\sqrt{3}} = \frac{200}{\sqrt{3}}[V] \text{ また、} I_P = I_L = 10[A] \text{ より、}$$

$$R = \frac{V_P}{I_P} = \frac{\frac{200}{\sqrt{3}}}{10} = \frac{20}{\sqrt{3}} = 11.6[\Omega]$$

4 三角結線(または△結線、デルタ結線)

図7 三相三角結線

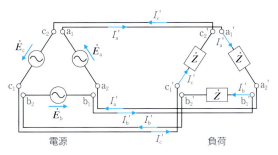

図7の結線において、各相の誘導性負荷のインピーダンスを $\dot{Z}[\Omega] = Z\angle\theta$ とすると式❻となる。

$$\dot{I}_a' = \frac{\dot{E}_a}{\dot{Z}} = \frac{E_a}{Z}\angle-\theta[A], \quad \dot{I}_b' = \frac{\dot{E}_b}{\dot{Z}} = \frac{E_b}{Z}\angle-\theta[A], \quad \dot{I}_c' = \frac{\dot{E}_c}{\dot{Z}} = \frac{E_c}{Z}\angle-\theta[A] \quad ❻$$

135ページのように、対称三相起電力に同一の負荷を接続した場合、平衡三相回路となり、流れる電流も対称三相電流となる。

そこで、a_1 と c_2、b_1 と a_2、c_1 と b_2、a_1' と c_2'、b_1' と a_2'、c_1' と b_2' をそれぞれ接続すると、図8となる。

各相の電源から流れ出る電流および各負荷インピーダンスを流れる電流はそれぞれ等しいため、各線電流は式❼となる。

$$\dot{I}_a = \dot{I}_a' - \dot{I}_c'[A], \quad \dot{I}_b = \dot{I}_b' - \dot{I}_a'[A], \quad \dot{I}_c = \dot{I}_c' - \dot{I}_b'[A] \quad \cdots\cdots\cdots ❼$$

電源を三角結線した場合、3つの起電力が短絡するように見える。しか

図8 三角結線の平衡三相回路

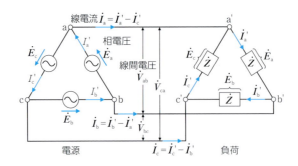

し，$\dot{E}_a$, $\dot{E}_b$, $\dot{E}_c$ [V]は大きさが同じで互いに$2\pi/3$ [rad]の位相差をもつため，$\dot{E}_a + \dot{E}_b + \dot{E}_c = 0$の関係が常に成り立つため，短絡電流は流れない。

①相電圧と線間電圧の関係

図8の回路から，相電圧$\dot{V}_P(\dot{E}_a)$は線間電圧$\dot{V}_L(\dot{V}_{ab})$に等しい（同じもの）。

相電圧 V_P = 線間電圧 V_L ············ ❽

②相電流と線電流の関係

図8の接続点aでは$\dot{I}_a' = \dot{I}_a + \dot{I}_c'$から，$\dot{I}_a = \dot{I}_a' - \dot{I}_c'$となる。
また，同様に接続点bおよびcでは$\dot{I}_b = \dot{I}_b' - \dot{I}_a'$および$\dot{I}_c = \dot{I}_c' - \dot{I}_b'$となる。

③相電流と線電流の位相と大きさ

図9 三角結線における相電流と線電流のベクトル図

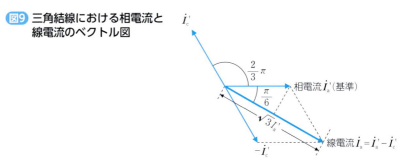

図9に相電流$\dot{I}_a'(\dot{I}_P)$を基準とした線電流$\dot{I}_a(\dot{I}_L)$のベクトル図を示す。また，両者の関係を極座標形式で表すと式❾となる。

$$I_a = I_a' \cos\frac{\pi}{6} \times 2 = I_a' \times \frac{\sqrt{3}}{2} \times 2 = \sqrt{3}\,I_a' \text{ [A]}$$
$$\therefore 線電流\,\dot{I}_L = (\sqrt{3} \times 相電流\,\dot{I}_P) \angle -\frac{\pi}{6} \text{ [A]}$$

············ ❾

例題

Q △−△結線の平衡三相回路で，相電圧 $V_P = 210$ [V]，1相の負荷インピーダンス $\dot{Z} = 4 + j3$ [Ω] のとき，線電流 I_L は何[A]か。 **図A**

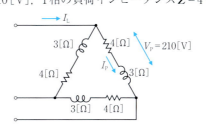

A この例題では，最初に相電流 I_P を求め，そのあと線電流 I_L に換算する。
相電流 I_P は，相電圧 V_P とインピーダンスの大きさ Z との比で定まる。

$$Z = \sqrt{R^2 + X_L^2} = \sqrt{4^2 + 3^2} = 5 [\Omega]$$
$$I_P = \frac{V_P}{Z} = \frac{210}{5} = 42 [A]$$
$$\therefore I_L = \sqrt{3} \, I_P = 42\sqrt{3} = 72.7 [A]$$

5 各結線による各々の電圧と電流

以上から，星形結線および三角結線では，線間電圧 V_L と相電圧 V_P，または線電流 I_L と相電流 I_P のいずれかが等しくなる。

一方，線電流 I_L または線間電圧 V_L の大きさは，相電流 I_P または相電圧 V_P の $\sqrt{3}$ 倍となり，位相は $\pi/6$ [rad] ずれる。

これらの関係は，簡単な回路図を描くことで，同一のものを確認できる。

Slim・Check・Point 星形結線および三角結線における電圧・電流・位相の関係

- 電圧：線間電圧 V_L ≧ 相電圧 V_P
- 電流：線電流 I_L ≧ 相電流 I_P
- 比 ：$\sqrt{3} : 1$
- 位相：$\pi/6$ [rad]

6 三相交流の電力

図10 三相電力

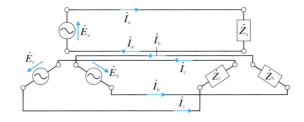

図10に示すように，三相電力は各相の電力を計算して，その和から求める。

したがって，各相電圧を $\dot{E}_a, \dot{E}_b, \dot{E}_c$ [V]，各相電流を $\dot{I}_a, \dot{I}_b, \dot{I}_c$ [A]，各々の $\dot{E}$ と $\dot{I}$ の位相差を $\theta_a, \theta_b, \theta_c$ [rad] とすると，三相電力の大きさ P_3 [W]は式⑩となる。

$$P_3[\text{W}] = E_a \cdot I_a \cdot \cos\theta_a + E_b \cdot I_b \cdot \cos\theta_b + E_c \cdot I_c \cdot \cos\theta_c \quad \cdots\cdots\cdots\cdots ⑩$$

7 平衡三相回路の電力

インピーダンスの等しい負荷 $\{\dot{Z} = R + jX [\Omega]，\theta = \tan^{-1}(X/R)\}$ を Y または△に結線し，これに対称三相起電力を加える。これを平衡三相回路といい，各負荷の相電流，各線電流の大きさはそれぞれ等しく，対称三相電流となる。

この場合には，式⑩において $E_a = E_b = E_c [\text{V}]$，$I_a = I_b = I_c [\text{A}]$，$\theta_a = \theta_b = \theta_c [\text{rad}]$ となり，三相電力 $P_3[\text{W}]$ は式⑪に示すように単相電力 P の3倍となる（V_p：相電圧，I_p：相電流）。なお，抵抗値 $R[\Omega]$ が既知の場合，I_p^2 との積で単相電力 P が求まる。

$$P[\text{W}] = V_p \cdot I_p \cdot \cos\theta = I_p^2 \cdot R$$
$$P_3[\text{W}] = 3P = 3V_p \cdot I_p \cdot \cos\theta = 3I_p^2 \cdot R \quad \cdots\cdots\cdots\cdots ⑪$$

次に，線電流 $I_L[\text{A}]$ と線間電圧 $V_L[\text{V}]$ によって三相電力 $P_3[\text{W}]$ を求める場合，相電流および相電圧との関係から，式⑫を適用する。

①星形結線における三相電力

相電圧 $V_p = \dfrac{\text{線間電圧}\,V_L}{\sqrt{3}}$，相電流 $I_p = $ 線電流 I_L

$$P_3 = 3 \times \text{相電圧}\,V_p \times \text{相電流}\,I_p \times \text{力率}\cos\theta = 3 \times \dfrac{V_L}{\sqrt{3}} \times I_L \times \cos\theta$$
$$= \sqrt{3}\,V_L \cdot I_L \cdot \cos\theta\,[\text{W}] \quad ⑫$$

②三角結線における三相電力

相電圧 $V_p = $ 線間電圧 V_L，相電流 $I_p = \dfrac{\text{線電流}\,I_L}{\sqrt{3}}$

$$P_3 = 3 \times \text{相電圧}\,V_p \times \text{相電流}\,I_p \times \text{力率}\cos\theta$$
$$= 3 \times V_L \times \dfrac{I_L}{\sqrt{3}} \times \cos\theta = \sqrt{3}\,V_L \cdot I_L \cdot \cos\theta\,[\text{W}] \quad ⑬$$

∴どちらの結線でも，

$$P_3 = \sqrt{3} \times \text{線間電圧} \times \text{線電流} \times \text{力率}$$
$$= \sqrt{3}\,V_L \cdot I_L \cdot \cos\theta\,[\text{W}]\,(\theta：\text{相電圧}\,V_p\text{と相電流}\,I_p\text{の位相差})$$

例題 ①

Q 平衡三相交流回路で線間電圧 $V_L = 200 [V]$，線電流 $I_L = 5 [A]$，負荷の力率 $\cos\theta = 0.5$ のとき，三相電力 P_3 は何 [W] か。

A 式⓭から，

$$P_3 = \sqrt{3} \times 線間電圧 \times 線電流 \times 力率 = \sqrt{3} V_L \cdot I_L \cdot \cos\theta$$
$$= \sqrt{3} \times 200 \times 5 \times 0.5 = 865 [W]$$

例題 ②

Q 平衡三相負荷に $100 [kW]$ の三相電力 P_3 が供給されている。
線間電圧 $V_L = 3 [kV]$，負荷の力率 $\cos\theta = 0.8$ のとき，線電流 I_L は何 [A] か。

A 式⓭から，

$$P_3 = \sqrt{3} V_L \cdot I_L \cdot \cos\theta \text{ を変形して，}$$
$$I_L = \frac{P_3}{\sqrt{3} V_L \cdot \cos\theta} = \frac{100 \times 10^3}{\sqrt{3} \times 3 \times 10^3 \times 0.8} = 24.1 [A]$$

③皮相電力と無効電力

図11 三相電力のベクトル図（誘導負荷時）

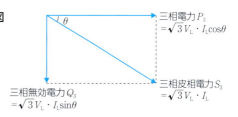

131ページの単相交流回路と同様に三相皮相電力 S_3，三相無効電力 Q_3 および三相（消費）電力 P_3 との関係は図11および式⓮となる。

$$\begin{aligned}
三相回路の皮相電力 \quad & S_3 = \sqrt{3} V_L \cdot I_L [VA] \\
三相回路の無効電力 \quad & Q_3 = \sqrt{3} V_L \cdot I_L \cdot \sin\theta [var] \\
& S_3 = \sqrt{P_3^2 + Q_3^2} [W]
\end{aligned}$$ ⓮

例題 ③

Q 平衡三相負荷に $200 [V]$ の対称三相電圧を加えたとき，全電力 P_3 は $2.4 [kW]$，全無効電力 Q_3 は $3.2 [kvar]$ であった。
三相皮相電力 S_3 は何 [kVA] か。

A この設問では対称三相電圧は計算に用いない。図11および式⓮から，

$$S_3 = \sqrt{P_3^2 + Q_3^2} = \sqrt{2.4^2 + 3.2^2} = 4.0 [kVA]$$

8 三角結線から星形結線への等価変換

平衡三相回路の計算では，三角結線と星形結線が混在する場合があり，負荷のインピーダンスを△－Y，Y－△に等価変換できれば計算が簡単になる。

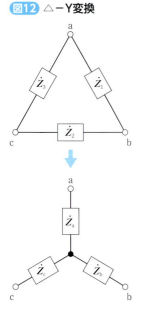

図12 △－Y変換

図12の結線において，△結線とY結線の各端子a，b，c間の合成インピーダンスを求め，両者が等しいとおくと式⑮，⑯，⑰が得られる。

$$
\begin{array}{ccc}
& Y & \triangle \\
a-b & \dot{Z}_a + \dot{Z}_b = \dfrac{\dot{Z}_1(\dot{Z}_2 + \dot{Z}_3)}{\dot{Z}_1 + (\dot{Z}_2 + \dot{Z}_3)} [\Omega] & \cdots\cdots ⑮ \\
b-c & \dot{Z}_b + \dot{Z}_c = \dfrac{\dot{Z}_2(\dot{Z}_1 + \dot{Z}_3)}{\dot{Z}_2 + (\dot{Z}_1 + \dot{Z}_3)} [\Omega] & \cdots\cdots ⑯ \\
c-a & \dot{Z}_c + \dot{Z}_a = \dfrac{\dot{Z}_3(\dot{Z}_1 + \dot{Z}_2)}{\dot{Z}_3 + (\dot{Z}_1 + \dot{Z}_2)} [\Omega] & \cdots\cdots ⑰
\end{array}
$$

ここで，式⑮，式⑯，式⑰の両辺をそれぞれ加えると式⑱を得る。さらに，式⑱と式⑮，⑯，⑰の差から，式⑲，⑳，㉑を得る。

$$
(\dot{Z}_a + \dot{Z}_b) + (\dot{Z}_b + \dot{Z}_c) + (\dot{Z}_c + \dot{Z}_a) = \dfrac{\dot{Z}_1(\dot{Z}_2 + \dot{Z}_3) + \dot{Z}_2(\dot{Z}_1 + \dot{Z}_3) + \dot{Z}_3(\dot{Z}_1 + \dot{Z}_2)}{\dot{Z}_1 + \dot{Z}_2 + \dot{Z}_3}
$$

$$
2(\dot{Z}_a + \dot{Z}_b + \dot{Z}_c) = \dfrac{2(\dot{Z}_1 \cdot \dot{Z}_2 + \dot{Z}_2 \cdot \dot{Z}_3 + \dot{Z}_3 \cdot \dot{Z}_1)}{\dot{Z}_1 + \dot{Z}_2 + \dot{Z}_3} \quad\cdots\cdots ⑱
$$

式⑱－式⑯　　$\dot{Z}_a = \dfrac{\dot{Z}_1 \cdot \dot{Z}_3}{\dot{Z}_1 + \dot{Z}_2 + \dot{Z}_3} [\Omega]$ 　　　$\cdots\cdots$ ⑲

式⑱－式⑰　　$\dot{Z}_b = \dfrac{\dot{Z}_1 \cdot \dot{Z}_2}{\dot{Z}_1 + \dot{Z}_2 + \dot{Z}_3} [\Omega]$ 　　　$\cdots\cdots$ ⑳

式⑱－式⑮　　$\dot{Z}_c = \dfrac{\dot{Z}_2 \cdot \dot{Z}_3}{\dot{Z}_1 + \dot{Z}_2 + \dot{Z}_3} [\Omega]$ 　　　$\cdots\cdots$ ㉑

したがって，△－Y変換におけるY接続の1相のインピーダンスは，これを挟む△接続の2つのインピーダンスの積を，△接続の3辺のインピーダンスの和で割ったものに等しい。

また，各インピーダンスが等しい三相平衡負荷では式㉒に示すように，Y結線のインピーダンス$\dot{Z}_Y$は△結線のインピーダンス$\dot{Z}_\triangle$の1/3となる。

$\dot{Z}_1 = \dot{Z}_2 = \dot{Z}_3 = \dot{Z}_\triangle$
$\dot{Z}_a = \dot{Z}_b = \dot{Z}_c = \dot{Z}_Y$

では，$\dot{Z}_Y = \dfrac{\dot{Z}_\triangle \cdot \dot{Z}_\triangle}{\dot{Z}_\triangle + \dot{Z}_\triangle + \dot{Z}_\triangle}$ 　　　$\cdots\cdots$ ㉒

$= \dfrac{\dot{Z}_\triangle \cdot \dot{Z}_\triangle}{3\dot{Z}_\triangle} = \dfrac{\dot{Z}_\triangle}{3} [\Omega]$

例題 ①

Q 図Aの2つの回路がa, b, cから見て等価になる R_A, R_B, R_C の値[Ω]を求めよ。

図A

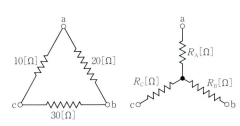

A △-Y変換を行う。
式⑲〜㉑に代入すると、

$$R_A = \frac{10 \times 20}{10+20+30} = \frac{200}{60} = 3.33 [\Omega]$$

$$R_B = \frac{20 \times 30}{10+20+30} = \frac{600}{60} = 10 [\Omega]$$

$$R_C = \frac{10 \times 30}{10+20+30} = \frac{300}{60} = 5 [\Omega]$$

例題 ②

Q 6個の抵抗を含む図Bのような回路に、線間電圧として対称三相交流電圧 V_L[V]を加えた。線電流 I_L[A]を V_L と R[Ω]を用いて表せ。

図B

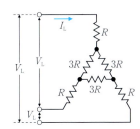

A 抵抗値 $3R$ による△接続の抵抗回路を、△-Y変換を用いて星形結線の抵抗回路に変換する(図C)。

$$\dot{Z}_Y = \frac{\dot{Z}_\triangle}{3} = \frac{3R}{3} = R [\Omega]$$

図C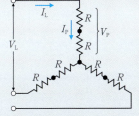

その結果、1相あたりの抵抗値は $2R$ となる。また、抵抗回路の相電圧 V_P[V]は、$V_P = V_L/\sqrt{3}$ となる。

したがって、相電流 I_P は、$I_P = \dfrac{V_P}{2R} = \dfrac{V_L}{2\sqrt{3}R}$ [A] となる。

星形結線では、相電流 I_P と線電流 I_L は等しいため、 $\therefore I_L = \dfrac{V_L}{2\sqrt{3}R}$ [A]

9 星形結線から三角結線への等価変換

図13に示すY−△変換では，式㉓となる。

図13 Y−△変換

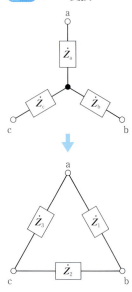

$$\dot{Z}_1 = \frac{\dot{Z}_a \cdot \dot{Z}_b + \dot{Z}_b \cdot \dot{Z}_c + \dot{Z}_c \cdot \dot{Z}_a}{\dot{Z}_c} [\Omega]$$

$$\dot{Z}_2 = \frac{\dot{Z}_a \cdot \dot{Z}_b + \dot{Z}_b \cdot \dot{Z}_c + \dot{Z}_c \cdot \dot{Z}_a}{\dot{Z}_a} [\Omega] \quad \cdots\cdots ㉓$$

$$\dot{Z}_3 = \frac{\dot{Z}_a \cdot \dot{Z}_b + \dot{Z}_b \cdot \dot{Z}_c + \dot{Z}_c \cdot \dot{Z}_a}{\dot{Z}_b} [\Omega]$$

したがって，Y−△変換における△接続の一辺のインピーダンスは，Y接続のそれぞれ2つずつを取って組み合わせた3組のインピーダンスの積の和を，△接続に対角となるY接続のインピーダンスの値で割ったものに等しい。

また，各インピーダンスが等しい三相平衡負荷では式㉔に示すように，△結線のインピーダンス$\dot{Z}_\triangle$はY結線のインピーダンス$\dot{Z}_Y$の3倍となる。

$$\dot{Z}_a = \dot{Z}_b = \dot{Z}_c = \dot{Z}_Y$$
$$\dot{Z}_1 = \dot{Z}_2 = \dot{Z}_3 = \dot{Z}_\triangle \quad \cdots\cdots ㉔$$
$$では，\dot{Z}_\triangle = \frac{\dot{Z}_Y^2 + \dot{Z}_Y^2 + \dot{Z}_Y^2}{\dot{Z}_Y} = \frac{3\dot{Z}_Y^2}{\dot{Z}_Y} = 3\dot{Z}_Y [\Omega]$$

10 Y−Y回路の計算

図14 Y−Y結線の回路と等価単相回路

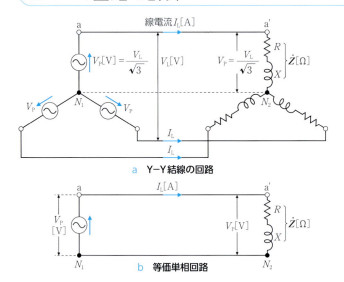

a Y−Y結線の回路

b 等価単相回路

図14aに示すY−Y結線の平衡三相回路では，中性点N_1とN_2の電位は等しい。

そのため両者を結ぶ中性線を仮定し，独立した単相回路が3組集まったものと考える。

図14bに示すように，1つの独立した単相回路を等価単相回路という。

式㉕に示すように，1つの等価単相回路の単相電力を計算し，この値を3倍して三相電力の値を求める。

$$\dot{Z} = R + jX [\Omega], \quad V_P = \frac{V_L}{\sqrt{3}} [V], \quad I_P = I_L = \frac{V_P}{Z} = \frac{\frac{V_L}{\sqrt{3}}}{Z} = \frac{\frac{V_L}{\sqrt{3}}}{\sqrt{R^2+X^2}} [A] \quad ㉕$$

$$P = V_P \cdot I_P \cdot \cos\theta = I_P^2 \cdot R [W], \quad P_3 = 3P = 3I_P^2 \cdot R = 3I_L^2 \cdot R [W]$$

例題

Q 図Aの三相負荷に線間電圧 $V_L = 100 [V]$ の対称三相電圧を加えた。この負荷で消費される三相電力 P_3 は何 [W] か。

図A

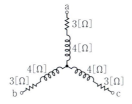

A1 この設問では1相あたりの電力 P を求め，それを3倍して三相電力 P_3 とする。1相あたりの合成複素インピーダンスは $\dot{Z} = 3 + j4 [\Omega]$ である。したがって，その大きさ Z は，

$$Z = \sqrt{R^2 + X_L^2} = \sqrt{3^2 + 4^2} = 5 [\Omega]$$

また，相電圧 V_P は，

$$V_P = \frac{V_L}{\sqrt{3}} = \frac{100}{\sqrt{3}} [V]$$

図B

相電流 I_P は，

$$I_P = \frac{V_P}{Z} = \frac{\frac{100}{\sqrt{3}}}{5} = \frac{20}{\sqrt{3}} [A] \quad \rightarrow [A2]$$

負荷の力率 $\cos\theta$ は，129ページの式❸から，

$$\cos\theta = \frac{R}{Z} = \frac{3}{5} = 0.6$$

したがって，1相あたりの電力 P は，

$$P = V_P \cdot I_P \cdot \cos\theta = \frac{100}{\sqrt{3}} \times \frac{20}{\sqrt{3}} \times 0.6 = \frac{2000 \times 0.6}{3} = 400 [W]$$

求める三相電力 P_3 は，

$$P_3 = 3 \times P = 3 \times 400 = 1200 [W]$$

A2 RL 直列回路に流れる電流 I_P と抵抗値 R が既知のため，

$$P = I_P^2 \cdot R = \frac{20^2}{(\sqrt{3})^2} \times 3 = 400 [W]$$

となる。以下は同様。

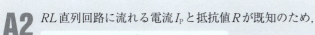

11 Y－△回路の計算

図15 Y－△回路

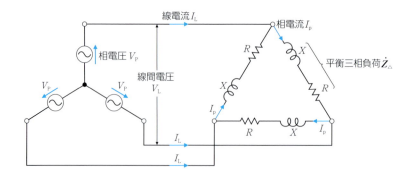

図15に示すY－△回路では，図16に示すように負荷を△－Y変換（$\dot{Z}_△ = 3\dot{Z}_Y$）することで，Y－Y回路の計算法を適用することができる。
式㉖に計算過程を示す。

図16 △－Y変換による線電流の計算

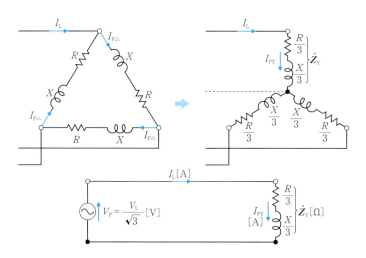

$$\dot{Z}_Y = \frac{R}{3} + j\frac{X}{3} [\Omega], \ Z_Y = \sqrt{\left(\frac{R}{3}\right)^2 + \left(\frac{X}{3}\right)^2} [\Omega]$$

$$I_{PY} = I_L = \frac{V_P}{Z_Y} = \frac{\frac{V_L}{\sqrt{3}}}{Z_Y} = \frac{\frac{V_L}{\sqrt{3}}}{\sqrt{\left(\frac{R}{3}\right)^2 + \left(\frac{X}{3}\right)^2}} [A] \quad \cdots\cdots\cdots ㉖$$

$$P = V_P \cdot I_{PY} \cdot \cos\theta = I_{PY}^2 \left(\frac{R}{3}\right) [W], \ P_3 = 3P = 3I_{PY}^2 \left(\frac{R}{3}\right) [W]$$

例題

Q 図Aの平衡三相回路の線電流I_Lは何[A]か。

図A

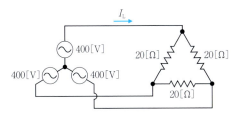

A1 負荷を△-Y変換($\dot{Z}_Y = \dot{Z}_\triangle/3$)することで、Y-Y回路の計算法を適用する。
このとき流れる相電流I_{PY}を求める。
なお、Y-Y回路では相電流I_{PY}と線電流I_Lは等しい。
△-Y変換後の抵抗値R_Yは、

$$R_Y = \frac{R_\triangle}{3} = \frac{20}{3}[\Omega]$$

図B

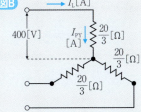

ここで、回路図から$V_P = 400[V]$のため、R_Yに流れる相電流I_{PY}は、

$$I_{PY} = \frac{V_P}{R_Y} = \frac{400}{\frac{20}{3}} = \frac{1200}{20} = 60[A]$$

$$\therefore I_L = I_{PY} = 60[A]$$

A2 負荷の△-Y変換は行わず、△結線負荷の相電流$I_{P\triangle}$を求めた後、線電流I_Lに変換する。
△結線負荷の両端電圧は、線間電圧V_Lと等しい。
また、線間電圧V_Lは電源側の相電圧V_Pの$\sqrt{3}$倍となる。

図C

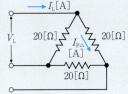

$$V_L = \sqrt{3}\,V_P = 400\sqrt{3}\,[V]$$

$$I_{P\triangle} = \frac{V_L}{Z_\triangle} = \frac{400\sqrt{3}}{20} = 20\sqrt{3}\,[A]$$

$$\therefore I_L = \sqrt{3}\,I_{P\triangle} = 60[A]$$

7 交流回路
変圧器

変圧器(transformer)は商用交流電圧(AC100[V]など)を利用しやすい電圧値に変換する機器である。通常の電子回路ではDC±15[V]程度が用いられるため，商用交流電圧を低くする目的(降圧)で使用されることが多い。

また，診断用X線装置などでは150[kV]程度の高電圧を発生させるため，昇圧を目的として用いられる。

1 動作条件

図1に変圧器の構造と動作原理を示す。また，以下に動作条件を示す。

図1 変圧器の構造と動作原理

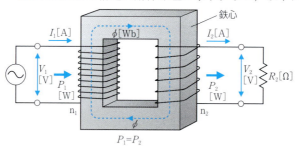

① 1次側コイル(左)と2次側コイル(右)は同一の鉄心に巻かれているが，電気的には絶縁されている。
　そのため，両者は磁気的に(磁束ϕで)結合している。
② 磁束ϕによりエネルギーを1次側から2次側へ伝達する。
　1次側コイルに流した電流I_1[A]により磁束ϕ[Wb]が発生する。
　この磁束は鉄心内を伝わって2次側コイル内に到達し，電磁誘導作用により電気エネルギーに変換される。
③ 1次側に供給された電気エネルギー(電力P_1)は2次側に全て(電力P_2として)伝達される。
　これを損失のない理想変圧器という。

2 理想変圧器の電圧と電流

図2 変圧器のイメージと回路図

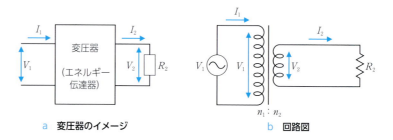

a 変圧器のイメージ　　　　　　b 回路図

図2aに示すように，変圧器をブラックボックスと考え，エネルギー伝達器と仮定する。

動作条件から，1次電圧V_1[V]と1次電流I_1[A]の積P_1[W]は，2次電圧V_2[V]と2次電流I_2[A]の積P_2[W]に等しい。

ここで，1次巻線の巻数をn_1，2次巻線の巻数をn_2とすると，(n_2/n_1)を**巻数比**（**turn ratio**）aという。2次電圧V_2[V]は，1次電圧V_1[V]と巻数比aの積に等しい。また，2次電流I_2[A]は，1次電流I_1[A]を巻数比aで除した値となる。

これらの関係を式❶に示す。

$$P_1 = P_2 \text{[W]},\ V_1 \cdot I_1 = V_2 \cdot I_2 \text{[W]}\ \text{より},\ \frac{V_2}{V_1} = \frac{I_1}{I_2} = \frac{n_2}{n_1} = a\,(\text{巻数比})$$
$$V_2 = a \cdot V_1 \text{[V]},\ I_2 = \frac{I_1}{a} \text{[A]},\ V_1 = \frac{V_2}{a} \text{[V]},\ I_1 = a \cdot I_2 \text{[A]}$$
❶

1次側に電圧V_1[V]を加えると電流I_1[A]が流れるため，1次側から見た抵抗R_1[Ω]が存在する。また，このときの2次側での抵抗R_2は2次電圧V_2[V]と2次電流I_2[A]の比から求まる。

式❷に両者の関係を示す。

$$R_1 = \frac{V_1}{I_1} = \frac{\left(\frac{V_2}{a}\right)}{a \cdot I_2} = \left(\frac{1}{a^2}\right)\left(\frac{V_2}{I_2}\right) = \left(\frac{1}{a^2}\right) R_2 \text{[Ω]}$$
$$R_2 = \frac{V_2}{I_2} = \frac{a \cdot V_1}{\left(\frac{I_1}{a}\right)} = a^2 \left(\frac{V_1}{I_1}\right) = a^2 \cdot R_1 \text{[Ω]}$$
………… ❷

この関係から，1次側抵抗R_1を2次側に換算するときはa^2倍，2次側抵抗R_2を1次側に換算するときは$(1/a^2)$倍すればよい。

例題 ①

Q 巻数比(N_2/N_1)が1200のトランスの2次側にインピーダンスZを図Aのように接続した。1次側から見たインピーダンスZ_1をZを用いて表せ。
ただし，L_1，L_2は無限大で，漏れインダクタンスはないものとする。

図A

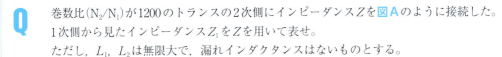

A 式❷において，$Z = R_2$，$Z_1 = R_1$，$a = N_2/N_1 = 1200$となる。
したがって，1次側から見たインピーダンスZ_1は，

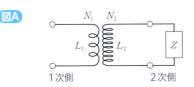

> **Q** 容量30[kVA]，巻数比$n_1/n_2=30$の変圧器で，定格負荷における2次電流I_2は何[A]か。ただし，n_1は1次巻線数，n_2は2次巻線数，1次電圧V_1は6000[V]とし，損失は無視する。
>
> **A** この設問では巻数比aの定義が式①と逆（$=\dfrac{n_1}{n_2}$）のため，注意すること。
>
> 1次電流 $I_1=\dfrac{P_S}{V_1}=\dfrac{30\times10^3}{6000}=5$[A]
>
> 2次電流 $I_2=\dfrac{n_1}{n_2}\times I_1=30\times5=150$[A]

図B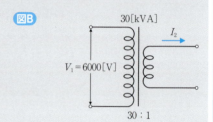

3 変圧器の損失

①抵抗損（銅損）

図3 抵抗損を考慮した変圧器の等価回路

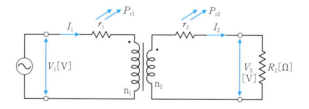

図3に示すように，変圧器の1次および2次巻線には細くて長い銅線が用いられるため，直流抵抗r_1, r_2[Ω]が存在する。そのため，これに負荷電流I_1, I_2[A]が流れることで，熱損失P_{r1}, P_{r2}[W]を生じる。

これは$P_{r1}=r_1\cdot I_1^2$, $P_{r2}=r_2\cdot I_2^2$の関係から，**負荷電流の2乗に比例する熱損失**となり，これを**抵抗損（ohmic loss）**という。また，銅線に存在する熱損失のため，**銅損（copper loss）**ともいう。

②漏れリアクタンスx_1, x_2：熱を生じない損失

図4 漏れリアクタンスの発生とその等価回路

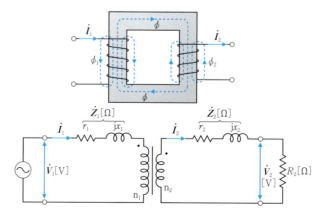

図4に示すように，1次電流I_1[A]によって生じた磁束の一部ϕ_1[Wb]は鉄心の外に漏れる。また，鉄心を伝わった磁束の一部ϕ_2[Wb]は2次側コイルを循環しないため，漏れ磁束となる。

この結果，1次側および2次側での鎖交磁束が減少するため，1次電流I_1および2次電流I_2[A]が減少したことと等価になる。しかし，熱損失は発生しないため，直列リアクタンスx_1，x_2[Ω]を考えることで，1次電流I_1および2次電流I_2を制限できる。

したがって，抵抗損と合わせると，$\dot{Z}_1 = r_1 + jx_1$[Ω]，$\dot{Z}_2 = r_2 + jx_2$[Ω]となる。

③鉄損

鉄心中に発生する熱損失を**鉄損**（iron loss）P_wといい，**ヒステリシス損**（hysteresis loss）P_hと**渦電流損**（eddy current loss）P_eに大別される。

1. ヒステリシス損P_h

変圧器では，1次側コイルに正弦波交流電圧を加えるため，流れる電流も正弦波状に変化する。そのため，1次電流によって発生する磁束も同様に変化する。ここで，鉄心内の磁束の方向および大きさが変化することにより，鉄心を構成する磁気分子が方向および配列を変え，分子相互間に摩擦熱が生じる。これに起因する損失をヒステリシス損という。

図5に示すように，磁界の強さH[A/m]に対する鉄心内の磁束密度B[T]の変化を描いた曲線を**磁化曲線**（magnetization curve），または**B-H曲線**という。以下にこの特性について述べる。

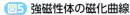
図5 強磁性体の磁化曲線

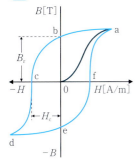

①最初に磁化するときには，磁界の強さHの増加に伴い，磁束密度Bは曲線0〜aに沿って増加する。
②その後Hを減少させると，磁束密度Bは曲線a〜bに沿って減少する。ここで，Hが0になってもBは0にならず，B_rとなる。このように，外部から加えた磁界Hを取り去っても，後に残る磁気を**残留磁気**（residual magnetism）B_rという。
③次に，Hを逆方向に増加してゆくと，Bはb〜cに沿って減少する。Hの大きさがH_cのとき，Bは0となる。このH_cを**保磁力**（coersive force）という。
④さらに，Hを逆方向に増加してゆくと，Bも逆方向となりc〜dに沿って変化する。
⑤再び，Hを最初の方向に増加してゆくと，Bはd〜e〜f〜aと変化する。

以上のように，強磁性体では以前の磁化の経歴によって，そのときの磁束密度は異なる変化を示す。このような現象を**ヒステリシス**（hysteresis）**現象**という。

ヒステリシス現象によって生じるヒステリシス損P_h[W]は，図5に示すヒステリシスループの囲む面積に比例する。したがって，変圧器の鉄心材

図6 材料による磁化曲線

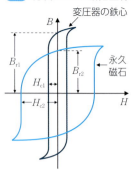

料では，図6に示すように，保磁力H_cが小さく，残留磁気B_rの大きいものが適している。また永久磁石では，保磁力H_cと残留磁気B_rが大きいものが適している。なお，ヒステリシス損の効果を抵抗$R_h [\Omega]$で表すと，$P_h = V_1^2/R_h$となる。

2. 渦電流損 P_e

図7に示すように，磁束の変化により，鉄心内にはこれを妨げる方向の磁束を発生させるため，誘導起電力が生じる。さらに，この誘導起電力を発生させるために鉄心内には渦電流$I_e[A]$が流れ，熱損失$P_e[W]$が発生する。ここで，鉄心の内部抵抗を$R_e[\Omega]$とすると，$P_e = V_1^2/R_e[W]$となり，この損失P_eを渦電流損という。

図7 渦電流損

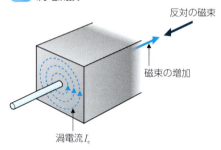

以上から，鉄損抵抗を$R_i[\Omega]$とすると，1次電圧V_1が鉄損抵抗R_iに加わり，鉄心に熱損失$P_w = V_1^2/R_i = P_h + P_e[W]$が発生する。

したがって，**鉄損は1次電圧V_1の2乗に比例する損失**である。このとき鉄損抵抗は$R_i = R_h \cdot R_e/(R_h + R_e)$と表すことができる。

④ 極性

図8 変圧器の極性

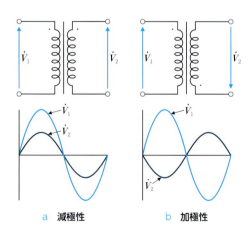

a 減極性　　b 加極性

1次電圧$\dot{V_1}[V]$と2次電圧$\dot{V_2}[V]$との位相関係を表したものを**極性**という。

図8に示すように，2次電圧$\dot{V_2}$の位相が1次電圧$\dot{V_1}$の位相と同相となるものを減極性という。また，$\dot{V_2}$と$\dot{V_1}$の位相が逆相となるものを加極性という。

この性質は，変圧器の並列運転を行う際に重要となる。

⑤効率 η

変圧器の入力電力に対する出力電力の比を**効率 η**といい，**式❸**で表される。

$$\eta = \frac{出力電力}{入力電力} = \frac{出力電力}{出力電力+損失}$$
$$= \frac{V_2 \cdot I_2 \cdot \cos\theta_2}{V_1 \cdot I_1 \cdot \cos\theta_1} = \frac{V_2 \cdot I_2 \cdot \cos\theta_2}{V_2 \cdot I_2 \cdot \cos\theta_2 + P_w + P_r} \quad \cdots\cdots ❸$$

V_2：2次電圧[V]，I_2：2次電流[A]
$\cos\theta_2$：2次力率，$\cos\theta_1$：1次力率
P_w：鉄損[W]，P_r：銅損[W]

ここで，銅損 P_r[W] は2次電流 I_2[A] の2乗に比例するため，その比例定数を D とおき ($P_r = D \cdot I_2^2$)，さらに分母・分子を I_2 で割ると**式❹**を得る。

$$\eta = \frac{V_2 \cdot I_2 \cdot \cos\theta_2}{V_2 \cdot I_2 \cdot \cos\theta_2 + P_w + D \cdot I_2^2} = \frac{V_2 \cdot \cos\theta_2}{V_2 \cdot \cos\theta_2 + \left(\frac{P_w}{I_2}\right) + D \cdot I_2} \quad ❹$$

この式で η が最大となるのは，$(P_w/I_2) + D \cdot I_2$ が最小のときである。

ここで，$(P_w/I_2) \times D \cdot I_2 = P_w \cdot D$ は一定の値であり，「面積が一定の長方形で，その外周が最小なのは正方形である」という幾何学上の定理を用いると $(P_w/I_2) = D \cdot I_2$ となる。

したがって，$P_w = D \cdot I_2^2 = P_r$ から，**鉄損と銅損が等しいとき変圧器の効率は最大**となる。

⑥電圧変動率

図9 電圧変動率

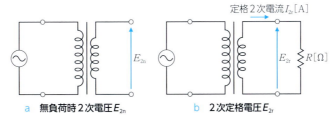

a 無負荷時2次電圧 E_{2n} b 2次定格電圧 E_{2r}

図9において，2次側に負荷抵抗を接続しない場合の端子電圧を，無負荷時2次電圧 E_{2n}[V] という。ここで，2次側に負荷抵抗 R[Ω] を接続すると2次電流 I_2[A] が流れ，前述の損失によって2次側端子電圧 E_2[V] は低下する。

2次電流を個々の変圧器で定められた定格電流 I_{2r}[A] とし，そのときの2次側端子電圧を2次定格電圧 E_{2r}[V] という。

式❺で示す値を**電圧変動率**(voltage regulation) r_v という。

電圧変動率が小さいほど，それに接続している機器に与える影響が小さくなるため，望ましい。また，変圧器容量[VA]が大きいほど，電圧変動率は小さな値となる。

$$r_v = \frac{\text{無負荷時2次電圧}E_{2n} - \text{2次定格電圧}E_{2r}}{\text{2次定格電圧}E_{2r}} \times 100[\%] \quad \cdots\cdots \text{❺}$$

また，$E_{2n}[V] = \dfrac{r_v[\%]}{100} \times E_{2r} + E_{2r}$

例題①

Q 無負荷時の電源電圧が110[V]であったものが，負荷をかけたところ，90[V]になった。この場合の電圧変動率r_vは何[%]か。

A 式❺から，電圧変動率r_vは，

$$r_v = \frac{\text{無負荷時2次電圧}E_{2n} - \text{2次定格電圧}E_{2r}}{\text{2次定格電圧}E_{2r}} \times 100[\%] = \frac{110-90}{90} \times 100 = 22[\%]$$

例題②

Q 単相変圧器の定格2次電圧が100[V]，巻数比100：1，電圧変動率5[%]のとき，無負荷時の1次電圧E_{1n}は何[V]か。

A 式❺において，$r_v = 5[\%]$，$E_{2r} = 100[V]$とし，無負荷時2次電圧E_{2n}を求める。

$$E_{2n} = \frac{r_v}{100} \times E_{2r} + E_{2r} = \frac{5 \times 100}{100} + 100 = 105[V]$$

ここで，巻数比aは題意から，$a = 1/100 = 0.01$となる。したがって，

$$E_{1n} = \frac{1}{a}E_{2n} = 100 \times 105 = 10500[V]$$

おさらい

1 交流現象

正弦波交流電圧の瞬時値の式	⇒	$e = E_m \cdot \sin(\omega t + \theta)$ ただし，E_mは最大値[V]，ωは角速度（角周波数）[rad/s]，tは時刻[s]，θは初位相角[rad]
時刻t[s]における角度ϕ_t[rad]	⇒	$(\omega t + \theta)$
角速度（角周波数）ω	⇒	時刻t[s]をそのときの角度ϕ_t[rad]に変換する関数
ω，t，ϕ_tの関係	⇒	$\omega = 2\pi \cdot f$[rad/s]より，$\phi_t = \omega t$[rad] ただし，fは電源周波数[Hz]
初位相角θ	⇒	$t=0$における位相角
2つの正弦波交流の位相差	⇒	それぞれの初位相角の差
交流波形の瞬時値を経過時間に対して平均した値	⇒	平均値
正弦波交流波形の平均値	⇒	最大値の$(2/\pi)$倍
交流と同じ熱エネルギーを示す直流の値	⇒	実効値。交流の大きさを表す
交流の実効値	⇒	その瞬時値の2乗の1周期の平均の平方根
正弦波交流の実効値	⇒	最大値の$(1/\sqrt{2})$倍
波形の実態をより明確に知るための指標	⇒	波高率と波形率
波高率	⇒	交流波形の最大値と実効値の比（＝最大値/実効値）
波形率	⇒	実効値と平均値の比（＝実効値/平均値）
正弦波交流の波高率	⇒	$\sqrt{2}$（≒1.41）
正弦波交流の波形率	⇒	$\pi/2\sqrt{2}$（≒1.11）
半波整流波の波高率	⇒	2
半波整流波の波形率	⇒	$\pi/2$（≒1.57）

2 素子の働き

抵抗R[Ω]の回路に，実効値V[V]の正弦波交流電圧を加えると実効値I[A]の正弦波交流電流が流れる	⇒	正弦波交流回路においても，$V = R \cdot I$が成立
抵抗R[Ω]の回路での正弦波交流電圧と正弦波交流電流は同時に変化	⇒	同位相（同相）
自己インダクタンスL[H]の回路に正弦波交流電流i[A]を流す	⇒	自己誘導作用により，$\pi/2$[rad]だけ位相が進んだ正弦波交流電圧v[V]が発生する
自己インダクタンスL[H]の回路に実効値I[A]の正弦波交流電流を流す	⇒	$\omega \cdot L$倍の正弦波交流電圧（実効値V[V]）が発生する （$V = \omega \cdot L \cdot I$[V]）
自己インダクタンスL[H]の回路における$\omega \cdot L$	⇒	電流を妨げる作用
	⇒	自己誘導作用によって生じるため，誘導リアクタンスX_Lという
誘導リアクタンスの単位	⇒	抵抗Rと同様にオーム（単位記号[Ω]） （$X_L = \omega \cdot L = 2\pi \cdot f \cdot L$[Ω]）
自己インダクタンスL[H]が一定のときの誘導リアクタンスX_L[Ω]	⇒	周波数f[Hz]に正比例

自己インダクタンス L [H]の回路で周波数 f が高くなるとき		
	⇒	誘導リアクタンス X_L も大きくなり，電流は流れにくくなる
直流 ($f=0$)での誘導リアクタンス X_L	⇒	0
静電容量 C [F]の回路に正弦波交流電圧 v [V]を加える		
	⇒	静電誘導作用により，$\pi/2$ [rad]だけ位相が進んだ正弦波交流電流 i [A]が流れる
静電容量 C [F]の回路に実効値 I [A]の正弦波交流電流を流す		
	⇒	$1/(\omega \cdot C)$ 倍の正弦波交流電圧（実効値 V [V]）が発生する $\{V=I/(\omega \cdot C)$ [V]$\}$
静電容量 C [F]の回路における $1/(\omega \cdot C)$		
	⇒	電流を妨げる作用
	⇒	静電容量によって生じるため，容量リアクタンス X_C という。
容量リアクタンスの単位	⇒	抵抗 R と同様に，オーム（単位記号[Ω]） $\{X_C=1/(\omega \cdot C)=1/(2\pi \cdot f \cdot C)$ [Ω]$\}$
静電容量 C [F]が一定のときの容量リアクタンス X_C [Ω]		
	⇒	周波数 f [Hz]に反比例
静電容量 C [F]の回路で周波数 f が高くなるとき		
	⇒	容量リアクタンス X_C は小さくなり，電流は流れやすくなる
直流 ($f=0$)での容量リアクタンス X_C	⇒	無限大となり，電流は流れない

3 正弦波交流回路の計算

正弦波交流回路では，実効値と位相の関係がわかればよい		
	⇒	大きさを実効値で示した静止ベクトルを使用
実効値 E [V]の電圧ベクトル	⇒	$\dot{E}$ [V]
実効値 I [A]の電流ベクトル	⇒	$\dot{I}$ [A]
ベクトルの進み・遅れの表現	⇒	複素数を使用
複素数	⇒	（実数＋虚数）で表現
虚数の表現	⇒	jを記号として用い，j$=\sqrt{-1}$，j$^2=-1$
複素数 $\dot{Z}$	⇒	$\dot{Z}=a+$jb (a, bは実数)
ベクトル $\dot{Z}$ の大きさ Z	⇒	$Z=|\dot{Z}|=\sqrt{a^2+b^2}$
ベクトル $\dot{Z}$ の分母，分子にjがある場合に，その大きさ Z を計算するとき		
	⇒	分母，分子について別々に大きさを求めて計算
複素ベクトル $\dot{Z}=a+$jb に $+$jをかける	⇒	ベクトル $\dot{Z}$ を $\pi/2$ [rad]進ませたベクトルの獲得
複素ベクトル $\dot{Z}=a+$jb に $-$jをかける	⇒	ベクトル $\dot{Z}$ を $\pi/2$ [rad]遅らせたベクトルの獲得
インダクタンス L [H]および静電容量 C [F]の回路での，それぞれの電流 I と電圧 V の位相差		
	⇒	$\pi/2$ [rad]（∴電流および電圧を複素ベクトル $\dot{I}$, $\dot{V}$ で表し，これに $\pm$jをかけることで，$\pi/2$ [rad]進みと $\pi/2$ [rad]遅れを表すことができる）
負荷 $\dot{Z}$ に正弦波交流電圧 $\dot{V}$ [V]を加えたときの回路に流れる電流 $\dot{I}$ [A]の関係		
	⇒	$\dot{V}=\dot{Z}\cdot\dot{I}$
$\dot{V}$ と $\dot{I}$ の比 $\dot{Z}(=\dot{V}/\dot{I})=$	⇒	複素インピーダンス
複素インピーダンスの単位	⇒	オーム[Ω]

おさらい

複素インピーダンス $\dot{Z}$	⇒ 交流回路においての電流の流れにくさを表す
抵抗 $R[\Omega]$ の回路で，実効値 $V[V]$ の正弦波交流電圧を加えたとき	⇒ 実効値 $I[A]$ の正弦波交流電流が流れる
そのときの正弦波交流電圧と交流電流の位相差	⇒ 0（同相）。$\dot{V}=R\cdot\dot{I}=\dot{Z}\cdot\dot{I}[V]$ ｛ここで，R は実数のため，$\dot{V}$ と $\dot{I}$ は同相（複素平面において同一方向）となる｝
自己インダクタンス $L[H]$ の回路で，誘導リアクタンス X_L に $+j$ をかける	⇒ 電圧ベクトル $\dot{V}$ を電流ベクトル $\dot{I}$ より $\pi/2[rad]$ だけ進ませる
自己インダクタンス $L[H]$ の回路における，位相情報を含む表現	⇒ $\dot{V}=jX_L\cdot\dot{I}=j\omega\cdot L\cdot\dot{I}=\dot{Z}\cdot\dot{I}[V]$, $\dot{Z}=jX_L=j\omega\cdot L[\Omega]$
静電容量 $C[F]$ の回路で，容量リアクタンス X_C に $-j$ をかける	⇒ 電圧ベクトル $\dot{V}$ を電流ベクトル $\dot{I}$ より $\pi/2[rad]$ だけ遅らせる
静電容量 $C[F]$ の回路において，位相情報を含む表現	⇒ $\dot{V}=-j\cdot X_C\cdot\dot{I}=-j\{1/(\omega\cdot C)\}\dot{I}=\dot{Z}\cdot\dot{I}[V]$, $\dot{Z}=-jX_C=-j\{1/(\omega\cdot C)\}=1/(j\omega\cdot C)[\Omega]$
回路中の自己インダクタンス $L[H]$	⇒ $j\omega\cdot L[\Omega]=j2\pi\cdot f\cdot L[\Omega]$ に置き換える
回路中の誘導リアクタンス $X_L[\Omega]$	⇒ $jX_L[\Omega]$ に置き換える
回路中の静電容量 $C[F]$	⇒ $1/(j\omega\cdot C)=-j\{1/(\omega\cdot C)\}=-j\{1/(2\pi\cdot f\cdot C)\}[\Omega]$ に置き換える
回路中の容量リアクタンス $X_C[\Omega]$	⇒ $-jX_C[\Omega]$ に置き換える
RL 直列回路では電流 I はどこでも同じ	⇒ （$\dot{I}$ を基準とする式として）$\dot{V}_R=R\cdot\dot{I}$ および $\dot{V}_L=j\omega\cdot L\cdot\dot{I}=jX_L\cdot\dot{I}$
RL 直列回路の全電圧 $\dot{V}$ は，$\dot{V}_R$ と $\dot{V}_L$ のベクトル和となる	⇒ $\dot{V}=\dot{V}_R+\dot{V}_L=R\cdot\dot{I}+j\omega\cdot L\cdot\dot{I}$ $=(R+j\omega\cdot L)\dot{I}=(R+jX_L)\dot{I}=\dot{Z}\cdot\dot{I}$
RL 直列回路の合成複素インピーダンス $\dot{Z}$	⇒ $\dot{Z}=R+j\omega\cdot L=R+jX_L$
RL 直列回路の全電圧 $\dot{V}$ の大きさ V	⇒ $V=|\dot{V}|=\sqrt{V_R^2+V_L^2}$
RL 直列回路において，$\dot{V}$ と $\dot{I}$ の位相差 θ は，誘導リアクタンス X_L と抵抗 R の比から求めることができる	⇒ $\theta=\tan^{-1}(X_L/R)=\tan^{-1}(\omega\cdot L/R)$
RL 直列回路に直流電圧を加えた場合	⇒ 電源周波数は0（$f=0$）のため，誘導リアクタンス X_L も 0（∴回路の外から見ると，抵抗 $R[\Omega]$ のみの回路に見える）
RC 直列回路では電流 $\dot{I}$ はどこでも同じである	⇒ （$\dot{I}$ を基準とする式として）$V_R=R\cdot\dot{I}$ および $\dot{V}_C=\{1/(j\omega\cdot C)\}\dot{I}=-j\{1/(\omega\cdot C)\}\dot{I}$
RC 直列回路の全電圧 $\dot{V}$ は，$\dot{V}_R$ と $\dot{V}_C$ のベクトル和となる	⇒ $\dot{V}=\dot{V}_R+\dot{V}_C=R\cdot\dot{I}+\{1/(j\omega\cdot C)\}\dot{I}=\{R+1/(j\omega\cdot C)\}\dot{I}=\{R-j(1/\omega\cdot C)\}\dot{I}=(R-jX_C)\dot{I}=\dot{Z}\cdot\dot{I}$
RC 直列回路の合成複素インピーダンス $\dot{Z}$	⇒ $\dot{Z}=R+1/(j\omega\cdot C)=R-jX_C$
RC 直列回路の全電圧 $\dot{V}$ の大きさ V	⇒ $V=|\dot{V}|=\sqrt{V_R^2+V_C^2}$
RC 直列回路において，$\dot{V}$ と $\dot{I}$ の位相差 θ は，容量リアクタンス X_C と抵抗 R の比から求めることができる	⇒ $\theta=\tan^{-1}(X_C/R)=\tan^{-1}\{1/(\omega\cdot C\cdot R)\}$

項目	内容
RL 並列回路では，それぞれに $\dot{V}$[V]の電圧が共通に加わる	⇒ （電圧 $\dot{V}$ を基準とする式として）$\dot{I}_R = \dot{V}/R$ および $\dot{I}_L = \dot{V}/(j\omega \cdot L) = -j\{1/(\omega \cdot L)\}\dot{V}$
RL 並列回路の全電流 $\dot{I}$ は $\dot{I}_R$ と $\dot{I}_L$ のベクトル和となる	⇒ $\dot{I} = \dot{I}_R + \dot{I}_L = \{(1/R) - j(1/\omega \cdot L)\}\dot{V}$
RL 並列回路の全電流 $\dot{I}$ の大きさ I	⇒ $I = |\dot{I}| = \sqrt{I_R^2 + I_C^2}$
RL 並列回路において，$\dot{V}$ と $\dot{I}$ の位相差 θ は，抵抗 R と誘導リアクタンス X_L の比から求めることができる	⇒ $\theta = \tan^{-1}(R/X_L) = \tan^{-1}\{R/(\omega \cdot L)\}$
RC 並列回路では，それぞれに $\dot{V}$[V]の電圧が共通に加わる	⇒ （電圧 V を基準とする式として）$\dot{I}_R = \dot{V}/R$ および $\dot{I}_C = \dot{V}/\{1/(j\omega \cdot C)\} = j\omega \cdot C \cdot \dot{V}$
RC 並列回路の全電流 $\dot{I}$ は $\dot{I}_R$ と $\dot{I}_C$ のベクトル和となる	⇒ $\dot{I} = \dot{I}_R + \dot{I}_C = \{(1/R) + j\omega \cdot C\}\dot{V}$
RC 並列回路の全電流 $\dot{I}$ の大きさ I	⇒ $I = |\dot{I}| = \sqrt{I_R^2 + I_C^2}$
RC 並列回路において，$\dot{V}$ と $\dot{I}$ の位相差 θ は，抵抗 R と容量リアクタンス X_C の比から求めることができる	⇒ $\theta = \tan^{-1}(R/X_C) = \tan^{-1}\omega \cdot C \cdot R$
交流回路において電流の流れやすさを示す指標	⇒ アドミタンス $\dot{Y}$
アドミタンス $\dot{Y}$	⇒ 複素インピーダンス $\dot{Z}$ の逆数（$\dot{Y}$[S] = $1/\dot{Z}$）
アドミタンス $\dot{Y}$ の単位	⇒ ジーメンス（単位記号[S]）
アドミタンス $\dot{Y}$ を用いて並列回路の電流 $\dot{I}$ を求める場合	⇒ $\dot{I} = \dot{Y} \cdot \dot{V}$，なお $\dot{I} = \dot{V}/\dot{Z}$
並列回路における合成アドミタンス $\dot{Y}$	⇒ $\dot{Y} = \dot{Y}_1 + \dot{Y}_2 = (1/\dot{Z}_1) + (1/\dot{Z}_2)$，（それぞれのアドミタンス $\dot{Y}_1$ および $\dot{Y}_2$ の和）

4 共振現象

項目	内容
交流回路において，インダクタンス L[H]と静電容量 C[F]は周波数と位相に関して互いに逆の性質	⇒ 電源周波数によって回路の性質が変化
ある周波数では，回路に加わる電圧と流れる電流は同位相	⇒ 共振（回路の外から見ると，抵抗 R のみの回路に見える）
共振回路	⇒ L と C が直列接続された回路と，並列接続された回路
RLC 直列回路の合成複素インピーダンス $\dot{Z}$	⇒ $\dot{Z} = R + j\omega \cdot L + \{1/(j\omega \cdot C)\} = R + j\{\omega \cdot L - (1/(\omega \cdot C))\}$ [Ω]
RLC 直列回路において，$\omega \cdot L > 1/(\omega \cdot C)$ のときの回路	⇒ 誘導性（$\dot{V}$ は $\dot{I}$ より θ[rad]進み，回路の外からは RL 直列回路に見える）
RLC 直列回路において，$\omega \cdot L < 1/(\omega \cdot C)$ のときの回路	⇒ 容量性（$\dot{V}$ は $\dot{I}$ より θ[rad]遅れ，回路の外からは RC 直列回路に見える）
RLC 直列回路において，$\omega \cdot L = 1/(\omega \cdot C)$ のときの回路	⇒ 無誘導性（$\dot{V}$ と $\dot{I}$ は同相）

$\dot{V}$と$\dot{I}$が同相となる状態	⇒	直列共振
直列共振時に流れる電流	⇒	共振電流I_r
RLC直列回路の共振周波数f_r	⇒	$f_r = 1/(2\pi\sqrt{L \cdot C})$ [Hz]
直列共振においては以下の回路状態となる		
①リアクタンス成分は0	⇒	電圧$\dot{V}$と電流$\dot{I}$は同相
②合成インピーダンス$\dot{Z}$の大きさは最小	⇒	電流Iは最大
③Lの両端電圧$\dot{V}_L$とCの両端電圧$\dot{V}_C$	⇒	大きさが等しく,位相がπ [rad] 異なる
④合成複素インピーダンス$\dot{Z}$	⇒	抵抗Rのみとなり,Rの両端電圧$\dot{V}_R$は電源電圧$\dot{V}$に等しくなる
⑤LおよびCの両端電圧の大きさV_L,V_C	⇒	$V_L = X_L \cdot I_r$, $V_C = X_C \cdot I_r$ [V] (電源電圧Vより大きくなる)
RLC並列回路の全電流$\dot{I}$は$\dot{I}_R$,$\dot{I}_L$,$\dot{I}_C$のベクトル和となる	⇒	$\dot{I} = \dot{I}_R + \dot{I}_L + \dot{I}_C = \{(1/R) + j(\omega \cdot C - 1/(\omega \cdot L))\}\dot{V}$
RLC並列回路において,$\omega \cdot C > 1/(\omega \cdot L)$のとき	⇒	回路の外からはRC並列回路に見える
RLC並列回路において,$\omega \cdot C < 1/(\omega \cdot L)$のとき	⇒	回路の外からはRL並列回路に見える
RLC並列回路において,$\omega \cdot C = 1/(\omega \cdot L)$のとき	⇒	回路は無誘導回路(並列共振状態),$\dot{V}$と$\dot{I}$は同相
RLC並列回路の共振周波数f_r	⇒	$f_r = 1/(2\pi\sqrt{L \cdot C})$ [Hz]
並列共振においては以下の回路状態となる		
①合成複素アドミタンスの虚部(サセプタンスB)	⇒	0。電圧$\dot{V}$と電流$\dot{I}$は同相
②合成複素アドミタンスの大きさYが最小	⇒	電流Iも最少
③$\dot{I}_L$と$\dot{I}_C$	⇒	大きさが等しく,位相がπ [rad] 異なる
④合成複素インピーダンス$\dot{Z}$	⇒	抵抗Rのみ(電源からはRのみに電流$I = V/R$ [A] が供給)
⑤$\dot{I}_L = V/(\omega \cdot L) = I_C = \omega \cdot C \cdot V$ [A] の電流	⇒	LC回路中を循環していると考える

5 電圧・電流・電力

正弦波交流回路における,自己インダクタンスL [H] および静電容量C [F]	⇒	電磁エネルギーまたは静電エネルギーを蓄え,放出する働きがあるため,電力を消費しない素子
電力を消費する(熱エネルギーに変換する)のは抵抗Rのみ	⇒	交流回路における消費電力P [W] は,抵抗Rの両端電圧の実効値V [V] と流れる電流の実効値I [A] の積によって得られる($P = V \cdot I$ [W])
RLおよびRCの単相交流回路において,全電圧をV [V],全電流をI [A],両者の位相差をθ [rad] とする	⇒	消費電力Pは$P = V \cdot I \cdot \cos\theta$ [W], [J/s]

消費電力 $P=V\cdot I\cdot\cos\theta$ において，$\cos\theta$ は $(V\times I)$ のうちで消費される電力の割合を表す		
	⇒	$\cos\theta$ を力率，θ を力率角という $\{\cos\theta=P/(V\cdot I)\}$
皮相電力 P_s	⇒	$P=V\cdot I\cdot\cos\theta$ において，$(V\times I)$ は見かけの電力 P_S
皮相電力 P_s の単位	⇒	ボルトアンペア[VA]
有効電流 I_e	⇒	単相交流回路において，抵抗に流れる電流 $I_R(=I\cdot\cos\theta)$ は消費電力に寄与する電流
無効電流 I_q	⇒	単相交流回路において，L および C に流れる電流 I_L および I_C $(=I\cdot\sin\theta)$ は，消費電力に貢献しない電流
無効電力 P_q	⇒	単相交流回路において，全電圧 V と無効電流 I_q の積 $V\cdot I\cdot\sin\theta$
無効電力 P_q の単位	⇒	バール[var]
無効電力の式中の $\sin\theta$	⇒	無効率という
消費電力 $P=V\cdot I\cdot\cos\theta$	⇒	有効電力ともいう

6 三相交流

対称三相起電力	⇒	大きさが等しく互いに $2\pi/3$[rad]（120°）の位相差をもつ3つの起電力
平衡三相負荷	⇒	対称三相起電力の各相に接続したインピーダンスの等しい負荷
対称三相電流	⇒	平衡三相負荷に流れる電流
対称三相起電力の瞬時値の和	⇒	$\dot{E}_a+\dot{E}_b+\dot{E}_c=0$（どの時刻においても0）
星形結線	⇒	電源および負荷を逆Y字状に配置したもの
中性点	⇒	星形結線において，3つの巻線または負荷を一緒に結んだ（共通の）点
中性線	⇒	電源および負荷の中性点を結ぶ線
対称三相起電力に平衡三相負荷を接続した場合		
	⇒	中性線には電流は流れない
相電圧 V_P	⇒	電源各相の電圧および各相の負荷 $\dot{Z}$ の両端電圧
線間電圧 V_L	⇒	各送電線間の電圧
相電流 I_P	⇒	各相電圧から流れ出る電流および各相の負荷 $\dot{Z}$ に流れる電流
線電流 I_L	⇒	電源と負荷を結んでいる各送電線に流れる電流
星形結線の相電流 I_P はそのまま線電流 I_L となる		
	⇒	両者は等しい
星形結線の相電圧 $\dot{V}_P$ と線間電圧 $\dot{V}_L$ の大きさと位相の関係		
	⇒	線間電圧 $\dot{V}_L=(\sqrt{3}\times$相電圧 $\dot{V}_P)\angle\pi/6$
三角結線	⇒	電源および負荷を三角状に配置したもの
三角結線の相電圧 $\dot{V}_P$ と線間電圧 $\dot{V}_L$	⇒	同一の電位差を指し，両者は等しい
三角結線の相電流 $\dot{I}_P$ と線電流 $\dot{I}_L$ の大きさと位相の関係		
	⇒	線電流 $\dot{I}_L=(\sqrt{3}\times$相電流 $\dot{I}_P)\angle-\pi/6$
三相電力 P_3[W]	⇒	$P_3[W]=E_a\cdot I_a\cdot\cos\theta_a+E_b\cdot I_b\cdot\cos\theta_b+E_c\cdot I_c\cdot\cos\theta_c$（各相の電力を計算して，その和から求める）
平衡三相回路	⇒	インピーダンス $\dot{Z}$ の等しい負荷をYまたは△に結線し，これに対称三相起電力を加える

おさらい

平衡三相回路における三相電力 P_3[W]	$\Rightarrow$ $P_3[\text{W}]=3P=3V_p \cdot I_p \cdot \cos\theta=3I_p^2 \cdot R$(各相の電力の3倍)
線電流 I_L と線間電圧 V_L から三相電力 P_3 を求める場合	$\Rightarrow$ $P_3=\sqrt{3}\times$線間電圧$\times$線電流$\times$力率$=\sqrt{3}V_L \cdot I_L \cdot \cos\theta$[W]（結線方式に関わらない）
平衡三相回路の計算では，三角結線と星形結線が混在する場合がある	$\Rightarrow$ 負荷のインピーダンスを△－Y，Y－△に等価変換できれば計算が簡単
△－Y変換におけるY接続の1相のインピーダンス	$\Rightarrow$ これを挟む△接続の2つのインピーダンスの積を，△接続の3辺のインピーダンスの和で割ったものに等しい
各インピーダンスが等しい平衡三相負荷でのY結線のインピーダンス $\dot{Z}_Y$	$\Rightarrow$ $\dot{Z}_Y=\dot{Z}_\triangle/3$（△結線のインピーダンス $\dot{Z}_\triangle$ の1/3）
Y－△変換における△接続の一辺のインピーダンス	$\Rightarrow$ Y接続のそれぞれ2つずつを取って組み合わせた3組のインピーダンスの積の和を，△接続に対角となるY接続のインピーダンスの値で割ったものに等しい
インピーダンスが等しい三相平衡負荷での△結線のインピーダンス $\dot{Z}_\triangle$	$\Rightarrow$ $\dot{Z}_\triangle=3\dot{Z}_Y$（Y結線のインピーダンス $\dot{Z}_Y$ の3倍）

7　変圧器

変圧器の1次側コイルと2次側コイル	$\Rightarrow$ 同一の鉄心に巻かれているが，電気的には絶縁
変圧器	$\Rightarrow$ 磁束によりエネルギーを1次側から2次側へ伝達
1次側コイルに流した電流	$\Rightarrow$ 磁束が発生
発生した磁束	$\Rightarrow$ 鉄心内を伝わって2次側コイル内に到達し，電磁誘導作用により電気エネルギーに変換
1次側に供給された電気エネルギー（電力）	$\Rightarrow$ 2次側に全て伝達
電気エネルギーを全て伝達する変圧器	$\Rightarrow$ 損失のない理想変圧器という
理想変圧器での1次電圧 V_1[V] と1次電流 I_1[A] の積 P_1[W]	$\Rightarrow$ 2次電圧 V_2[V] と2次電流 I_2[A] の積 P_2[W] に等しい（$P_1=P_2$，$V_1 \cdot I_1=V_2 \cdot I_2$）
1次巻線の巻数を n_1，2次巻線の巻数を n_2 としたときの (n_2/n_1)	$\Rightarrow$ 巻数比 a
2次電圧 V_2[V]	$\Rightarrow$ $V_2=a \cdot V_1$（1次電圧 V_1[V] と巻数比 a の積）
2次電流 I_2[A]	$\Rightarrow$ $I_2=I_1/a$（1次電流 I_1[A] を巻数比 a で除した値）
1次側に電圧 V_1[V] を加えると電流 I_1[A] が流れる	$\Rightarrow$ 1次側から見た抵抗 R_1[Ω] が存在する（$R_1=V_1/I_1$）
2次側での抵抗 R_2	$\Rightarrow$ $R_2=V_2/I_2$（2次電圧 V_2[V] と2次電流 I_2[A] の比から求まる）
1次側抵抗 R_1 を2次側抵抗 R_2 に換算する	$\Rightarrow$ $R_2=a^2 \cdot R_1$
2次側抵抗 R_2 を1次側抵抗 R_1 に換算する	$\Rightarrow$ $R_1=(1/a^2)R_2$
変圧器の1次および2次巻線には直流抵抗 r_1，r_2 が存在し，これに負荷電流 I_1，I_2 が流れることで，負荷電流の2乗に比例する熱損失となる	$\Rightarrow$ 抵抗損，または銅損という

1次側および2次側コイルからの漏れ磁束により，鉄心中の鎖交磁束が減少		
	⇒	1次電流および2次電流が減少するが，熱損失は発生しないため，漏れリアクタンスx_1, x_2を直列に挿入して損失を表現
鉄損P_w	⇒	鉄心中に発生する熱損失
	⇒	ヒステリシス損P_hと渦電流損P_eに大別
鉄心内の磁束の方向および大きさが変化	⇒	鉄心を構成する磁気分子が方向および配列を変え，分子相互間に摩擦熱を生じる
ヒステリシス損	⇒	分子相互間の摩擦熱に起因する損失
	⇒	ヒステリシスループの囲む面積に比例
磁束の変化	⇒	鉄心内にこれを妨げる方向に誘導起電力が生じる
渦電流損P_e	⇒	誘導起電力を発生させるために鉄心内には渦電流I_eが流れ，熱損失が発生
極性	⇒	1次電圧V_1と2次電圧V_2との位相関係
減極性	⇒	2次電圧V_2の位相が1次電圧V_1の位相と同相
加極性	⇒	V_2とV_1の位相が逆相
効率	⇒	変圧器の入力電力に対する出力電力の比
鉄損と銅損が等しいときの変圧器の効率	⇒	最大
電圧変動率	⇒	無負荷時2次電圧E_{2n}と2次定格電圧E_{2r}の差を2次定格電圧E_{2r}で除したときのその百分率
電圧変動率が小さいとき	⇒	それに接続している機器に与える影響が小さくなるので望ましい
変圧器容量[VA]が大きいとき	⇒	電圧変動率は小さくなる

5章
半導体

1 半導体

絶縁体・導体・半導体

電子（$e = 1.6 \times 10^{-19}$ [C]）が移動することを電流とよんでいる。電子回路では電流の方向とその大きさを制御することによって整流・増幅などを行っている。この電流は物質内を流れるものと，空間中を流れるものに大別され，前者は半導体，後者は電子管によってその流れを制御している。

本章では，半導体中の電子の移動について学ぶ。

1 物質の抵抗率と導電率

電子回路は種々の材料によって構成される。

この中で，リード線は電流をそのまま伝達する必要があるため，電流をよく流す物質が用いられる。この物質を**導体**（conductor）という。

また，電流の方向とその大きさを制御するためには，電流を少し流す物質が用いられる。この物質を**半導体**（semiconductor）という。

さらに，電子回路のプリント基板の支持体はリード線や半導体に流れる個々の電流を分離するため，電流を流しにくい物質が用いられる。この物質を**絶縁体**（insulator）という。表1に抵抗率の範囲を示す。

Slim・Check・Point

表1 物質の抵抗率（58ページも参照）

種類	抵抗率 ρ [Ω・m]
絶縁体	極大（$10^{11} \sim 10^{19}$ [Ω・m]）
半導体	中程度（$10^{-4} \sim 10^{6}$ [Ω・m]）
導体	極小（10^{-8} [Ω・m]）

2 温度特性

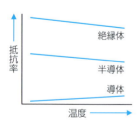

図1 抵抗率の温度特性

物質の温度によってその抵抗値が変化する性質を**温度特性**（図1）という。

導体中には自由に移動できる電子（**自由電子**：free electron）が多数存在している。ここで，温度が高くなるとその熱エネルギーによって物質を構成する結晶格子が振動（ブラウン運動）する。自由電子はこれらに衝突してその移動が妨げられるため，抵抗率が増加する。

絶縁体や半導体では自由電子は少ない。しかし，温度が高くなるとその熱エネルギーによって自由電子が新たに生成されるため，電流は流れやすくなり，抵抗率は低下（導電率は増加）する。

3 電子軌道とエネルギー準位[*1]

Term a la carte

[*1] **エネルギー準位**
電子の自由度を表している。エネルギー準位（自由度）が低ければ電子は動きにくい。また，エネルギー準位（自由度）が高ければ電子は動きやすい。

図2 電子軌道とエネルギー準位

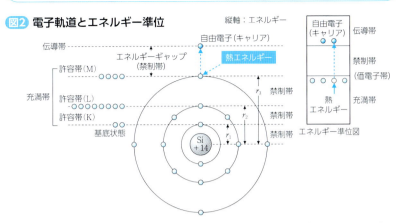

半導体物質として現在最も多く用いられているケイ素（Si：シリコン）を例に，電子軌道とエネルギー準位およびエネルギー帯の関係について述べる。

図2に示すように，原子核内には原子番号と等しい数の陽子が存在し（Si：14個），その周囲には軌道電子が同数（14個）存在するため，物質の外側から見ると電気的には中性を保っている。原子核の周囲を円運動している軌道電子にはいくつかの限られた飛び飛びの軌道（安定軌道）が存在し，内側からK殻，L殻，M殻…（$n=1,2,3…$）という。1つの殻に納まる軌道電子の数は$2n^2$個に制限されるため，K殻（$n=1$）で2個，L殻（$n=2$）で8個，M殻（$n=3$）で18個となる。K殻（$n=1$）では原子核との距離rが近いため，軌道電子は陽子とのクーロン力Fによって最も強く束縛され，クーロン力Fは負（吸引）の最大値となる。この状態を"**エネルギー準位**（energy level）が最も低い"といい，**基底状態**（ground state）ともいう。

外側の軌道ほど原子核との距離rが大きくなるためクーロン力は低下し，そのエネルギー準位は高くなる。ここで，K殻からL殻へ軌道電子が移るためには，K殻とL殻のエネルギー準位の差に相当する光や熱などを外部から与える必要がある。一番外側の軌道電子は原子核との距離が最も遠いため，クーロン力による束縛は最も弱くなる。したがって，他の原子や外部電界や熱エネルギーなどの影響を受けやすくなるため，特に**価電子**（valence electron）とよんでいる。価電子は，原子核とのクーロン力が最も弱い（エネルギー準位が高い）ため，わずかな熱エネルギーで軌道から離れて自由電子となる。

ここで，自由電子は物質中を自由に移動できるため，電流の運び手に相当する。そのため，これを**キャリア**（carrier）とよぶ。

原子核同士が互いに接近している場合，軌道電子は他の原子核の影響も受けるため，そのエネルギー準位はある幅をもつようになる。これを**エネルギー帯**（energy band）という。電子の存在が許されるエネルギー帯を**許容帯**（allowed band）といい，電子の存在が許されないエネルギー帯を**禁制帯**（forbidden band）という。また，許容帯のうち自由電子が存在するエネルギー帯を**伝導帯**（conduction band）といい，物質中で最もエネルギー準位の高いエネルギー帯となる。

MEMO

エネルギー準位図
図2の右側に示すように，縦軸に物質中における電子のエネルギー準位をとり，この様子を水平線や斜線で示したものをエネルギー準位図という。通常，この図中には，後述する電子のエネルギー準位の平均値を意味するフェルミ準位が記載されている。
なお本文では，説明に直接関係する電子と正孔のみを図中に記載している。

伝導帯よりエネルギー準位の低い許容帯を**充満帯**（filled band）といい，充満帯の最上部を特に**価電子帯**（valence band）という。

4 キャリアの拡散とドリフト

伝導帯中のキャリアは物質中での電気的中性を保つため，通常は物質の外には出られない。

また，図3に示すように，物質中でキャリア密度（濃度）に粗密（不均一）が生じると，均一になろうとして，密度の高い方から低い方へキャリアが移動する。これをキャリアの**拡散**（diffusion）といい，自由電子が移動するため，拡散電流が発生する。

図4に示すように，直流電源によって導体や半導体に電界（電位差）を加えると，キャリア（自由電子）はプラス電極に引かれて物質内を移動する。この現象をキャリアの**ドリフト**（drift）といい，これによってドリフト電流が発生する。

プラス電極に達したキャリアは電源内に吸い込まれるが，物質中での電気的中性を保つため，不足したキャリア（自由電子）が電源のマイナス極から供給される。これにより，キャリア（自由電子）は直流電源によって循環（移動）するため，電流が継続的に流れることになる。ただし，電流Iの方向は自由電子の移動方向と逆になる。

Term a la carte

*2 エネルギーギャップE_g
価電子帯の最上端と伝導帯の最下端との間のエネルギー幅。
価電子帯の軌道電子にE_g以上の熱などのエネルギーを与えると，軌道電子は伝導帯に上がって自由電子になる。

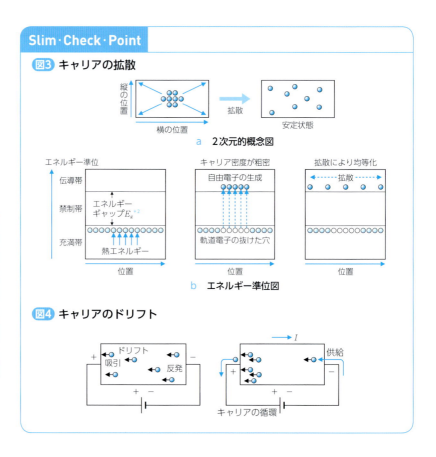

Slim・Check・Point

図3 キャリアの拡散
a 2次元的概念図
b エネルギー準位図

図4 キャリアのドリフト

2 真性半導体と不純物半導体

1 真性半導体

①真性半導体の純度

絶対零度において，4個の価電子の共有結合[*1]によって結晶を構成しているシリコンの構造を図1に示す。

半導体では，わずかに混入された不純物によってその電気的特性が大きく変化する。そのため，その純度は99.9999999999％（twelve-nine：9が12個）程度に精製されている。このような材料を**真性半導体**（intrinsic semiconductor）という。真性半導体は，絶対零度ではキャリアとなる自由電子や正孔が存在しないため，電流は流れない。

Term a la carte

*1 共有結合
物質における原子相互の結びつきの形態。各原子が1個ずつの価電子を提供して，これが一対になって化学的な結合を形成する。その結合力は強い。

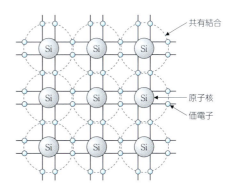

図1 真性半導体(Si)の結晶構造

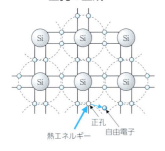

図2 自由電子と正孔の生成

②真性半導体中の自由電子と正孔

真性半導体の価電子に外部から熱・光などのエネルギーを与えると，図2に示すように，これらのエネルギーによって価電子が電子軌道から飛び出して自由電子になる。また，価電子が抜けた位置には空席（孔）ができるため，その原子は全体として正の電気量をもつことに（正イオンに）なる。この空席には自由電子や他のSi原子の価電子が入ることができる。そのため，正の電気量をもった孔という意味から，**正孔**（positive hole）とよばれている。正孔に価電子が入ると，その価電子が抜けた位置に新たな正孔が生成される。

図3に示すように，これが連続的に発生することで正孔は移動するが，正の電荷が移動しているため電流が生じる。したがって，正孔も自由電子と同様にキャリアとなる。このときのエネルギー帯図を図4に示すが，真性半導体では正孔と自由電子は同数存在することになる。

ここで，電子の存在確率が1/2となるエネルギー準位を**フェルミ準位**（Fermi level）という。なお，フェルミ準位の位置は半導体中の自由電子と正孔の比率を表しており，真性半導体では禁制帯の中央に位置する。

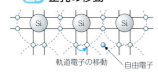

図3 正孔の移動

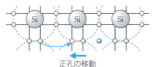

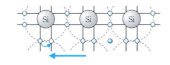

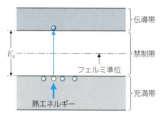

図4 真性半導体のエネルギー準位図

図5 a に示すように，絶対零度0[K]における半導体内の軌道電子は低いエネルギー準位から順次満たされ，ある準位 E_V でいっぱいになり，それ以上のエネルギー準位には電子は存在しない。

図5 b に示すように，温度が上昇すると軌道電子に熱エネルギーが与えられ，その一部がより高いエネルギー準位を獲得して自由電子となり，同数の正孔が生じる。

ここで外部から電界を加えれば，自由電子と正孔が移動して電流が流れる。ただし，フェルミ準位は変わらない。

図5 温度による電子分布

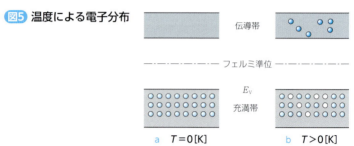

a $T=0[K]$　　　b $T>0[K]$

2 不純物半導体

Si（シリコン）やGe（ゲルマニウム）などの真性半導体結晶に，異なる価電子数をもつ原子を100万分の1～1000分の1程度を混入したものを**不純物半導体**（impurity semiconductor）という。また，混入した原子を不純物（impurity）という。

混入した不純物の濃度(割合)によってキャリアの数が変化するため，抵抗率と導電率は大きく変化する。

①不純物の種類

Siの真性半導体（価電子4個）にAs（価電子5個）を微量に混入すると，1つのAs原子に対して共有結合に無関係な価電子が1つ余るため，過剰電子が不純物(As)の数だけ生じる。この半導体は主に負電荷の自由電子によって電気伝導が行われるため，**n形半導体**（n-type semiconductor）という。

また，混入した不純物は自由電子を生成するため，**ドナー**（donor：提供者，供与体）という。

Siの真性半導体（価電子4個）にIn（価電子3個）を微量に混入すると，1つのIn原子に対して共有結合するための軌道電子が1つ不足するため，正孔が不純物(In)の数だけ生じる。この半導体は主に正電荷の正孔によって電気伝導が行われるため，**p形半導体**（p-type semiconductor）という。

また，混入した不純物は正孔を生成するため，**アクセプタ**（acceptor：引受人，受容体）という。

Slim・Check・Point

表1 主な不純物の種類

真性半導体 (価電子4個)	不純物	
	ドナー(価電子5個)	アクセプタ(価電子3個)
Si(シリコン) Ge(ゲルマニウム)	As(砒素) P(リン) Sb(アンチモン)	In(インジウム) Ga(ガリウム) Al(アルミニウム)

②n形半導体の特徴

図6に示すように、n形半導体では、共有結合できなかった過剰電子がドナー原子(As)の軌道上に存在するが、原子核との結合はクーロン力のみとなる。そのため、通常の価電子帯に比べてかなり高いエネルギー準位、すなわち価電子の束縛[*2]が弱い状態となる。

ここで、絶対零度における過剰電子はクーロン力によって原子核に拘束されるため、図7に示すように、伝導帯よりも低いエネルギー準位(禁制帯上方)となる。この準位を**ドナー準位**(donor level)という。ドナー準位にある過剰電子は常温(室温)の熱エネルギーで、ほぼすべてが伝導帯に上がって自由電子となる。また、実際には正孔もごくわずかに存在する。そのため、n形半導体では自由電子を**多数キャリア**(majority carrier)、正孔を**少数キャリア**(minority carrier)という。

ここで、自由電子の数が真性半導体に比べて多くなるため、フェルミ準位は禁制帯中の伝導帯に近い位置となる。また、過剰電子を失ったドナー原子(As)は、軌道電子が1つ不足するため、正イオンとなる。

Term a la carte

＊2　半導体における価電子の束縛
半導体の価電子は、陽子とのクーロン力と、共有結合で束縛されている。また、共有結合による束縛は、クーロン力に比べて強い。

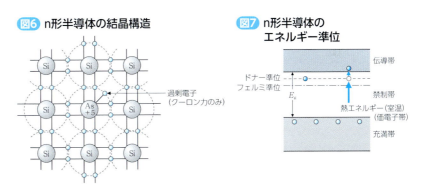

図6 n形半導体の結晶構造

図7 n形半導体のエネルギー準位

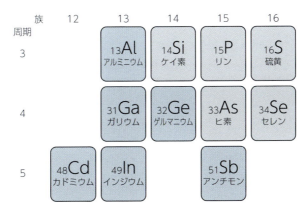

図8 代表的な元素の周期表

③p形半導体の特徴

図9に示すように，p形半導体では共有結合するための軌道電子が1個不足する。そのため，アクセプタ原子(In)の近くに正孔が生成される。Inの正孔に価電子帯または伝導帯の電子が飛び込むと，In原子(原子核内の陽子数は3)は軌道電子が1つ過剰になるため負イオンとなり，飛び込んだ電子は共有結合される。

ここで，他の3個の価電子と比べると，原子核とのクーロン力が働かないため，不純物半導体中に生じた正孔のエネルギー準位はわずかに高くなる。この準位を**アクセプタ準位**(acceptor level)といい，図10に示すように，価電子帯よりわずかに(クーロン力の欠損分だけ)高い準位となる。常温(室温)では，他のSi原子の価電子がその熱エネルギーを得ることで，アクセプタ準位の正孔に入ることができる。そのため，p形半導体では正孔の数が真性半導体に比べて多くなり，フェルミ準位は禁制帯中の充満帯に近い位置となる。

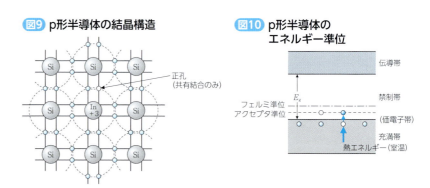

図9 p形半導体の結晶構造

図10 p形半導体のエネルギー準位

また，実際には自由電子もごくわずかに存在するため，多数キャリアは正孔，少数キャリアは自由電子となる。

絶対零度ではすべての電子がその取りうる最も低いエネルギー準位となる。そのため，n形半導体では充満帯およびドナー準位はすべて電子で満たされる。一方，p形半導体では伝導帯とアクセプタ準位には電子が存在しない状態となる。したがって，キャリアとなる伝導帯の自由電子，および充満帯の正孔は存在しないため，電流は流れない。

3 整流素子

1 pn接合の生成と電位分布

図1 pn接合

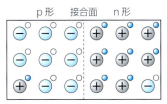

⊖ 負のアクセプタイオン　○ 正孔
⊕ 正のドナーイオン　● 自由電子

図2 pn接合の電位分布

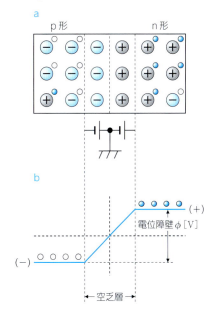

図1に示すように，1つの半導体結晶の中でp形とn形の性質をもつ2つの領域が，その境を接している状態を **pn接合**（pn junction）という。

これまで述べたように，p形半導体では自由電子に比べて正孔の密度が十分高く，その多数キャリアは正孔，少数キャリアは自由電子である。また，n形半導体では正孔に比べて自由電子の密度が十分高く，その多数キャリアは自由電子，少数キャリアは正孔である。

ここで，pn接合が生成された瞬間には，n形領域の自由電子はp形領域に，p形領域の正孔はn形領域にそれぞれ拡散し，接合付近の正孔と自由電子は再結合する。その結果，図2aに示すように，p形領域の接合面付近では正孔が消滅して負にイオン化したアクセプタの電荷が残る。また，n形領域の接合面付近では，自由電子が消滅して正にイオン化したドナーの電荷が残る。そのため，図2bに示すように，正負の電荷密度によってpn接合間に電位差が生じ，**電位障壁**（potential barrier）が形成される。

この電位障壁によって，それぞれの領域の多数キャリアである正孔と自由電子の拡散による移動が妨げられ，熱平衡状態[*1]となる。

また，この電位障壁の部分には，キャリアが存在しないため，**空乏層**（depletion layer）とよぶ。

Term a la carte

[*1] **熱平衡状態**
物質内部に熱の移動が起こらず，物質の性質に変化が起こらない状態をいう。一般に，十分長い時間放置すると，熱平衡状態におちつく。なお，pn接合の熱平衡状態では，そのフェルミ準位は水平線で示される。

図3にpn接合が生成される前後のエネルギー帯図を示す。

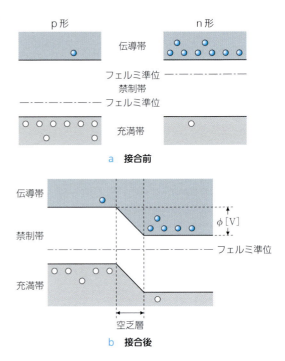

図3 pn接合前後のエネルギー準位図
a 接合前
b 接合後

pn接合時にはp形領域の正孔とn形領域の自由電子が互いに相手領域に拡散するため，両者の分布は均一となる。その結果，両者のフェルミ準位は一致する。このため，空乏層では図3bに示すように，両者のエネルギー帯に傾斜が生じる。

ここで，自由電子が負電位の方向に移動する場合，クーロン力によって反発力を生じる（図2b）。また，エネルギー準位が高い位置へは，自由電子は移動しにくい（図3b）。そのため，負電位ほどエネルギー準位は高くなる。逆に，正電位ほどエネルギー準位は低くなる。したがって，図2bの電位分布と図3bのエネルギー準位は逆の関係となる。

なお，電位差が加えられていない熱平衡状態では，接合面を通ってそれぞれ相手領域に到達する自由電子および正孔は0となるため，電流は流れない。

2 整流用ダイオードの動作原理

半導体素子を動作状態にするために必要な電圧および電流を加えることを**バイアス**（bias）という。また，p形およびn形領域では，それぞれの多数キャリアおよび少数キャリアの濃度を一定の値に保つ性質があり，これによって整流作用が行われる。

① 逆方向バイアス時のpn接合

図4 逆方向バイアス時のpn接合

図5 逆方向バイアス時のエネルギー準位図

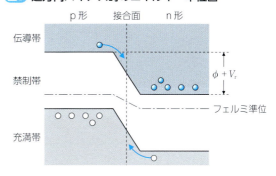

整流ダイオード

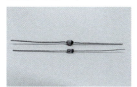

　　　　　　　　　　pn接合に対してp形に負，n形に正の電位差V_r[V]を加えることを**逆方向**(reverse)バイアスという。

　図4に示すように，多数キャリアであるp形領域の正孔およびn形領域の自由電子は，負および正の電位に引かれて両極に移動する。

　これにより，接合面付近にはキャリアが存在しない領域(空乏層)が拡大する。そのため，正イオンと負イオンが存在する領域が広くなるため，電位障壁($\phi + V_r$)は非常に高くなり，多数キャリアは接合面を通過できない。しかし，少数キャリアであるp形領域の自由電子およびn形領域の正孔は，対極の電位に引かれて接合面を通過し，それぞれの電極に吸い込まれる。そこで，少数キャリア濃度を一定に保つため不足した自由電子および正孔が，負電極および正電極から補われる。その結果，逆方向電流I_rが流れ続けるが，不純物半導体中の少数キャリアは非常に少ないため，逆方向電流I_rは極小となる。

　図5に逆方向バイアス時のエネルギー準位図を示す。このときの接合面付近におけるフェルミ準位は，右下がりの斜線になる。

②順方向バイアス時のpn接合

　pn接合に対してp形に正，n形に負の電位差V_f[V]を加えることを**順方向**(forward)バイアスという。

　図6に示すように，順方向バイアスが熱平衡状態の電位障壁ϕ[V]より高い場合，p形およびn形領域の多数キャリアである正孔と自由電子は，

図6 順方向バイアス時のpn接合

図7 順方向バイアス時のエネルギー準位図

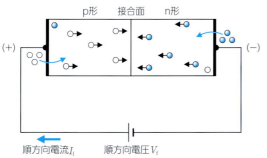

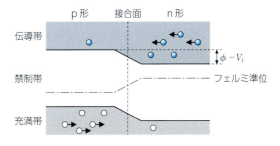

対極の電位に引かれて接合面を通過し，それぞれの電極に吸い込まれる。また，多数キャリアの数は不純物濃度により定まるため，不足した自由電子および正孔が，負電極および正電極から供給される。その結果，順方向電流I_fが流れ続けるが，不純物半導体中の多数キャリアは非常に多いため，順方向電流I_fは極大となる。

図7に順方向バイアス時のエネルギー準位図を示す。このときの接合面付近におけるフェルミ準位は，右上がりの斜線になる。

以上のように，pn接合に順方向電流を流すためには，接合面を多数キャリアが通過し，バイアス電圧によって多数キャリアを循環させる必要がある。

③整流用ダイオードの静特性

前述のように，pn接合では加える電圧の方向によって，ある向きにのみ電流が流れやすい。また，その逆向きでは電流が流れにくい性質をもつ。この性質を**整流作用**という。

図8に示すように，p形側電極をアノード(A)，n形側電極をカソード(K)とよぶ。アノード(A)に正，カソード(K)に負の電圧を加えた場合には順方向バイアスとなるため，電流は流れやすくなる。

半導体ダイオードではpn接合に流れる電流Iは式❶で示され，オームの法則は成立しない。

図8 整流用ダイオードの記号

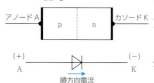

$$I[\mathrm{A}] = I_0\left[\exp\left(\frac{qV}{kT}\right) - 1\right] \quad \cdots\cdots\cdots ❶$$

ただし，I_0：逆方向における飽和電流[A]
q：キャリアの電気量[C]
V：印加電圧[V]
k：ボルツマン定数[*2]$(1.38 \times 10^{-23}[\mathrm{J/K}])$
T：絶対温度[K]

Term a la carte

*2 ボルツマン定数
気体分子1個の運動エネルギー[J]の平均値は絶対温度T[K]の(3/2)倍に比例する。その比例定数をボルツマン定数k $(=1.38 \times 10^{-23}[\mathrm{J/K}])$という。

図9 整流用ダイオードの理論特性

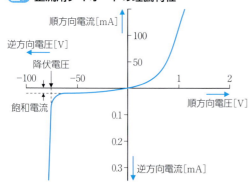

図10 逆方向バイアス時のツェナー降伏

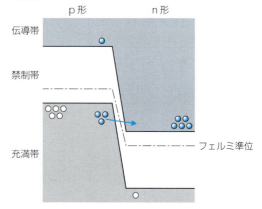

図9にこれらの関係を示す。

順方向では式❶中の電圧$V[V]$が正の値となるため，流れる電流$I[mA]$は指数関数的に増加する。

逆方向では電圧$V[V]$が負の値となるため，式❶の第1項は1に比べて十分小さい値となる。その結果，$I = -I_0$となり，飽和電流のみとなる。

また，逆方向電圧を大きくしていくと，ある電圧で急に逆方向電流が増大する。これを降伏現象といい，逆方向電流が急に増大し始める電圧を**降伏電圧**（breakdown voltage）という。

降伏現象には**ツェナー降伏**（Zener breakdown）と**電子なだれ降伏**（avalanche breakdown）とがある。ツェナー降伏は，図10に示すように，接合部の強電界がp形の価電子に直接作用し，トンネル効果*3によって薄い禁制帯を通り抜けてn形の伝導帯にでてくるため，逆方向電流が増加する現象である。また，電子なだれ降伏は，接合部の強電界で加速されたキャリアが結晶格子に衝突して電子正孔対を生じ，これらが次々と電子正孔対を生成することで，逆方向電流が急激に増加する現象である。

> **Term a la carte**
>
> *3　トンネル効果
> 半導体中で，キャリアが薄い空乏層の電位障壁を突き抜けて反対側に現れる現象。

3 特殊用途の半導体ダイオード

①ショットキーダイオード（Schottky diode）

金属と半導体の接触により，半導体中のキャリア（自由電子または正孔）が金属側に移動して接触部に空乏層が生成し，pn接合のような整流作用を示す。

図11に示すように，金属−n形半導体の接触において，金属中の自由電子に比べて半導体中の自由電子のエネルギー準位が高い場合には，接触後に半導体中の自由電子が金属内へ移動し，接触部付近の自由電子がなくなるため空乏層が生成し，正電位のドナーイオンが残る。その結果，電位障壁が発生して自由電子の移動を抑制する。発生した電位障壁をショットキー障壁という。

図12aに示すように，金属側に正電圧を加えると，n形半導体中の電子が金属側に引き寄せられて空乏層を飛び越え，順方向電流が流れる。

図12bに示すように，金属側を負電圧にするとn形半導体中の電子は正電位側へ移動し空乏層が広がるため逆方向となり，電流は流れない。

超高速スイッチングや高周波の検波などに使用される。

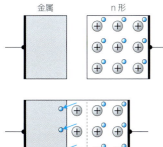

図11　金属−n形半導体の接触

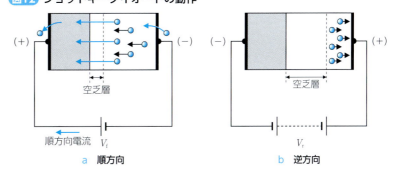

図12　ショットキーダイオードの動作
a　順方向　　b　逆方向

②可変容量ダイオード（variable-capacitance diode：バリキャップダイオード）

図13 可変容量ダイオードの動作原理

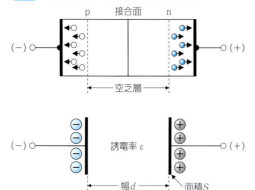

図14 可変容量ダイオードの特性

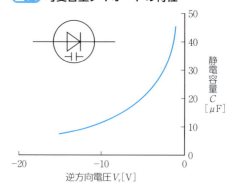

空乏層の接合容量が逆方向電圧によって変化する性質を利用したダイオードで，**バラクタダイオード**（varactor diode）ともいう。

図13に示すように，逆方向電圧を大きくすると空乏層の幅dが広がるが，空乏層にはキャリアが存在しないため，絶縁体（誘電率ε）とみなせる。したがって，幅d[m]の薄い絶縁膜を2枚の金属電極（面積S[m^2]）でサンドイッチ状に挟みこんだ状態となり，その静電容量C[F]は$C = \varepsilon \cdot S/d$で表される。

空乏層の幅dは，逆方向電圧を大きくするほど広がるため，図14に示すように，その静電容量Cは減少する。電圧によってその静電容量を変化できるため，受信機の自動周波数制御回路やFM変調回路などに使用される。

図15 ツェナーダイオードの電圧－電流特性性

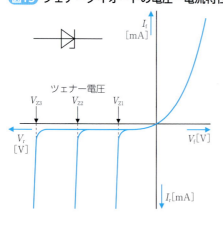

図16 ツェナーダイオードによる定電圧回路

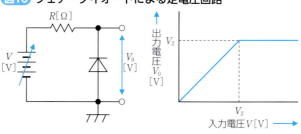

③ツェナーダイオード（Zener diode）

pn接合半導体の不純物濃度を高くするほど，前述のツェナー降伏が発生する逆方向電圧を低くすることができる。

図15に電圧－電流特性を示すが，逆方向電流I_r[mA]が増加しても逆方向電圧V_r[V]はほとんど一定となる。この性質を利用して定電圧回路，基準電圧回路に用いられるため，**定電圧ダイオード**（voltage-regulator diode）ともいう。

図16に示す回路において，入力電圧Vがツェナー電圧V_zより高い領域では，入力電圧Vが変動しても出力電圧V_oは常にV_zとなる。なお，$V-V_z$で表される余分な電圧は抵抗Rに分圧される。

④エサキダイオード

トンネル効果を利用したダイオードで，図17の②のような負性抵抗特性を示す。

普通のダイオードの100万倍以上の不純物濃度にすることで，図18に示すようにpn接合の空乏層が薄くなり，トンネル効果を生じる。そのため，**トンネルダイオード**（tunnel diode）ともいう。

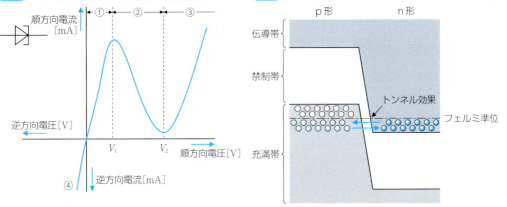

図17 エサキダイオードの電圧−電流特性

図18 エサキダイオードのエネルギー準位図（熱平衡状態）

> **Slim・Check・Point** エサキダイオードの基本動作
>
> ①わずかな順方向電圧でキャリアが空乏層を突き抜け（トンネル効果），電流が流れる（左矢印）。
> ②ある電圧を超えると，トンネル効果が減少して電流が流れにくくなる（負性抵抗特性）。
> ③さらに電圧を上げると，普通のダイオードとして動作する。
> ④逆方向特性では不純物濃度が非常に高いため，逆方向電流も多い（右矢印）。

電圧V_1でオン状態（電流が多く流れる），V_2でオフ状態（電流がほとんど流れない）となるため，順方向電圧の大きさによってスイッチング作用を生じる。この特性を利用して，高速スイッチングやマイクロ波の増幅・発振に用いられる。

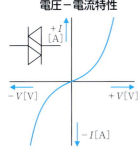

図19 バリスタの電圧−電流特性

⑤バリスタ（varistor）

図19のような電圧−電流特性を示す素子で，ある電圧以上になると急激に電流が流れる。この特性を利用して，スイッチなどの接点の火花消去や過電圧に対する保護回路として用いられる。

4 半導体

増幅素子

1 バイポーラトランジスタの動作原理

図1 バイポーラトランジスタの動作

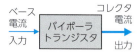

バイポーラトランジスタは**図1**に示すように，小さな入力（ベース）電流に比例した大きな出力（コレクタ）電流が得られる電流増幅素子である。

また，電子と正孔の2種類のキャリア（バイポーラ）によって動作するため，**バイポーラトランジスタ**（bipolar transistor）とよばれている。

①構造と図記号

図2 バイポーラトランジスタの構造と図記号

Bi-Tr（2SC1815）

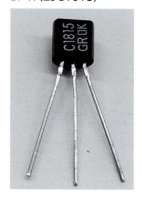

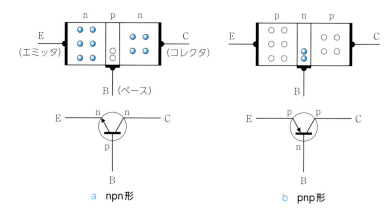

a　npn形　　　　　　　　　b　pnp形

図2に示すように，素子内部に2つのpn接合をもつnpn形およびpnp形の3層構造で，**エミッタ**（emitter）E，**ベース**（base）B，**コレクタ**（collector）Cの3つの電極をもつ。

- エミッタは全電流を供給する端子で，多数キャリア濃度が高い。
- ベースは入力電流を供給する端子で，エミッタとコレクタに挟まれた非常に薄い異種の半導体層で構成され，多数キャリア濃度は低い。
- コレクタは出力電流を取り出す端子で，エミッタと同形で反対側に位置する半導体層で，多数キャリア濃度は中程度である。

②動作条件と基本動作

トランジスタを動作状態にするため，それぞれのpn接合に供給する一定の直流電圧（電流）を**バイアス電圧**（**電流**）という。ベース・エミッタ間には順方向バイアス電圧 V_{BE} [V] を加え，コレクタ・ベース（コレクタ・エミッタ）間には逆方向バイアス電圧 V_{CB} （V_{CE}）[V] を加える（ただし，$V_{BE} < V_{CE}$）。

図3aに示すように，B-E間を短絡するとBとEの電位は等しくなるためこの部分のpn接合は熱平衡状態となり，ベース電流 I_B は0となる。また，

> **MEMO**
> トランジスタの図記号からnpn形とpnp形を識別する場合，「方位磁石の矢印はN（北）を指す」と覚える。

180

図3 バイポーラトランジスタの動作原理

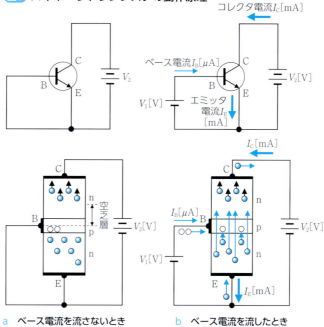

a　ベース電流を流さないとき　　b　ベース電流を流したとき

C-B間は逆バイアスのため，C-B間のpn接合面では空乏層が広がって電位障壁が高くなり，C-B(C-E)間のコレクタ電流I_Cは0となる。

次に，ベースBに電流$I_B[\mu A]$を流した場合(直流電流増幅率$h_{FE}=99$)の動作について述べる。

図3bに示すように，B-E間に電位障壁以上の順方向電圧$V_1[V]$を加えると，エミッタ(n形領域)の自由電子がベース(p形領域)に流れ込む。ベースに進入した自由電子はp形領域では少数キャリアとなるが，その一部(1％)はp形領域の多数キャリアの正孔と再結合して消滅し，ベースに接続された電源V_1から不足した正孔が供給されるためベース電流$I_B[\mu A]$がわずかに流れる。

ベースに進入した自由電子は少数キャリアとなり，その99％はC-B間の逆バイアス電圧$(V_2-V_1)[V]$によって加速され，コレクタに進入して大きなコレクタ電流$I_C[mA]$となる。ここで，電源V_2および電源V_1から供給されるキャリア数は，それぞれの不純物濃度で定まるため，I_CとI_Bの比は一定となり，$I_C \propto I_B$の関係が保たれる。なお，両者の比(I_C/I_B)を直流電流増幅率h_{FE}という。

以上の関係から，$I_E=I_B+I_C[mA]$(ただし，$I_B \ll I_C$)となる。

したがって，小さなベース電流$I_B[\mu A]$から大きなコレクタ電流$I_C[mA]$が得られるため，電流増幅を行うことができる。

③静特性

バイポーラトランジスタの主な特性として，入力特性と出力特性がある。

入力特性は図4のように，コレクタ・エミッタ間電圧$V_{CE}[V]$を一定とし，ベース・エミッタ間電圧$V_{BE}[V]$を変化させたときのベース電流$I_B[\mu A]$の値を示したものである。これは，pn接合ダイオードの順方向特性に相当

する。

　この特性では破線で示すように，I_Bが10[μA]以上では，V_{BE}は0.7[V]からほとんど変化しないため，トランジスタが動作状態の場合にはV_{BE}を常に0.7[V]として回路計算を行う。

　出力特性は図5のように，ベース電流I_Bを一定とし，コレクタ・エミッタ間電圧V_{CE}[V]を変化させたときのコレクタ電流I_C[mA]の値を示したものである。この特性では破線で示すように，V_{CE}が1[V]以上であればコレクタ電流I_Cは飽和特性を示し，I_Cの飽和値はベース電流I_Bに比例する。実際の増幅回路では，V_{CE}は出力電圧V_o[V]となるため常時変化するが，飽和領域ではV_{CE}と無関係に安定した電流増幅が可能となる。

　また，ベース電流の有無によってコレクタ電流をオンオフでき，扱える電流も大きいため，スイッチング素子としても用いられる。ただし，ベース電流を0にしても，ベース領域に残留した少数キャリアによってコレクタ電流が直ちに0にはならない現象(少数キャリア蓄積効果)が生じるため，スイッチング速度の限界は低い。

図4 バイポーラトランジスタの入力特性(2SC1815)

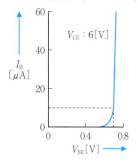

図5 バイポーラトランジスタの出力特性(2SC1815)

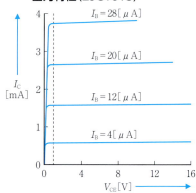

例題

Q 図Aのトランジスタ増幅回路において，コレクタ抵抗の両端電圧eは何[V]か。
ただし，トランジスタの電流増幅率h_{FE}は200とし，ベース・エミッタ間の電圧降下を0とする。

図A

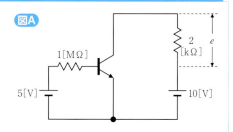

A ベース電流I_Bはベース電圧V_Bとベース抵抗R_Bの比で与えられる。したがって，

　ベース電流　　$I_B = \dfrac{V_B}{R_B} = \dfrac{5}{1 \times 10^6} = 5 \times 10^{-6}$[A]
　コレクタ電流　$I_C = h_{FE} \times I_B = 200 \times 5 \times 10^{-6} = 1 \times 10^{-3}$[A]

このコレクタ電流I_Cがコレクタ抵抗R_Cに流れ，電圧降下eが生じる。

　$\therefore e = I_C \times R_C = 1 \times 10^{-3} \times 2 \times 10^3 = 2$[V]

2 電界効果トランジスタ(FET)の動作原理

電界効果トランジスタ(field-effect transistor)は，その動作原理上，自由電子または正孔のいずれか一方のキャリア(ユニポーラ)が作用して動作するため，**ユニポーラトランジスタ**(unipolar transistor)ともいう。

入出力端子として**ドレイン**(drain)，**ソース**(source)，**ゲート**(gate)の3端子をもち，ゲートに加える電圧(電界)によってドレインに流れる電流を制御する電圧制御形素子である。

また，その構造から，**接合形電界効果トランジスタ**(junction field-effect transistor)と**MOS形電界効果トランジスタ**(metal-oxide-semi-conductor field-effect transistor)に分類される。

また，バイポーラトランジスタと比較して，以下の特徴がある。

> **Slim・Check・Point** 電界効果トランジスタの特徴
> ①入力インピーダンスが大きい。
> ②入出力の直線性が良好である。
> ③雑音が少ないため，増幅器の初段に用いられる。
> ④多数キャリアのみで動作するため，スイッチング速度が速い。
> ⑤オン時の内部抵抗(オン抵抗)が高いため，大電流の用途には適さない。

①接合形FET

図6に示すように，n形半導体の両端をソースSおよびドレインDの電極とし，上部にp形領域を生成してゲートGの電極とした構造をとる。

図6aのように，ゲート・ソース間電圧(入力電圧)V_{GS}が0のとき，pn接合は熱平衡状態となるため空乏層は薄く，n形層は広い。そのため，ドレイン・ソース間電圧V_{DS}により，ソースからドレインに向かって多量の自由電子が移動して循環するため，大きなドレイン電流(出力電流)I_D[mA]が流れる。

図6bのように，pn接合に対して逆バイアスとなるゲート電圧V_{GS}[V]を加えると，接合部付近に空乏層が広がる。空乏層に生じた電位障壁の作用により，自由電子は空乏層内には入れない。そのため，n形領域では自由電子が通れる通路(チャネル)が狭くなる。したがって，移動できる自由電子数が減少するため，ドレイン電流I_Dは減少する。

図6 接合形FETの構造と動作原理

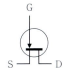
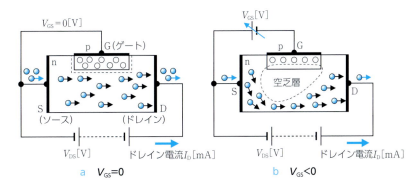

a $V_{GS}=0$　　b $V_{GS}<0$

ここで，ゲート電圧（入力電圧）V_{GS}はpn接合に対して逆バイアスのため，ゲート電流（入力電流）I_Gはほとんど流れない。そのため，入力（ゲート・ソース間）信号に対して入力インピーダンス（交流信号に対する電流阻止能）が高くなる。したがって，ゲート電圧（電界）V_{GS}の変化によって，ドレイン電流I_Dを制御することができるため，電圧制御形素子とよばれる。

図7に接合形FETの静特性を示す。

図7aの伝達特性では，ゲート・ソース間電圧（入力電圧）V_{GS}が0のときにはドレイン電流（出力電流）I_Dは最大値となり，V_{GS}を負電圧にするほどI_Dは減少する。この特性はV_{DS}が変化してもほぼ一定となる。

図7bのドレイン特性では，それぞれのゲート・ソース間電圧（入力電圧）V_{GS}においてドレイン・ソース間電圧V_{DS}がある程度大きくなると，ドレイン電流（出力電流）I_Dは飽和する。

I_Dが飽和するV_{DS}の最小値を**ピンチオフ電圧**（pinch-off voltage）V_pといい，V_{DS}をV_p以上の範囲に設定して増幅を行う。

図7 接合形FETの静特性

J-FET（2SK30）

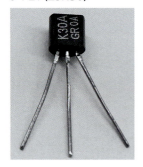
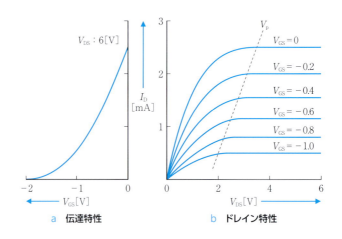

a 伝達特性　　　b ドレイン特性

②MOS形FET

図8に示すように，ゲート電極G（金属：metal）と半導体層（p形層：semiconductor）の間に薄い絶縁層（SiO_2：oxide）を設け，p形層の中に2つのn形層を作り込み，それぞれをドレインD，ソースSの電極とした構造をもつ。なお，この構造を**エンハンスメント形**[*1]（enhancement type）という。

Term a la carte

[*1] **エンハンスメント形**
入力電圧V_{GS}が0のときは通電しないが，V_{GS}を順方向バイアス（$V_{GS}>0$）にするとドレイン電流（出力電流）が増加する性質

図8 エンハンスメント形MOS FETの構造・動作・特性

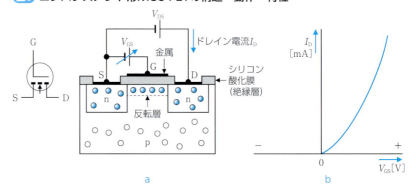

a　　　b

その動作原理は，金属層と半導体間の静電誘導を利用して電流の通路となるチャネルを発生させてドレイン電流を制御するものである。

ゲート・ソース間に入力電圧 V_{GS} を加えない場合には，ドレイン・ソース間に存在する逆方向のpn接合により，ドレイン電流（出力電流）I_D は流れない。また，入力電圧 V_{GS} を加えた場合には，ゲート電極に蓄積した正電荷の静電誘導によって，直下のp層の中に少数キャリアである自由電子が集積し，反転層を形成する。その結果，ソース・ドレイン間が反転層で連結されるため，ドレイン電流（出力電流）I_D が流れる。図8bにその静特性を示すが，$V_{GS}=0$ では $I_D=0$ となる。

図9aはデプレッション形[*2]（depletion type）であり，D-S間のp形層中にあらかじめ薄いn形チャネル層を作り込んだ構造となるため，$V_{GS}=0$ [V]でもドレイン電流 I_D が流れる。

図9bはその静特性で，$V_{GS}=0$ [V]でもドレインソース間を結ぶnチャネル層が存在するため，ドレイン電流は流れる。すなわち，ゲートに正負いずれの電圧を加えても，ドレイン電流を制御できる。

Term a la carte

＊2 デプレッション形
V_{GS} が0の状態で通電しており，V_{GS} を逆バイアス（$V_{GS}<0$）にするとドレイン電流が減少する性質

図9 デプレッション形 MOS FETの構造・動作・特性

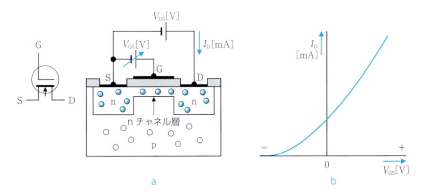

③接合形FETとMOS形FETとの比較
①接合形の静特性はデプレッション形のみだが，MOS形にはエンハンスメント形もある。
②MOS形は静電気によって破壊されやすい。
③MOS形は静電誘導を利用しているため，接合形に比べて入力インピーダンスは高い。
④接合形は入力容量が小さく（数pF～数10pF），MOS形は大きい（数100pF）。

④FETの用途
高い入力インピーダンスを必要とする電離箱線量計などの放射線測定器や，コンデンサマイクロホンなどに対する増幅回路の入力部に使用される。また，消費電力が小さく動作速度が速いことから，計算機の論理回路（CPUやメモリ）に用いられている。

エンハンスメント形はゲート電圧（入力電圧）V_{GS} の有無によってドレイン電流（出力電流）I_D をオンオフできるため，半導体スイッチとして用いられる。また，多数キャリアのみで動作するため，バイポーラトランジスタ

に見られる少数キャリア蓄積効果がなく，動作速度が速い。

　高耐圧で高速スイッチングが可能なパワーMOS FETも開発されているが，オン抵抗が大きく，大電流用素子の製造が困難である。また，バイポーラトランジスタやサイリスタに比較すると，扱える電流値が小さい。そのため，大電力に用いる場合には，並列接続して使用する。

3 絶縁ゲート形バイポーラトランジスタ（IGBT）

　IGBT（Insulated Gate Bipolar Transistor）は，パワーMOS FETの特徴である高速スイッチングおよび電圧制御特性と，バイポーラトランジスタの特徴である大電流特性とを併せもった複合素子である。その構造は，図10に示すように，バイポーラトランジスタのベース部分にMOS FETを接続した等価回路となり，エミッタ，コレクタ，ゲートの3つの端子をもつ。ただし，ゲート電圧をオフにするとMOS FETの部分が速く遮断するため，バイポーラトランジスタ部分に蓄積された少数キャリアによってコレクタ電流の遮断が遅れる。そのため，バイポーラトランジスタに比べてスイッチング速度は速いが，MOS FETに比べると遅い。

　IGBTを用いることで，大電力で高速なスイッチングと，駆動回路の小型化が可能となるため，インバータ式X線高電圧発生装置においてインバータ回路などのスイッチング素子として用いられている。

IGBT

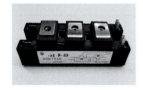

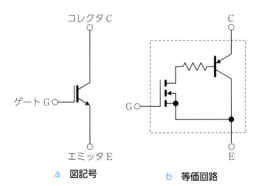

図10 IGBTの図記号と等価回路

a　図記号　　b　等価回路

例題

 図Aの増幅回路について正しいのはどれか。
1. 増幅素子は接合形pチャネル電界効果トランジスタ（J-p-FET）である。
2. ドレイン接地増幅回路である。
3. 電界効果トランジスタはゲートに加わる電圧でドレイン電流を制御する。
4. pチャネルでは多数キャリアの電子がドレイン電流となっている。
5. ドレイン電圧V_Dとドレイン電流I_Dの間に$V_D=I_D／R_L$の関係が成り立つ。

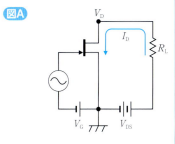

図A

1. ゲートの矢印部分はn形を示しているため，接合形nチャネル電界効果トランジスタ（J-n-FET）である。
2. ソース接地増幅回路である。
3. 正しい
4. nチャネルである。
5. $V_D=V_{DS}-R_L・I_D$となる。

5 半導体
光素子

1 光照射による半導体中の励起と再結合による発光

図1 光照射による励起と再結合による発光

光のエネルギー E_p [J]は振動数(周波数) f [Hz]に比例し，**式❶**で表される。

$$E_p = h \cdot f \qquad h:プランク定数(6.626\times10^{-34} [J\cdot s])^{*1} \quad\cdots\cdots \text{❶}$$

Term a la carte

＊1 プランク定数
量子論において，量子(光)エネルギー E_p を求めるために量子(光)の周波数 f [Hz]に乗じる定数 h ($=6.626\times10^{-34}$ [J・s])のこと。

すなわち，振動数(周波数) f [Hz]の高い光ほどエネルギーは大きい。可視光では，f [Hz]が高い(波長 λ が短い)光ほど，赤色から青色に近づく。

図1に光照射による励起と再結合による発光過程を示す。

充満帯の軌道電子に光が照射されると，その光のエネルギー $h\cdot f$ が禁制帯のエネルギーギャップ E_g (168ページ参照)以上の場合，軌道電子は伝導帯に上がり(励起)，充満帯中に正孔が発生する。また，伝導帯中の自由電子が充満帯の正孔と再結合すると，E_g に相当するエネルギーをもった光を放出する。

CdS

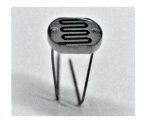

2 光電効果

ある種の金属に光を当てると，その電気抵抗が変化したり，金属の外部に電子を放出したり，起電力を発生したりするような現象を，一般に**光電効果**(photoelectric effect)という。

①光導電効果(photoconductive effect)

図2に示すように，CdS(硫化カドミウム)などの半導体表面(充満帯)に光を照射すると，光励起によって自由電子と正孔が増加するため，電気抵抗は低下する。ここで両端に電位差を加えておくと，電気抵抗の低下により電流 I [A]は増加する。そのため，抵抗 R [Ω]の両端電圧 V [V]は光の強さ(量)に依存して変化する。

このように，光照射によって電気抵抗が変化することを利用して，光検出素子として用いられる。

図2 光導電効果

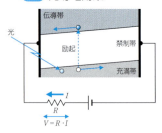

②光電子放出効果(photoelectric emission effect)

図3 光電子放出効果

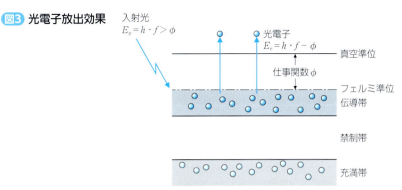

Term a la carte

*2 仕事関数 φ
物質の電子を空間に放出するために要するエネルギーをいう。物質のフェルミ準位と,物質外部の自由空間のエネルギー準位(真空準位)との間のエネルギー差 φ [eV] [*3]で表す。

Term a la carte

*3 電子ボルト
(electron volt)
[eV]
真空中において1個の電子が1 [V] の電位差で得る運動エネルギーを1 [eV] とする。1 [eV] = 1.60×10^{-19} [J]

金属または半導体の表面に光が当たると,物質内の伝導帯中に存在する自由電子が空間中に放出される現象をいう。図3に示すように,光のエネルギー $E_p = h \cdot f$ が物質の仕事関数[*2] φ より大きければ,物質中の自由電子は空間中に放出される。空間中に放出された電子を**光電子**(photoelectron)とよぶ。光電子のエネルギー E_e [J] は $E_e = h \cdot f - \phi$ となり,光の強さ(量)には無関係となる。

③光起電効果(photovoltaic effect)

半導体に光を照射すると起電力を生じる現象をいう。主に太陽電池として用いられる。図4に示すように,pn接合ダイオードの接合部(空乏層)付近のp形層に光を照射すると,光励起によって自由電子−正孔対が発生する。自由電子は電位障壁に引かれてn形領域に蓄積し,正孔はp形領域に蓄積するため,n形半導体とp形半導体との間に起電力が生じる。

図4 光起電効果

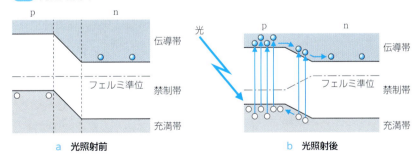

a 光照射前　　b 光照射後

3 発光ダイオード(light emitting diode : LED)

pn接合に順方向電圧を加えることにより,接合部から光を発する半導体素子である。白熱電球やネオン管などに比べ,低電圧(1.5〜3.0 [V]),低電流(1〜150 [mA])で点灯する。また,高速応答性,高信頼性,小形堅牢などの特徴をもつ。そのため,表示用ランプ,光通信の発光素子として広範囲に利用される。

図5に示すように,pn接合に順方向バイアスを加えるとn形領域の自由

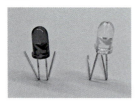

LED

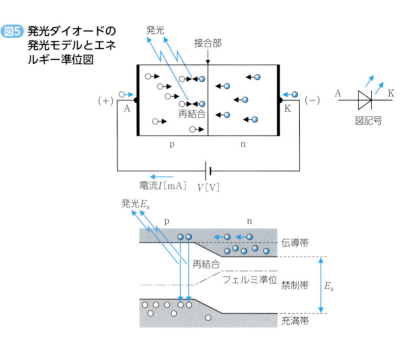

図5 発光ダイオードの発光モデルとエネルギー準位図

電子はp形領域へ，p形領域の正孔はn形領域へ流入し，接合面付近で自由電子と正孔が再結合する。再結合した自由電子は伝導帯から価電子帯（充満帯）に戻るため，このエネルギーギャップE_gに相当するエネルギーをもった光を放出する。

Ga（ガリウム）の化合物であるGaAs（ガリウム砒素），GaP（ガリウムリン），GaAsP（ガリウム砒素リン）などの発光しやすい性質をもつ材料を用いてpn接合を形成する。

ホトダイオード

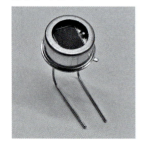

4 ホトダイオード（photo diode）

光を吸収して逆方向電流の変化に変換する素子である。小形堅牢で応答は速いが感度は低い。光通信の受光素子，光スイッチ，カードリーダ，テレビのリモコンなどに広く用いられている。医療用としては自動露出機構の受光部やフラットパネルディテクター（FPD）などに用いられる。

図6に示すように，pn接合に対して逆バイアス電圧を加えると，接合面付近には空乏層が広がり，電位障壁は高くなる。ここで，pn接合面付近にE_g以上のエネルギーE_pをもつ光を照射すると，光励起によって発生した自由電子はn形領域へ，正孔はp形領域へ流入する。これらのキャリアによって逆方向電流（光電流）$I_r [\mu A]$が増加し，図7のような静特性を示す。なお，逆バイアス電圧$V_r [V]$が0でも逆方向電流は生じる。しかし，逆方向バイアスによって応答特性が大幅に改善されるため，高速動作が必要な場合には逆バイアス回路を用いる。図では，抵抗$R [\Omega]$の両端電圧$V [V]$により光を検出している。

図6 ホトダイオードの動作モデルとエネルギー帯図

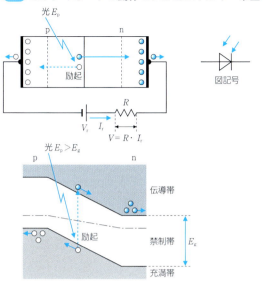

図7 ホトダイオードの光−電流特性

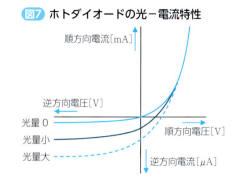

5 ホトトランジスタ (photo transistor)

　バイポーラトランジスタを利用して受光した光を電気信号に変換する半導体素子である。小形堅牢で感度が高いが，応答は遅い。

　バーコードの読みとり，モータの回転数の測定などの低周波数領域での光検出に用いられる。医療用としてはあまり用いられない。

　図8に示すように，npnトランジスタのベース・コレクタ部分に等価的にホトダイオードを接続した構造となる。ホトダイオード部で検出した光電流I_r[μA]がベース電流となり，これが増幅されて大きなコレクタ電流I_c[mA]が発生する。このコレクタ電流が出力電流となる。電流増幅が行われるため，感度は高いが応答は遅い。また，絶縁された回路間で信号を送受信する目的で，図9に示すように，発光ダイオードとホトトランジスタを組み合わせた**ホトカプラ**(**photo-coupler**)が用いられる。

図8 ホトトランジスタの構造と図記号

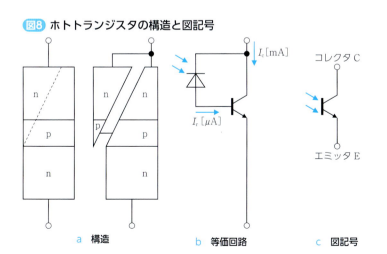

a 構造　　b 等価回路　　c 図記号

図9 ホトカプラの図記号

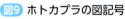
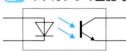

ホトカプラ

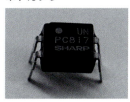

6 半導体 スイッチング素子

1 サイリスタの基本動作

サイリスタ（thyristor）は半導体スイッチング素子の公称名であり，その代表的な素子に**逆素子3端子サイリスタ**（reverse-blocking triode-thyristor）がある。この素子は材料にシリコンを使用するため，**シリコン制御整流素子**（silicon controlled rectifier：SCR）ともよばれる。

その特性から，高電圧・大電流をスイッチングできるため，産業用として各種の用途に用いられている。また，医用機器では，診断用X線高電圧装置において1次側の商用交流電圧のオン・オフなどに用いられている。

①構造・記号・端子名

図1 サイリスタ（SCR）の構造と図記号

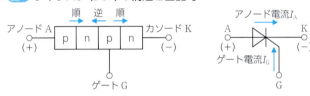

図1に示すように，pnpn接合の4層構造によって3つのpn接合をもち，中間のp形層からゲート電極を取り出したもの（pゲート形）で，アノード，カソード，ゲートの3端子をもつ。図2に静特性を示す。

②動作と静特性

図2 サイリスタ（SCR）の静特性

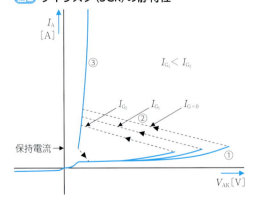

いま，ゲート電流I_Gを加えない状態でアノード・カソード間電圧V_{AK}を増加させると，右側および左側のpn接合は順方向バイアスとなるが，中間のpn接合は逆方向バイアスとなるため，オフ状態となって①の特性を

SCR

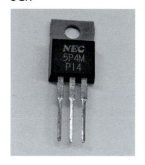

示す。ここで，ゲート電流I_Gを加えると，中間のpn接合が順方向バイアスに切り替わるためアノード電流I_Aが急増し，②の負性抵抗領域を通って③のオン状態となる（ターン・オン）。ゲート電流が大きいほどターン・オンする電圧（ブレークオーバー電圧）は低くなる。なお，一度ターン・オンするとゲート電流I_Gを遮断してもオフ状態にはならない。しかし，アノード・カソード間電圧V_{AK}を低下させてアノード電流I_Aをある値（保持電流）以下にすると，再びオフ状態（ターン・オフ）となる。

③ SCRの特徴
① pnpn接合の4層構造により3つのpn接合をもつ半導体スイッチング素子である。
② アノード・カソード・ゲートの3つの電極をもち，小さなゲート電流で大電流・高電圧を制御できる。
③ ゲートに電流を流し続けた場合には通常の整流用ダイオードとして動作する。
④ 一度ターン・オンするとゲート電流I_Gを切ってもターン・オフしない。
⑤ SCRをターン・オフさせるためにはアノード・カソード間電圧V_{AK}[V]を0[V]付近（またはアノード電流I_Aを保持電流以下）とするか，瞬間的に逆方向電圧を加える（強制消弧）。
⑥ 交流を加えた場合にはサイリスタに対して半周期ごとに逆方向の電圧が加わるため，自然にターン・オフする。
⑦ 交流電源による正負両方向の電流制御を行う場合（2ピーク形X線装置の限時回路）には，SCRを2個逆並列にして使用する。

④ トライアックの構造と動作

図3 トライアックの構造と図記号

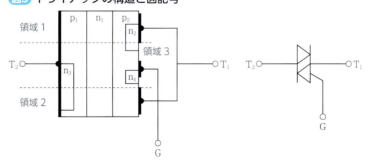

ゲートにトリガ電流を流すことにより，順方向と逆方向の両方に対してスイッチング制御できる交流スイッチング素子を**双方向3端子サイリスタ**（bidirectional triode-thyristor）といい，**トライアック**（triac）ともよばれる。

図3に示すように，2つのSCRが逆並列された形で一体化した構造をもつ。領域1と領域2で2つのサイリスタが逆並列に接続され，これらのSCRは領域3のゲート部に印加されるトリガ電流により制御され，1つのトリガ電流で両方向のスイッチングが可能となる。図4に静特性を示す。

図4 トライアックの静特性

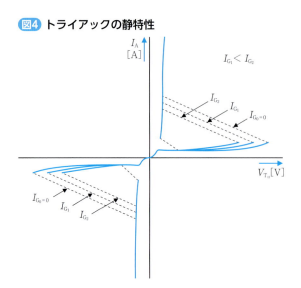

7 センサ

半導体

前述の光素子のように, 光, 温度, 力, 磁気などの物理量を電気量に変換する素子を**センサ**という。ここでは, 光以外のセンサについて述べる。

1 温度の検出

① サーミスタ

温度の変化に対してその抵抗値が大きく変化する素子を**サーミスタ**（**thermistor**）という。マンガン, コバルト, ニッケルなどの酸化物をいくつか組み合わせ, 1500[℃]の高温で焼き固めて作った半導体で, 温度の上昇に対して負または正の温度特性をもつ。

図1は負の温度特性を示したもので, その温度係数は金属の10倍程度であるため, 温度に対する抵抗値の変化は大きい。この性質を利用して温度の検出に用いられる。

図1 サーミスタの温度特性

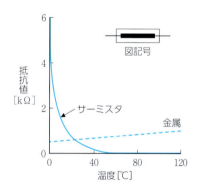

② 熱電対

図2 熱電効果

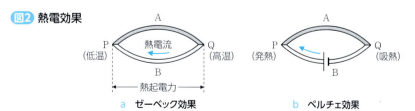

a ゼーベック効果　　b ペルチェ効果

図2aに示すように, 2種類の金属または半導体A, Bを接続し, 接続点Pを低温に, Qを高温にすると, 回路内に起電力が発生して熱電流が流れる。この現象を**ゼーベック効果**（**Seebeck effect**）といい, 発生した起電力を**熱起電力**（**thermoelectromotive force**）という。

これを利用して温度計測を行う素子を**熱電対**（**thermocouple**）という。なお, 熱起電力と熱電流の方向・大きさは, 組み合わせる金属および半導

ペルチェ素子

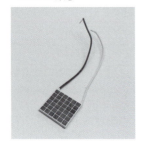

体の種類によって異なる。また，同じ回路に電源を接続して電流を流すと，接続点Pでは発熱し，接続点Qでは吸熱する現象を**ペルチェ効果**（Peltier effect）といい，CPUの電子冷却などに利用されている。

2 力の検出

半導体に力やひずみを加えると起電力を生じ，逆に，電界によってひずみを生じる現象を**圧電効果**（piezoelectric effect）という。また，ひずみによって抵抗値が変化する現象を**ピエゾ抵抗効果**（piezoresistance effect）という。

これを利用したものにひずみゲージがあり，変位・圧力・トルク・加速度などの物理量を電気信号に変換するために用いられる。医用機器では，超音波診断装置に用いられる。

チタン酸ジルコン酸鉛セラミックなどの圧電素子に電気信号を加えて振動させ，超音波（2〜10 MHz）を発生させる。その後，生体内で反射した超音波を逆の効果によって電気信号に変換し，生体情報を取得する。

3 磁気の検出

図3に示すように，電流の流れている半導体（InSb，GaAs）に電流の方向と直角に磁界を加えると，電流と磁界に直交する方向に起電力を生じる現象を**ホール効果**（Hall effect）という。この起電力は電流と磁束密度の積に比例する。

この性質を利用して磁気量を電気量に変換する**ホール素子**（Hall element）があり，磁束計や電流検出などに用いられる。

また，磁界の変化に対して抵抗値が変化する現象を**磁気抵抗効果**（magnetoresistance effect）という。この性質を利用した磁気センサを磁気抵抗素子といい，MR（magnetic resistor）センサともよばれている。

図3 ホール効果

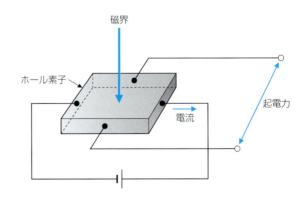

おさらい

1 絶縁体・導体・半導体

物質の抵抗率の大きい順	⇒	絶縁体＞半導体＞導体
導電率の大きい順	⇒	導体＞半導体＞絶縁体
温度特性	⇒	物質の温度によってその抵抗値が変化する性質
導体の温度が高くなる場合	⇒	抵抗率は増加（導電率は低下）
絶縁体や半導体の温度が高くなる場合	⇒	抵抗率は低下（導電率は増加）
原子核の周囲を円運動している軌道電子	⇒	原子核中の陽子とのクーロン力により束縛
原子核に近い軌道ほどクーロン力は強く作用		
	⇒	軌道電子の束縛は強い
軌道電子の束縛が強い	⇒	エネルギー準位が低い
基底状態	⇒	エネルギー準位が最も低い
外側の軌道ほど原子核との距離は大きい	⇒	クーロン力の低下，エネルギー準位の増加
価電子	⇒	一番外側の軌道電子
クーロン力による束縛が弱い	⇒	他の原子や外部電界・熱・光などの影響を受けやすい
価電子はクーロン力が最も弱い（エネルギー準位が高い）		
	⇒	わずかな熱エネルギーで軌道から離れて自由電子となる
原子核同士が互いに接近している場合	⇒	軌道電子は他の原子核の影響を受け，そのエネルギー準位はある幅をもつ（エネルギー帯）
許容帯	⇒	電子の存在が許されるエネルギー帯
禁制帯	⇒	電子の存在が許されないエネルギー帯
伝導帯	⇒	許容帯のうち自由電子が存在するエネルギー帯
	⇒	最もエネルギー準位の高いエネルギー帯
充満帯	⇒	伝導帯よりエネルギー準位の低い許容帯
価電子帯	⇒	充満帯の最上部
伝導帯中のキャリアは物質中で電気的中性を保つ		
	⇒	通常は物質の外には出られない
キャリア密度が粗密（不均一）な場合	⇒	密度の高い方から低い方へキャリアが移動（キャリアの拡散）
キャリアの拡散	⇒	拡散電流の発生
キャリアのドリフト	⇒	半導体に電界を加えると，キャリアは物質内を移動
	⇒	ドリフト電流の発生
プラス電極に達したキャリアは電源内に吸い込まれ，不足したキャリアが電源のマイナス極から供給		
	⇒	キャリアは直流電源によって循環（移動）し，電流が継続的に流れる（電流の方向はキャリア移動方向と逆）

2 真性半導体と不純物半導体

半導体では，わずかな不純物により電気的特性が大きく変化		
	⇒	その純度は99.9999999999％程度に精製（真性半導体）
真性半導体は，絶対零度ではキャリアとなる自由電子や正孔が存在しない		
	⇒	電流は流れない
真性半導体の価電子に熱・光などのエネルギーを与えた場合		
	⇒	価電子は自由電子となる

正孔	⇒	自由電子や他のSi原子の価電子が入れる
正孔に価電子が入る	⇒	その価電子が抜けた位置に新たな正孔の生成（正孔の移動）
正孔の移動（正の電荷の移動）	⇒	電流の発生（キャリアとしての正孔）
真性半導体	⇒	正孔と自由電子は同数存在
フェルミ準位	⇒	電子の存在確率が1/2となるエネルギー準位（真性半導体では禁制帯の中央に位置）
不純物半導体	⇒	真性半導体結晶に，異なる価電子数をもつ原子を100万分の1～1000分の1程度混入したもの
不純物濃度によりキャリア数は変化	⇒	抵抗率と導電率の変化
真性半導体に不純物（Asなど）を微量に混入し共有結合に無関係な価電子が1つ余る場合		
	⇒	不純物の数だけの過剰電子が生成（混入した不純物はドナー）
n形半導体	⇒	負電荷の自由電子により電気伝導が行われる半導体
真性半導体に不純物（Inなど）を微量に混入し，共有結合するための軌道電子が1つ不足する場合		
	⇒	不純物の数だけの正孔が生成（混入した不純物はアクセプタ）
p形半導体	⇒	正電荷の正孔によって電気伝導が行われる半導体
ドナー準位	⇒	伝導帯よりもわずかに低いエネルギー準位（禁制帯の中）に位置
n形半導体	⇒	自由電子は多数キャリア，正孔は少数キャリア
真性半導体に比べてn形半導体では自由電子の数が多い		
	⇒	フェルミ準位は禁制帯中の伝導帯に近い位置
n形半導体	⇒	ドナー準位にある過剰電子は室温程度の熱エネルギーで，ほぼすべてが伝導帯に上がり自由電子となる
n形半導体で過剰電子を失ったドナー原子	⇒	正イオン
p形半導体	⇒	アクセプタ原子の近くに正孔を生成
正孔に飛び込んだ電子は原子核とのクーロン力が働かない		
	⇒	正孔のエネルギー準位は価電子帯よりわずかに高い（アクセプタ準位）
真性半導体に比べてp形半導体では正孔の数が多い		
	⇒	フェルミ準位は禁制帯中の充満帯に近い位置
p形半導体	⇒	多数キャリアは正孔，少数キャリアは自由電子
絶対零度	⇒	すべての電子がその取りうる最も低いエネルギー準位
	⇒	キャリアとなる伝導帯の自由電子，および充満帯の正孔は存在せず電流は流れない

3　整流素子

pn接合	⇒	1つの半導体結晶の中でp形とn形の性質をもつ2つの領域が接している状態
p形領域の接合面付近	⇒	負にイオン化したアクセプタの電荷が残る
n形領域の接合面付近	⇒	正にイオン化したドナーの電荷が残る
電位障壁	⇒	pn接合間の電位差
空乏層	⇒	pn接合の接合面付近において電位障壁が発生する部分
p形およびn形領域での，それぞれの多数キャリアおよび少数キャリアの濃度を一定の値に保つ性質		
	⇒	整流作用および増幅作用が得られる

pn接合の逆方向バイアス	⇒	pn接合に対してp形に負，n形に正の電位差を加えること
	⇒	それぞれの領域の多数キャリアは接合面を通過できず，少数キャリアは接合面を通過して対極の領域に到達
	⇒	少数キャリアが循環し，逆方向電流（極小）が流れ続ける
順方向バイアス	⇒	pn接合に対してp形に正，n形に負の電位差を加えること
順方向バイアスが熱平衡状態の電位障壁より高い場合		
	⇒	それぞれの領域の多数キャリアは接合面を通過し，対極の領域に到達
	⇒	多数キャリアが循環し，順方向電流（極大）が流れ続ける
整流作用	⇒	pn接合で，加える電圧の方向により，ある向きにのみ電流が流れやすく，その逆向きでは電流が流れにくい性質
アノード	⇒	pn接合でのp形側電極
カソード	⇒	pn接合でのn形側電極
アノードに正，カソードに負の電圧を加えた場合		
	⇒	順方向バイアスとなり，電流は流れやすい
pn接合で，アノードに負，カソードに正の電圧を加えた場合		
	⇒	逆方向バイアスとなり，電流はほとんど流れない
降伏現象	⇒	pn接合において逆電圧を大きくして，ある電圧で急に逆電流が増大する現象
	⇒	ツェナー降伏と電子なだれ降伏
降伏電圧	⇒	電流が急に増大し始める電圧
ショットキーダイオードでは金属と半導体の接触部に空乏層が生成		
	⇒	pn接合のような整流作用
	⇒	超高速スイッチングや高周波の検波などに使用
可変容量ダイオード	⇒	空乏層の接合容量が逆方向電圧により変化する性質を利用したダイオード
ツェナーダイオード	⇒	pn接合半導体の不純物濃度を高くして，ツェナー降伏が発生する逆方向電圧を低くしている
	⇒	逆方向電流が増加しても逆方向電圧はほとんど一定（定電圧ダイオード）
不純物濃度を普通のダイオードの100万倍以上とする		
	⇒	トンネル効果の発生
エサキダイオード	⇒	トンネル効果を利用（トンネルダイオード）

4 増幅素子

バイポーラトランジスタ	⇒	小さなベース電流に比例した大きな出力コレクタ電流が得られる電流増幅素子
	⇒	電子と正孔の2種類のキャリア（バイポーラ）によって動作
	⇒	素子内部に2つのpn接合をもつnpn形およびpnp形の3層構造（エミッタ，ベース，コレクタの3つの電極）
エミッタ	⇒	全電流を供給する端子
ベース	⇒	入力電流を供給する端子
コレクタ	⇒	出力電流を取り出す端子

バイポーラトランジスタを動作状態にする		
	⇒	ベース・エミッタ間には順方向バイアス電圧を加え，コレクタ・ベース (コレクタ・エミッタ) 間には逆方向バイアス電圧を加える
入力特性 (pn接合ダイオードの順方向特性)		
	⇒	コレクタ・エミッタ間電圧を一定とし，ベース・エミッタ間電圧を変化させたときのベース電流の値
トランジスタが動作状態の場合	⇒	コレクタ・エミッタ間電圧を常に0.7[V]として回路計算
出力特性	⇒	ベース電流を一定とし，コレクタ・エミッタ間電圧を変化させたときのコレクタ電流の値
コレクタ・エミッタ間電圧が1[V]以上である場合		
	⇒	コレクタ電流は飽和特性を示し，コレクタ電流の飽和値はベース電流に比例
電界効果トランジスタ (電圧制御形素子)	⇒	入出力端子としてドレイン，ソース，ゲートの3つの電極
ユニポーラトランジスタ	⇒	電界効果トランジスタは，自由電子または正孔のいずれか一方のキャリアが作用して動作
電界効果トランジスタの特徴	⇒	(1) 入力インピーダンスが大きい (2) 入出力の直線性が良好である (3) 雑音が少ないため，増幅器の初段に用いられる (4) 多数キャリアのみで動作するため，スイッチング速度が速い (5) オン時の内部抵抗 (オン抵抗) が高いため，大電流の用途には適さない
電界効果トランジスタの分類	⇒	接合形電界効果トランジスタとMOS形電界効果トランジスタ
接合形電界効果トランジスタは，pn接合の逆方向バイアス時に生じる空乏層の大きさを変化させる		
	⇒	ドレイン電流を制御
MOS形電界効果トランジスタは，金属層と半導体間の静電誘導を利用して電流の通路となるチャネルを発生		
	⇒	ドレイン電流を制御
MOS形電界効果トランジスタ	⇒	エンハンスメント形とデプレッション形
MOS形は静電誘導を利用	⇒	接合形に比べて入力インピーダンスは高い
MOS形	⇒	入力容量が大きい
接合形	⇒	入力容量が小さい
絶縁ゲート形バイポーラトランジスタ (IGBT)		
	⇒	高速スイッチングおよび電圧制御特性と，大電流特性とを併せもった複合素子
	⇒	エミッタ，コレクタ，ゲートの3つの端子

5 光素子

光電効果	⇒	ある種の金属に光を当てると，その電気抵抗が変化したり，金属の外部に電子を放出したり，起電力を発生したりする現象
光導電効果	⇒	CdSなどの半導体表面に光を照射することで自由電子が増加し，電気抵抗が変化する現象

光電子放出効果	⇒	金属または半導体の表面に光が当たって物質内の自由電子が空間中に放出される現象
光電子	⇒	光電子放出効果によって空間中に放出された電子
光起電効果	⇒	半導体に光を照射して起電力を生じる現象
発光ダイオード(LED)	⇒	pn接合に順方向電圧を加えることにより，接合面付近で自由電子と正孔が再結合し，光を発する半導体素子
	⇒	GaAs，GaPなどの発光しやすい材料を用いてpn接合を形成
ホトダイオード	⇒	光を吸収して逆方向電流の変化に変換する素子
	⇒	pn接合面付近に照射した光によって自由電子と正孔が生成
	⇒	逆方向電流(光電流)の発生
ホトトランジスタ	⇒	バイポーラトランジスタを利用して受光した光を電気信号に変換する半導体素子
	⇒	npnトランジスタのベース・コレクタ部分に等価的にホトダイオードを接続した構造
	⇒	ホトダイオード部で検出した光電流I_rがベース電流となり，これが増幅されて大きなコレクタ電流が発生

6 スイッチング素子

サイリスタ	⇒	半導体スイッチング素子の公称名
代表的な素子	⇒	逆素子3端子サイリスタ〔シリコン制御整流素子(SCR)〕
SCRの特徴	⇒	(1) pnpn接合の4層構造によりpn接合を3つもつ，半導体スイッチング素子
		(2) アノード・カソード・ゲートの3つの電極をもち，小さなゲート電流で大電流・高電圧を制御
		(3) ゲートに電流を流し続けた場合には通常の整流用ダイオードとして動作
		(4) 一度ターン・オンするとゲート電流I_Gを切っても，ターン・オフしない
		(5) SCRをターン・オフさせるためにはアノード・カソード間電圧V_{AK}を0(アノード電流I_Aを保持電流以下)とするか，逆方向に加える
		(6) 交流を加えた場合にはサイリスタに対して半周期ごとに逆方向の電圧が加わるため，自然にターン・オフする
		(7) 交流電源による正負両方向の電流制御を行う場合には，SCRを2個逆並列にして使用
双方向3端子サイリスタ(トライアック)	⇒	ゲートにトリガ電流を流してスイッチング制御できる交流スイッチング素子

7 センサ

サーミスタ	⇒	温度の変化に対してその抵抗値が大きく変化する素子
サーミスタの温度係数	⇒	金属の10倍程度で，温度の検出に利用
ゼーベック効果	⇒	2種類の金属または半導体を接続し，一方の接続点を低温に，他方を高温にすると，回路内に電流が流れる現象
熱起電力	⇒	ゼーベック効果によって発生した起電力
熱電対	⇒	熱起電力を利用して温度計測を行う素子

ペルチェ効果	⇒	2種類の金属または半導体を接続し電流を流すと，一方の接続点では発熱し，他方の接続点では吸熱する現象
圧電効果	⇒	半導体に力やひずみを加えると起電力を生じ，逆に，電界によってひずみを生じる現象
ピエゾ抵抗効果	⇒	ひずみによって抵抗値が変化する現象
ひずみゲージ	⇒	ピエゾ抵抗効果を利用したもの（変位・圧力・トルク・加速度などの物理量を電気信号に変換）
ホール効果	⇒	電流の流れている半導体に電流の方向と直角に磁界を加えると，電流と磁界に直交する方向に起電力を生じる現象
ホール素子	⇒	ホール効果を利用して磁気量を電気量に変換する素子（磁束計や電流検出などに利用）
磁気抵抗効果	⇒	磁界の変化に対して抵抗値が変化する現象

6章
電子回路

1 直流電源回路

電子回路

　一般に電子回路は直流電源を必要とするが，小容量の場合には乾電池で動作させることもできる。しかし，大容量で安定した直流電源が必要な場合には，商用電源（AC100[V]）によって直流を得るのが一般的である。この回路を**直流電源回路**という。**図1**に直流電源回路のブロック図を示す。

　通常の電子回路の動作電圧は15[V]前後のため，商用電源（AC100[V]）を変圧器によって目的の電圧に変換（降圧）する。次に，整流回路により正弦波交流を正側のみの波形に変換（**整流：rectification**）する。しかし，このままでは脈動が大きいため，**平滑回路**（**smoothing circuit**）によって完全な直流に近づけた後，負荷へ供給する。

図1 直流電源回路のブロック図と各部の波形

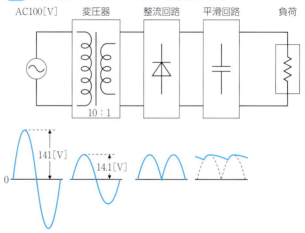

1 理想変圧器の基本事項

　変圧器の1次側と2次側は磁気的に結合しているが，電気的には絶縁されている。

図2 変圧器の動作

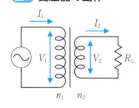

　いま，**図2**に示すように，1次側エネルギーP_1[W]が全て2次側に伝達されてP_2[W]となる理想変圧器を考える。

　この条件から，1次電圧V_1[V]と1次電流I_1[A]の積P_1は，2次電圧V_2[V]と2次電流I_2[A]の積P_2に等しい。また，1次巻線の巻数をn_1，2次巻線の巻数をn_2とすると，**次式❶**の関係が成り立つ（詳細については150ページ「4章7 変圧器」を参照のこと）。

変圧器

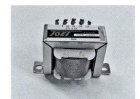

$$P_1 = P_2 \qquad \frac{V_2}{V_1} = \frac{I_1}{I_2} = \frac{n_2}{n_1} = a\,(巻数比)$$

$$V_1 \cdot I_1 = V_2 \cdot I_2 \; より, \; V_2 = a \cdot V_1, \; I_2 = \frac{I_1}{a}$$

$$V_1 = \frac{V_2}{a}, \; I_1 = a \cdot I_2$$

············ ❶

なお，巻数比 a については，設問によっては (n_1/n_2) と定義する場合もあり，$(V_1/V_2)=(n_1/n_2)$ となり，以下同様の関係となる。

2 整流回路

①半波整流回路（half-wave rectifier circuit）

図3に示すように，負荷電流 I_0 [A] は2次電圧 V_2 [V] が正のときだけダイオードを通過するため，出力電圧波形 V_0 も正側のみとなる。なお，出力電圧 V_0 [V] はシリコンダイオードの電圧降下 V_d [V]（電位障壁 ϕ）により，2次側電圧 V_2 から常に 0.7 [V] 程度低下する。

図3 半波整流回路

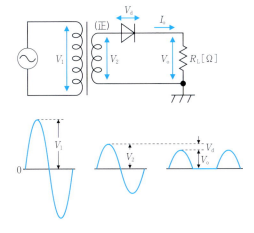

②全波整流回路（full-wave rectifier circuit）

図4に示すように，変圧器の2次側から中間タップを取り出しGND（基準電位）とする。これにより端子 a，b の電圧はGNDに対してそれぞれ $V_2/2$ [V] となる。

電源電圧 V_1 [V] が正の半周期では，a-GND間の $V_2/2$ がダイオード D_1 を通過して電流を負荷 R_L に供給する。また，電源電圧 V_1 が負の半周期では，b-GND間の $V_2/2$ がダイオード D_2 を通過して電流を負荷 R_L に供給する。これにより，負荷 R_L の両端には $+V_2/2$ の全波整流電圧波形 V_0 が発生する。

この回路では，出力電圧 V_0 [V] は2次電圧 V_2 [V] の半分となるが，ダイオードは2個でよい。また，1回の整流で負荷電流 I_0 [A] はシリコンダイオード1個を通過するため，これによる電圧降下は 0.7 [V] 程度となる。

図4 全波整流回路

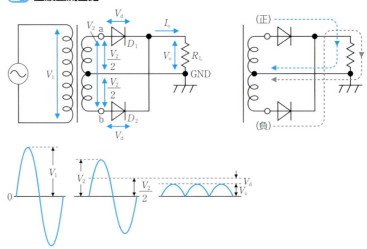

③全波ブリッジ整流回路(full-wave bridge rectifier circuit)

図5に示すように，変圧器の2次電圧 $V_2[\mathrm{V}]$ が正負どちらの場合でも，ブリッジダイオードにより常に同一方向の電流 $I_\mathrm{O}[\mathrm{A}]$ が負荷抵抗 $R_\mathrm{L}[\Omega]$ に流れる。負荷電流 $I_\mathrm{O}[\mathrm{A}]$ は常にダイオードを2個通過するため，シリコンダイオードによる電圧降下は $0.7 \times 2 = 1.4[\mathrm{V}]$ 程度となる。最も頻繁に用いられる整流方式である。

図5 全波ブリッジ整流回路

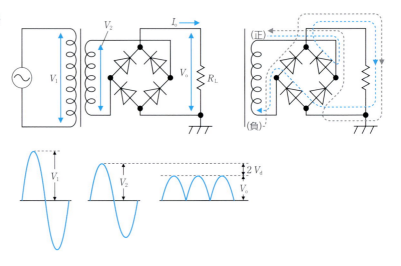

3 平滑回路

①半波整流平滑回路の無負荷時および負荷時の動作

出力端子に対して，並列にコンデンサを接続することで，出力電圧波形の平滑化を行う回路を平滑回路という。

図6aに示すように，無負荷時には変圧器の2次電圧 V_2 の上昇とともに平滑コンデンサ $C[\mathrm{F}]$ は V_2 の最大値より $V_\mathrm{d}[\mathrm{V}]$ だけ低い電位まで充電され，この値が出力電圧 $V_\mathrm{O}[\mathrm{V}]$ となる。

次に，2次電圧 $V_2[\mathrm{V}]$ が降下した場合，ダイオードが逆方向バイアスとなるため，平滑コンデンサ C は放電しない。その結果，平滑コンデンサ C

電解コンデンサ

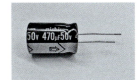

の両端電圧V_C[V]（出力電圧V_o）はV_2の最大値よりV_dだけ低い電位に固定され，完全な直流波形となる。

図6bに示す負荷時では，2次電圧V_2の上昇とともに平滑コンデンサCはその最大値よりV_dだけ低い電位まで充電されるが，同時に負荷抵抗R_L[Ω]にも負荷電流I_o[A]を供給する。

2次電圧V_2が降下した場合，平滑コンデンサCに蓄積された電荷が負荷抵抗R_Lに対して放電するため，Cの両端電圧V_C（V_o）は徐々に低下する。2次電圧V_2の再度の上昇に伴い，平滑コンデンサCを充電するとともに，負荷抵抗R_Lにも負荷電流I_oを供給する。

以上の回路動作から，平滑コンデンサの静電容量C[F]が大きいほど，また，負荷電流I_o[A]が小さいほど，出力電圧の変動r[V]（リプル）は小さくなる。なお，全波整流回路では出力波形の周波数が2倍となるため，平滑コンデンサCの放電時間は半分程度となり，リプルrも半減する。

②半波整流平滑回路におけるダイオードの逆電圧

図6aの無負荷時において，ダイオードの順方向バイアス時に平滑コンデンサCは2次電圧V_2の最大値まで充電される（ただし$V_2 \gg V_d$）。

次に，逆方向バイアス時には変圧器の2次電圧V_2が負となるため，a点に対するb点の電位差は$+V_2$となる。そのため，平滑コンデンサCに充電された電圧と直列になってダイオードを逆バイアスする。したがって，$V_2 \gg V_d$の場合，逆電圧の最大値は2次電圧V_2の最大値の2倍になる。

図6 半波整流平滑回路

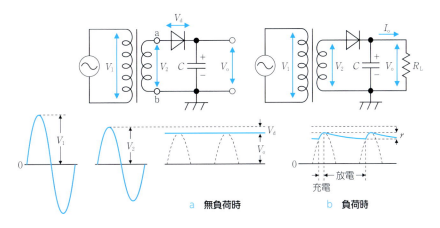

a 無負荷時　　b 負荷時

4 直流安定化電源回路

①通常の直流電源回路

図5に示した全波ブリッジ整流回路に平滑回路を追加した直流電源回路が一般に用いられる。しかしこの回路では，商用交流電源の変動や内部抵抗による電圧降下（負荷電流に比例）によって，出力電圧の最大値V_o[V]が低下する。また，平滑コンデンサの静電容量C[F]が有限なため，負荷電流I_o[A]に依存してリプルrが増大する。

②直流安定化電源回路

上記の直流電源回路に安定化回路を接続することで，必要な電圧・電流

を安定して負荷に供給することが可能となる。この安定化回路では，228ページで述べるフィードバック制御の手法を用いて，常に出力電圧を検出し，設定値と比較して誤差が零になるように調整する。ただし，フィードバック制御を行うためには，設定値より直流電源回路の容量（電圧・電流）が大きいことが必要となる。図7に安定化前後の出力波形を示す。

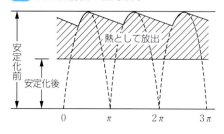

図7 安定化前後の出力波形

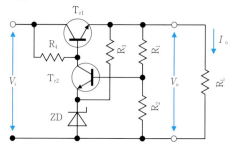

図8 安定化回路の回路図

図8に安定化回路の回路図を示す。検出部においてR_1，R_2[Ω]は分圧抵抗であり，出力電圧V_o[V]を分圧してR_2の両端電圧V_d[V]として検出する。基準部ではツェナーダイオードZ_Dの両端電圧V_Z[V]を基準電圧とする。この電圧V_Zは出力電圧V_oが変動しても一定値を示す。なお，R_3[Ω]はツェナー電流I_Z[A]を制限するための保護抵抗である。比較部および誤差増幅はT_{r2}およびR_4[Ω]によって行う。基準電圧V_Zと検出電圧V_dを比較し，両者の電位差をコレクタ電流I_{C2}[A]に変換し，R_4を介してT_{r1}のベース端子に伝達する。制御部はT_{r1}であり，コレクタ・エミッタ間の内部抵抗を変化させることで，余分な電圧$(V_i - V_o)$[V]をジュール熱に変換して放出する。この動作により，出力電圧V_oは常に一定値に保たれる。

例題

Q 図Aの回路において，変圧器の1次側に正弦波交流電圧$V_1 = 100$[V]を加えるとき，整流器Dにかかる逆電圧の最大値は何[V]か。ただし，変圧器の巻数比は1：2とする。

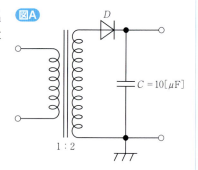

図A

A 題意から，巻数比$a = 2$となるため，2次側電圧の実効値V_2は，

$$V_2 = a \times V_1 = 2 \times 100 = 200 [V]$$

整流器の順方向時には，コンデンサにV_2の最大値V_{2m}[V]まで充電される。また，逆方向時には変圧器の2次側に最大で$-V_{2m}$の電圧が発生する。このとき，コンデンサの充電電圧と変圧器の2次側電圧が直列となり，整流器Dに逆電圧が加わる。したがって，逆電圧の最大値は2次電圧の最大値V_{2m}の2倍となる。

$$\therefore 逆電圧の最大値 = 2 \times V_{2m} = 2 \times V_2 \times \sqrt{2} = 400\sqrt{2} ≒ 564 [V]$$

2 パルス回路

1 パルス波形

持続時間の非常に短い衝撃的な電圧や電流を**パルス**という。

一般的にはオン時間の短い方形波を指し，周期的にある時間ごとに繰り返して発生するパルスを**周期パルス**，一度だけ発生するパルスを**単一パルス**という。図1に方形波の周期パルスを示す。

Slim・Check・Point

図1 方形波周期パルスの名称

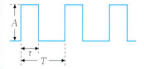

A [V]：パルス振幅
τ [s]：パルス幅（オン時間）
T [s]：繰り返し周期
$f = \dfrac{1}{T}$：繰り返し周波数 [Hz]
$B = \dfrac{\tau}{T}$：衝撃係数

2 波形整形回路の動作条件

入力波形のある部分を取り出したり，波形は変えないで直流レベルをずらしたりする回路を**波形整形回路**という。この回路は，ダイオードD，コンデンサ C [F]，抵抗 R [Ω]，基準電圧 V_S [V] を組み合わせることで実現できる。

なお，この動作説明ではダイオードについては順方向（導通時）での内部抵抗を 0 [Ω] と仮定する。したがって，電流が流れていてもダイオード両端の電圧降下は 0 [V] とする。

また，逆方向では内部抵抗を無限大とする。したがって，電流は全く流れないため，加えた逆電圧がその両端に現れるものとする。

3 クリップ回路

①ピーククリッパ（peak clipper）

設定した電圧レベル V_S [V] 以上の部分を切り取る回路で，図2にその回路図を示す。この回路では基準電圧 V_S が 3 [V] のため，入力電圧が 3 [V] 以下ではダイオードDが導通しない。そのため，この範囲での出力波形は入力波形と同様になる。しかし，入力電圧が 3 [V] 以上になるとダイオードDが導通して電流 i_1 [A] が流れ，ダイオードの両端電圧は 0 [V] となるため，出力電圧 V_O は 3 [V] に固定される。

図2 ピーククリッパ

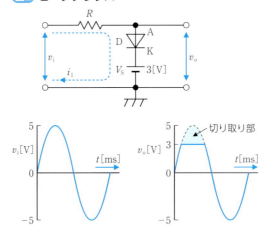

②ベースクリッパ(base clipper)

　設定した電圧レベル V_S[V]から下の部分を切り取る回路で，図3にその回路図を示す。この回路では基準電圧 V_S が1[V]のため，入力電圧が1[V]以下ではダイオードDが導通して電流 i_2[A]が流れる。そのため，出力電圧は1[V]に固定される。しかし，入力電圧が1[V]以上になるとダイオードDは導通しないため，出力波形は入力波形と同様になる。

図3 ベースクリッパ

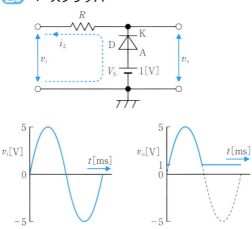

　ここで，基準電圧 V_S の極性を逆にすると設定電圧レベルは負となる。

③リミッタ(limiter)

　設定した電圧レベルの上下部分を切り取る回路で，図4にその回路図を示す。回路構成としては，ピーククリッパとベースクリッパを組み合わせたもので，後段の増幅回路に対して設定した電圧範囲の信号だけを伝えるために用いられる。

図4 リミッタ

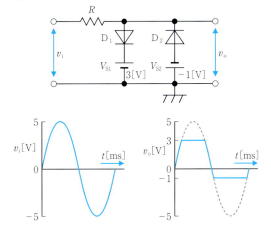

4 クランプ回路（clamp circuit）

　ある波形に直流成分を加え，その波高値または波低値をGND（基準電位）に固定することをクランプという。図5にその回路図を示す。

①入力波形がA［V］に立ち上がるとダイオードDは導通し，コンデンサC［F］をA［V］まで瞬時に充電する。しかし，ダイオードDが導通状態のため出力電圧（Dの両端電圧）は0［V］となる。

②次に，入力波形が0［V］に立ち下がると入力は短絡状態となり，コンデンサCの両端電圧に対してダイオードDは逆方向となるため，コンデンサCの電荷は抵抗R［Ω］を通って放電する。放電時には抵抗Rの両端に$-A$［V］の電圧が発生する。したがって，出力波形の波高値は基準電位に固定され，その波低値は入力波形に比べてA［V］低下する。ここで，ダイオードDの極性を逆にすると，波低値を基準電位に固定できる。

図5 クランプ回路

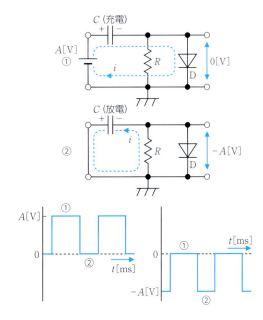

5 微分回路

微分回路では，入力されたパルス波形v_i[V]が変化した場合，その時間に対する変化率に比例した電圧を出力する。

図6に示すように，CR直列回路において抵抗R[Ω]の両端電圧v_R[V]を出力電圧v_O[V]とする。回路の時定数$C \cdot R$[s]を入力波形のパルス幅τ[s]より十分小さく設定した場合，微分値に近い出力波形が得られる。

図6 微分回路

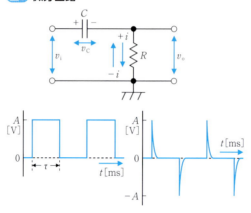

CR直列回路の充電電圧の関係（Rの両端電圧$v_R = v_O$）から

$$v_R = v_i e^{-\left(\frac{t}{C \cdot R}\right)} [\text{V}]$$

ここで$C \cdot R \ll \tau$（パルス幅）のとき，

$t = \tau$[s]では，$\dfrac{\tau}{C \cdot R} \fallingdotseq \infty$ となるため，$v_R \fallingdotseq v_i\left(\dfrac{1}{e^\infty}\right) = 0$[V]

また，$v_i = v_C + v_R$より，$v_i \fallingdotseq v_C$（パルス幅τの時刻tではコンデンサCはv_i[V]まで充電される）

ここで，$q = C \cdot v_C$ の関係から $i = \dfrac{dq}{dt} = C\dfrac{dv_C}{dt} \fallingdotseq C\dfrac{dv_i}{dt}$ [A]

$$v_R = v_O = R \cdot i \fallingdotseq C \cdot R \frac{dv_i}{dt} [\text{V}]$$

.... ❶

したがって，出力電圧$v_R(v_O)$は入力電圧v_iを経過時間t[s]について微分し，時定数$C \cdot R$を乗じた値とほぼ等しくなる。

6 積分回路

積分回路では，入力されたパルス波形v_i[V]の経過時間に対する累積を出力する。

図7に示すように，CR直列回路においてコンデンサC[F]の両端電圧v_C[V]を出力電圧v_O[V]とする。時定数$C \cdot R$[s]を入力波形のパルス幅τ[s]

図7 積分回路

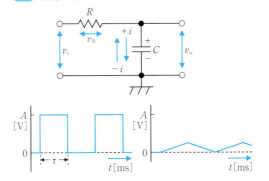

より十分大きく設定した場合，積分値に近い出力波形が得られる。ただし，出力波形が理想積分波形に近くなるほどその波高値は小さくなる。

CR 直列回路の充電電圧の関係（C の両端電圧 $v_C = v_o$）から

$$v_C = v_i \left\{1 - e^{-\left(\frac{t}{C \cdot R}\right)}\right\}[\text{V}]$$

ここで $C \cdot R \gg \tau$（パルス幅）のとき，$t = \tau[\text{s}]$ では，

$$e^{-\left(\frac{\tau}{C \cdot R}\right)} \fallingdotseq \frac{1}{e^0} = 1 \text{ となるため，} v_C \fallingdotseq 0[\text{V}]$$

$v_i = v_R + v_C$ より $v_i \fallingdotseq v_R$

また，$v_C = \dfrac{q}{C}$，$q = \int i \, dt$ の関係から

$$i = \frac{v_R}{R} \fallingdotseq \frac{v_i}{R}[\text{A}], \quad q \fallingdotseq \frac{1}{R} \int v_i \, dt \, [\text{C}] \quad \cdots\cdots\cdots ❷$$

$$\therefore v_C = v_o = \frac{q}{C} \fallingdotseq \frac{1}{C \cdot R} \int v_i \, dt \, [\text{V}]$$

したがって，出力電圧 $v_C(v_o)$ は入力電圧 v_i を経過時間 $t[\text{s}]$ について積分し，時定数 $C \cdot R$ の逆数を乗じた値とほぼ等しい。ただし，$t = \tau$ において $v_C \fallingdotseq 0$ と近似しているため，v_C の波高値はかなり小さくなる。

7 マルチバイブレータ (multivibrator)

トランジスタをスイッチング素子として利用して方形波を発生させる回路を**マルチバイブレータ**という。マルチバイブレータにはその動作によって無安定，単安定，双安定の3種類がある。

マルチバイブレータの基本動作としては，トランジスタにベース電流が流れているときはコレクタ・エミッタ間がオンとなり，ベース電流が0のときにはオフとなる。また，ベース電流をオン・オフする時間を CR 回路の充放電によって定めている。

なお，単安定および双安定ではトリガ入力によって動作を開始する。ここで，トリガ入力が増加するときに動作するもの（アップエッジ動作）と，低下するときに動作するもの（ダウンエッジ動作）がある。

①無安定マルチバイブレータ（astable multivibrator）

図8に示すように，外部から信号（トリガ）を与えなくても，内部の2つのCR充放電回路によって2つのトランジスタが周期t[s]でオン，オフを交互に繰り返す。つまり，方形波パルスが連続的に得られるため，発振回路として用いられる。

図8 無安定マルチバイブレータの動作

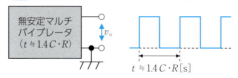

②単安定マルチバイブレータ（monostable multivibrator）

図9に示すように，外部から一度信号（トリガ）が入力されると（ダウンエッジ動作），ある決まった周期（$t ≒ 0.7C・R$[s]）の方形波パルスを一度だけ出力する。つまり，1回のトリガ入力によって決められた周期の方形波パルスが一度だけ得られるため，タイマ回路や遅延回路として用いられる。

図9 単安定マルチバイブレータの動作

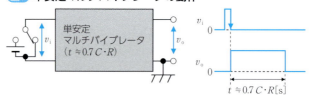

③双安定マルチバイブレータ（bistable multivibrator）

図10に示すように，外部から信号（トリガ）が加わるたびに，2つの安定状態を交互に繰り返す。なお，外部信号が入力されない場合には最後の状態をそのまま維持する。通常，出力端子は2つ（Q, $\overline{Q}$）あり，片方がオンのとき，他方はオフとなる。また，フリップ・フロップ回路ともよばれ，分周回路や2進計数回路として用いられる。

図10 双安定マルチバイブレータの動作

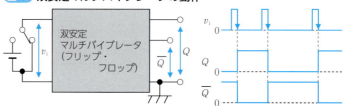

フィルタ回路

3 電子回路

1 利得

①利得の定義

入力量に対する出力量の比を**利得**（gain）といい，Aで表す。

図1に示す増幅器の利得は，式❶に示すように，出力電力P_oと入力電力P_iの比で定義され，これを電力利得A_pという。

$$電力利得 A_p = \frac{出力電力 P_o[\text{W}]}{入力電力 P_i[\text{W}]} \quad \cdots\cdots ❶$$

図1 増幅器の利得

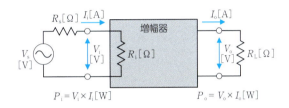

②デシベル単位

図2 ラジオの電力利得

アンテナ / スピーカ / ラジオ（増幅器） / 1[pW] / 1[W]

電力利得：10^{12} または1兆倍

図2に示すように，ラジオの電力利得を単純に倍率で表現すると，極めて大きな数値（10^{12}倍）となる。そこで，倍率表示（10^n）の常用対数nで表した単位をB（ベル）という。しかし，実用的には値が小さ過ぎるため，nを10倍して単位を1/10としたdB（デシベル）を用いる。したがって，電力利得$G_p[\text{dB}]$は式❷から得られる。

$$G_p = 10 \log_{10} \frac{P_o}{P_i} [\text{dB}] \quad \cdots\cdots ❷$$

ラジオの例では，その電力利得G_pは120[dB]となる。

しかし，実際には微小な電力を直接測定することは困難なことが多いた

MEMO

ベル（A.G.Bell，1847 − 1922）

スコットランド生まれの発明家，事業家。エジンバラ大学とロンドン大学卒業後，音声学の権威である父とともにカナダに移住し，後，ボストン大学の音声生理学の教授となる。電流によって音波を伝える方法を研究して電話機を発明（1876年），全世界に大きな影響を与えた。

《単位の概要》音圧レベルや電気信号の増幅度の比較に用いる単位であり，出力電力P_oと入力電力P_iの比（P_o/P_i）の常用対数を[B]とする。ただし，実用的には数値が小さいため10倍して単位を1/10とした[dB：デシベル]を用いる。$G_p[\text{dB}] = 10 \log(P_o/P_i)$

215

め，電圧または電流を測定することで，その回路の抵抗値をもとに電力利得を計算することができる。

ここで，オームの法則を用いて入力電力P_iと出力電力P_oを入出力電圧V_i，V_o[V]および抵抗R_i，R_L[Ω]で表すと，**式❸**となる。

$$P_i = \frac{V_i^2}{R_i}, \quad P_o = \frac{V_o^2}{R_L} \text{[W]} \quad \text{ここで，} R_i = R_L \text{であれば}$$
$$G_p = 10 \log_{10} \frac{P_o}{P_i} = 10 \log_{10} \frac{V_o^2}{V_i^2} = 20 \log_{10} \frac{V_o}{V_i} \text{[dB]} \quad \cdots\cdots ❸$$

つまり，電圧比の常用対数をとって20倍することでdB単位の利得を計算できる。また，電流についても同様に求めることができ，これらを電圧利得G_vおよび電流利得G_iという。

そこで，一般にdB単位の電圧利得G_vおよび電流利得G_iは**式❹**で定義する。

$$G_v = 20 \log_{10} \frac{V_o}{V_i} \text{[dB]} \quad G_i = 20 \log_{10} \frac{I_o}{I_i} \text{[dB]} \quad \cdots\cdots ❹$$

③dB単位の特徴

dB単位を用いることで，広範囲の増幅器の利得を比較的小さな数で表すことができる。また，増幅器が何段も接続されている場合，各段のdB値の足し算で全体のdB値を計算できる。なお，dB単位を使用しない場合，各段の利得の積を計算して求めることになる。

ここで，入出力比が1のときは0[dB]，1以下では負の値となる。

例題①

Q ある増幅回路の入力電力P_iおよび出力電力P_oが，それぞれ10[mW]，100[W]であった。この回路の電力利得G_pは何[dB]か。

A 電力増幅度G_pは，**式❷**から，

$$G_p = 10 \log_{10} \frac{P_o}{P_i} = 10 \log_{10} \frac{100}{10 \times 10^{-3}} = 10 \log_{10} (10 \times 10^3) = 40 \text{[dB]}$$

例題②

Q ある回路の入力電圧V_iと出力電圧V_oを測定したところ，それぞれ10[V]と20[V]であった。この回路の電圧増幅度は何[dB]か。
ただし，$\log_{10} 2 = 0.3$とする。

A 電圧増幅度G_vは，**式❹**から，

$$G_v = 20 \log_{10} \frac{V_o}{V_i} = 20 \log_{10} \frac{20}{10} = 20 \times 0.3 = 6 \text{[dB]}$$

例題 ③

 電圧増幅度が40[dB]の増幅器に50[mV]の入力電圧 V_i を加えたとき，出力電圧 V_o は何[V]か。

 $G_v = 20 \log_{10} \dfrac{V_o}{V_i}$ の関係から，

$$\dfrac{V_o}{V_i} = 10^{\left(\frac{G_v}{20}\right)} = 10^2 = 100 倍$$

したがって，$V_o = V_i \times 100 = 50 \times 10^{-3} \times 100 = 5[V]$

2 フィルタ回路

いろいろなものが混ざった中から不要なものを取り除き，必要なものだけを取り出す装置の総称を**フィルタ**という。

電子回路のフィルタでは，いろいろな信号が混ざった中から不要な信号を取り除き，必要な信号だけを取り出す回路をいう。特定の周波数や振幅および位相（時間のずれ）を除去，または抽出する目的で用いる。ここでは，特定の周波数領域を通過または阻止する周波数フィルタについて述べる。

CR 直列回路において，$C[F]$ または $R[\Omega]$ の両端電圧を出力電圧 $V_o[V]$ とすることで，低域通過（ローパス）および高域通過（ハイパス）フィルタを実現できる。これらは，パルス回路で述べた積分回路および微分回路と同じ回路構成となる。

① CR ローパス（低域通過）フィルタ

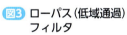

図3 ローパス（低域通過）フィルタ

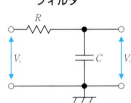

図3に回路図を示す。

出力電圧 $V_o[V]$ と入力電圧 $V_i[V]$ の関係は，合成複素インピーダンスと分圧則から

$$V_o = \dfrac{\frac{1}{j\omega \cdot C}}{R + \frac{1}{j\omega \cdot C}} \times V_i = \dfrac{\frac{1}{j\omega \cdot C}}{\frac{1+j\omega \cdot C \cdot R}{j\omega \cdot C}} \times V_i = \dfrac{1}{1+j\omega \cdot C \cdot R} \times V_i [V] \quad \cdots\cdots ❺$$

$$\dfrac{V_o}{V_i} = \dfrac{1}{1+j\omega \cdot C \cdot R} \quad よって \quad \left|\dfrac{V_o}{V_i}\right| = \dfrac{1}{\sqrt{1+(\omega \cdot C \cdot R)^2}} \quad \cdots\cdots ❻$$

したがって，$\omega = 2\pi \cdot f$ の関係から，周波数 f が高いほど分母が大きくなるため，出力電圧 V_o は入力電圧 V_i に対して小さくなる。

ここで，入出力電圧の比 $|V_o/V_i|$ が $1/\sqrt{2}$ となる条件を式❻から求める。

$$\dfrac{1}{\sqrt{1+(\omega \cdot C \cdot R)^2}} = \dfrac{1}{\sqrt{2}}, \quad 両辺を2乗して移項すると，$$

$$2 = 1+(\omega \cdot C \cdot R)^2, \quad (\omega \cdot C \cdot R)^2 = 1 \quad \cdots\cdots ❼$$

$$\omega = \dfrac{1}{C \cdot R} = 2\pi \cdot f \quad したがって，f_c = \dfrac{1}{2\pi \cdot C \cdot R} [Hz] \quad \cdots\cdots ❽$$

$f_c[Hz]$ は入出力電圧の比が $1/\sqrt{2}$ となる周波数で，**カットオフ周波数**

（cut-off frequency）または**遮断周波数**という。また，この電圧比をデシベル単位で表すと，$20\log_{10}(1/\sqrt{2}) = -3[\mathrm{dB}]$となる。

ここで，**式❻**左の分母を実数化すると，

$$\frac{V_o}{V_i} = \frac{1-j\omega \cdot C \cdot R}{(1+j\omega \cdot C \cdot R)(1-j\omega \cdot C \cdot R)} = \frac{1-j\omega \cdot C \cdot R}{1^2 + \omega^2 \cdot C^2 \cdot R^2} \quad \cdots\cdots\cdots ❾$$

分子に$-j$の項があるため，V_oはV_iに対して位相が遅れる。

ここで，遮断周波数$f_c[\mathrm{Hz}]$では，**式❼**の$(\omega \cdot C \cdot R)^2 = 1$を代入すると

$$\frac{V_o}{V_i} = \frac{1-j}{1+1} = \frac{1}{2} - j\frac{1}{2} \quad \cdots\cdots\cdots ❿$$

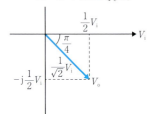

図4 ローパスフィルタのベクトル図(f_c時)

これをベクトル図で示すと**図4**になる。したがって，出力電圧V_oは入力電圧V_iに対してその大きさが$1/\sqrt{2}$，位相は$\pi/4[\mathrm{rad}]$遅れる。なお，オシロスコープ上では入力波形に対して出力波形は右側に$\pi/4[\mathrm{rad}]$ずれる。

図6に示すように，縦軸を入出力電圧の利得（$G_V[\mathrm{dB}]$），横軸を周波数$[\mathrm{Hz}]$（対数：広範囲を表現）とし，両者の関係を表したものを**周波数特性**という。

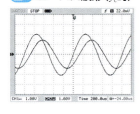

図5 ローパス波形(f_c時)

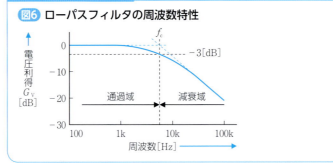

Slim・Check・Point

図6 ローパスフィルタの周波数特性

この特性において，遮断周波数f_cより低い周波数範囲では信号が通過しやすいため，**通過域**とよぶ。また，f_cより高い周波数領域では信号が通過しにくいため，**減衰域**とよぶ。減衰域では周波数が10倍（decade）高くなるごとにその利得は$1/10$（$-20[\mathrm{dB}]$）となるため，傾きが$-20[\mathrm{dB/dec}]$の直線となる。なお，$-20[\mathrm{dB/dec}]$の直線の延長と$0[\mathrm{dB}]$の交点は**高域遮断周波数**となる。この回路は，ノイズ（雑音）の除去やオーディオの音質調整などに利用できる。

例 題

Q 図AのCR回路において，入力電圧$E_1[\mathrm{V}]$を加えたとき，出力電圧$E_2[\mathrm{V}]$の大きさを表す式を求めよ。
ただし，角周波数をωとする。

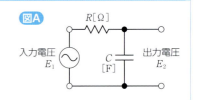

図A

A 回路の合成複素インピーダンス $\dot{Z}$ は，

$$\dot{Z} = R + \frac{1}{j\omega \cdot C}$$

となる。したがって，分圧の法則から，出力電圧 $\dot{E}_2$ は

$$\dot{E}_2 = \frac{\frac{1}{j\omega \cdot C}}{\dot{Z}} \times \dot{E}_1 = \frac{\frac{1}{j\omega \cdot C}}{R + \frac{1}{j\omega \cdot C}} \times \dot{E}_1$$

したがって，その大きさ E_2 は，分母と分子の大きさを別々に求めればよいため，

$$E_2 = \frac{\sqrt{\left(\frac{1}{\omega \cdot C}\right)^2}}{\sqrt{R^2 + \left(\frac{1}{\omega \cdot C}\right)^2}} \times E_1 = \frac{\frac{1}{\omega \cdot C}}{\sqrt{R^2 + \left(\frac{1}{\omega \cdot C}\right)^2}} \times E_1$$

② CRハイパス（高域通過）フィルタ

図7に回路図を示す。

出力電圧 V_o と入力電圧 V_i の関係は，合成複素インピーダンスと分圧則から

$$V_o = \frac{R}{R + \frac{1}{j\omega \cdot C}} \times V_i = \frac{R}{\frac{1 + j\omega \cdot C \cdot R}{j\omega \cdot C}} \times V_i = \frac{j\omega \cdot C \cdot R}{1 + j\omega \cdot C \cdot R} \times V_i \quad ⓫$$

$$\frac{V_o}{V_i} = \frac{j\omega \cdot C \cdot R}{1 + j\omega \cdot C \cdot R} \quad \text{より} \quad \left|\frac{V_o}{V_i}\right| = \frac{\omega \cdot C \cdot R}{\sqrt{1 + (\omega \cdot C \cdot R)^2}} \quad \cdots\cdots ⓬$$

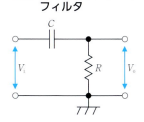

図7 ハイパス（高域通過）フィルタ

したがって，$\omega = 2\pi \cdot f$ の関係から，周波数 f が低いほど分子に比べて分母が大きくなるため，出力電圧 V_o は入力電圧 V_i に対して小さくなる。また，周波数 f が高いほど $1 \ll (\omega \cdot C \cdot R)^2$ となり，式⓬は以下のように近似できる。

$$\sqrt{1 + (\omega \cdot C \cdot R)^2} \fallingdotseq \omega \cdot C \cdot R \quad \text{より} \quad \left|\frac{V_o}{V_i}\right| \fallingdotseq 1$$

ここで，入出力の比 $|V_o/V_i|$ が $1/\sqrt{2}$ となる条件を式⓬から求める。

$$\frac{\omega \cdot C \cdot R}{\sqrt{1 + (\omega \cdot C \cdot R)^2}} = \frac{1}{\sqrt{2}}, \quad \text{周辺を2乗して移項すると，}$$
$$2 = \frac{1 + (\omega \cdot C \cdot R)^2}{(\omega \cdot C \cdot R)^2}, \quad (\omega \cdot C \cdot R)^2 = 1 \quad \cdots\cdots ⓭$$

したがって，式❼と式⓭は同じため，**低域遮断周波数** f_c も式❽と同様になる。

図8に周波数特性を示すが，f_c より高い周波数領域が通過域，低い周波数領域が減衰域となる。この回路は，低周波数（低音）領域の除去やオーディオの音質調整などに利用できる。

図8 ハイパスフィルタの周波数特性

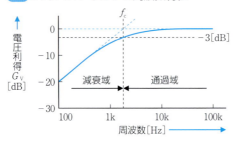

また，式⓬左の分母を実数化すると，

図9 ハイパスフィルタのベクトル図（f_c時）

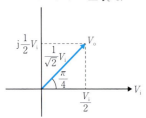

$$\frac{V_o}{V_i} = \frac{j\omega \cdot C \cdot R(1 - j\omega \cdot C \cdot R)}{(1 + j\omega \cdot C \cdot R)(1 - j\omega \cdot C \cdot R)}$$
$$= \frac{\omega^2 \cdot C^2 \cdot R^2 + j\omega \cdot C \cdot R}{1^2 + \omega^2 \cdot C^2 \cdot R^2}$$ ⋯⋯⋯⋯ ⓮

分子に+jの項があるため，V_oはV_iに対して位相が進む。

ここで，式⓭の$(\omega \cdot C \cdot R)^2 = 1$を代入すると，

$$\frac{V_o}{V_i} = \frac{1+j}{1+1} = \frac{1}{2} + j\frac{1}{2}$$ ⋯⋯⋯⋯ ⓯

図10 ハイパス波形（f_c時）

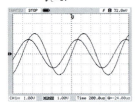

これをベクトル図で示すと図9になる。

したがって，出力電圧V_oは入力電圧V_iに対してその大きさが$1/\sqrt{2}$，位相は$\pi/4$[rad]進む。

なお，オシロスコープ上では入力波形に対して出力波形は左側に$\pi/4$[rad]ずれる。

例題

 図Aの回路の遮断周波数を求めよ。

図A

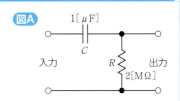

A この回路はCRハイパス（高域通過）フィルタである。
高域遮断周波数は，式❽から，

$$f_c = \frac{1}{2\pi \cdot C \cdot R} = \frac{1}{2 \times 3.14 \times 1 \times 10^{-6} \times 2 \times 10^6} = \frac{1}{12.56} = 0.080 \text{[Hz]}$$

4 増幅回路

電子回路

1 理想増幅器の条件

Slim·Check·Point 理想増幅器の条件

入力信号を忠実に増幅するため，以下の条件を満足する増幅器が望ましい。
①増幅率Aが無限大であること。
使用時には負帰還によって制限する。これにより負帰還後の増幅率A_fは安定する。
②入力インピーダンスZ_i（入力抵抗R_i）が無限大であること。
これにより，内部インピーダンス（内部抵抗）が高い信号源からの入力信号についても，忠実に増幅できる。
③出力インピーダンスZ_o（出力抵抗R_o）が0であること。
これにより，負荷に対して大電流を供給しても，出力電圧は低下しない。
④直流から高周波まで増幅率Aが一定であること。
これにより，周波数に関わらず入力信号を忠実に増幅できる。

ここで，②③の入出力インピーダンス（入出力抵抗）について説明するため，**図1**に示すように，増幅器を入力回路と出力回路の2つに分けた等価回路を考える。ここでは，入力回路の内部抵抗$R_i[\Omega]$の両端に発生した電圧$V_i[V]$がA倍され，出力回路の電圧源に出力（$A \cdot V_i = A \cdot R_i \cdot I_i$）されるものとする。

図1 電圧増幅器の等価回路

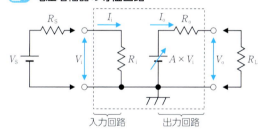

いま，内部抵抗$R_s[\Omega]$をもつ電圧信号$V_s[V]$を入力端子に接続したとき，増幅器内部に発生する電圧V_iは次式で表される。

$$V_i = \frac{R_i}{R_s + R_i} \times V_s [V]$$

この関係から，増幅器内部に伝達される電圧V_iは，信号電圧V_sより小さくなるため，無負荷時では$V_o[V] = A \cdot V_i$の関係から，出力電圧V_oは低下する。

ここで，$R_s \ll R_i$のとき，$V_i \fallingdotseq V_s$となり，信号電圧V_sはそのまま増幅器内部に伝達され，A倍に増幅される。

したがって，入力抵抗R_iが無限大であることが望ましい。

次に，負荷抵抗$R_L[\Omega]$に対して出力電流$I_o[A]$が流れたとき，出力回路

の内部抵抗R_o[Ω]にも同様にI_oが流れて電圧降下($=R_o \cdot I_o$)が発生する。そのため，出力電圧V_oは次式で表される。

$$V_o = A \cdot V_i - R_o \cdot I_o \,[\text{V}]$$

この関係から，負荷抵抗R_Lの両端電圧V_oは入力電圧のA倍($A \cdot V_i$)より小さくなる。

ここで，出力抵抗R_oが十分小さければ，増幅された電圧$A \cdot V_i$は，そのまま負荷抵抗R_Lの両端に供給される。

したがって，出力抵抗R_oは0であることが望ましい。

2 トランジスタの電流増幅率と入力抵抗

図2に示すように，トランジスタ増幅回路をブラックボックスとした**2端子対回路**[*1]を考える。ここで，入出力電圧V_i，V_o[V]および入出力電流I_i，I_o[A]の組み合わせで表される定数を定義する。

Term a la carte

*1 2端子対回路
入力端子と出力端子がそれぞれ2つある回路

図2 2端子対回路

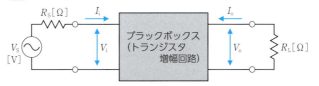

各定数は異なる単位で成り立っているため，hybrid（ハイブリッド：異種のものを混ぜ合わせる）の意味からh定数とよばれる。h定数のうち，電流増幅率と入力抵抗の定義を以下に示す。なお，この他に出力コンダクタンスh_{oe}，電圧変換比h_{re}がある。なお，トランジスタでは，入力電流I_iはベース電流I_B[A]，出力電流I_o[A]はコレクタ電流I_C[A]となる。ここで，交流信号は常に変化するため，その変化分をΔで表す。

① 電流増幅率 $h_{fe} = \dfrac{I_o}{I_i} = \dfrac{\Delta I_C}{\Delta I_B}$
　f：forward（順方向電流）
　e：emitter（エミッタ接地）
　電流増幅率βともよばれる

② 入力抵抗 $h_{ie} = \dfrac{V_i}{I_i} = \dfrac{\Delta V_B}{\Delta I_B}$[Ω]… ❶
　i：input（入力インピーダンス）
　なお，Δは変化分を表す。

3 トランジスタの簡易等価回路

図3に示すように，トランジスタのベース・エミッタ間にはpn接合の順方向抵抗である動抵抗r_e[Ω]が存在する。動抵抗r_eは**図4**から求めるが，その値は数十[Ω]となる。

ベース電流ΔI_B[μA]が流れ込むことでベース・エミッタ間の動抵抗r_eにコレクタ電流ΔI_C[mA]が同時に流れ，両端に電位差ΔV_{re}[V]が生じる。なお，図からΔV_{re}とΔV_Bは常に等しくなると仮定する。そこで，**図5**に

図3 トランジスタ内部の電圧と電流

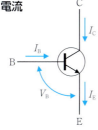
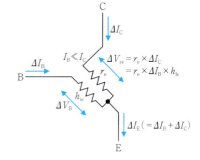

図4 ベース・エミッタ間の動抵抗r_e **図5** h定数によるトランジスタ等価回路

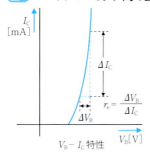
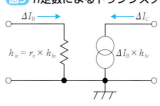

電流増幅率h_{fe}と入力抵抗$h_{ie}[\Omega]$で表した簡易等価回路を示す。

ここで，動抵抗r_eの両端の電位差ΔV_{re}は，$\Delta V_{re} = r_e \times \Delta I_C = r_e \times \Delta I_B \cdot h_{fe}$となる。また，ベース電流$\Delta I_B$が入力抵抗$h_{ie}$に流れ込むことで，コレクタ電流$\Delta I_C$が動抵抗$r_e$に流れ，$\Delta V_{re}$の電位差が発生し，これが$\Delta V_B$になると考える。そのため，入力抵抗$h_{ie}$は次式で表せる。

$$h_{ie} = \frac{\Delta V_B}{\Delta I_B} = \frac{\Delta V_{re}}{\Delta I_B} = \frac{r_e \times \Delta I_B \cdot h_{fe}}{\Delta I_B} = r_e \times h_{fe} [\Omega] \qquad \cdots\cdots\cdots\cdots ❷$$

以上の関係から，ベース電流ΔI_Bから見た入力抵抗h_{ie}は，ベース・エミッタ間の動抵抗r_eのh_{fe}倍となる。

ここで，入力抵抗h_{ie}に流れるのはベース電流ΔI_Bのみと考え，ベース電流ΔI_Bとコレクタ電流ΔI_Cを切り離して考える。つまり，出力側にはコレクタ電流ΔI_Cを発生する電流源が存在するものと仮定する。したがって，この電流源からは常に$\Delta I_C = \Delta I_B \cdot h_{fe}$の電流が発生するものとする。

4 エミッタ抵抗による入力抵抗の変化

図6において，エミッタ抵抗$R_E[\Omega]$がないときのベース端子からみた入力抵抗$h_{ie}[\Omega]$はr_eを30$[\Omega]$とすると，式❷から，

$$h_{ie} = r_e \times h_{fe} = 30 \times 200 = 6.0 [\text{k}\Omega]$$

同様に，エミッタ抵抗R_Eを入れたときのベース端子から見た入力抵抗$h_{ie}'[\Omega]$は，ベース・エミッタ動抵抗r_eと直列にR_Eが接続されるため

$$h_{ie}' = (r_e + R_E) \times h_{fe} = (30 + 500) \times 200 = 106 [\text{k}\Omega]$$

図6 エミッタ抵抗による入力抵抗の変化

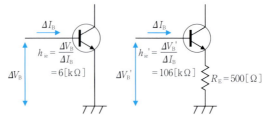

(ただし，$r_e : 30[\Omega]$，$R_E : 500[\Omega]$，$h_{ie} : 200$)

このように，わずかな抵抗値のエミッタ抵抗R_Eを挿入することで，トランジスタのベース・GND間から見た入力抵抗h_{ie}'は，h_{fe}倍に大きくなる。

したがって，後述するコレクタ接地の入力インピーダンスは非常に高くなる。

5 トランジスタの接地形

増幅回路は入力が2端子で，出力が2端子となる2端子対回路で構成される。しかし，トランジスタの端子はベース(B)・エミッタ(E)・コレクタ(C)の3端子である。ここで，ある端子を共通にしたり，電位を固定することを**接地**という。

そこで，図7に示すように，いずれかの端子を入出力で共通にして2端子対回路とする。その結果，エミッタ接地，コレクタ接地，ベース接地の3つの接地形がある。ただし，コレクタ接地では，コレクタの電位を固定することで交流的に接地している。表1に各接地形の特徴を示す。

図7 トランジスタの接地形

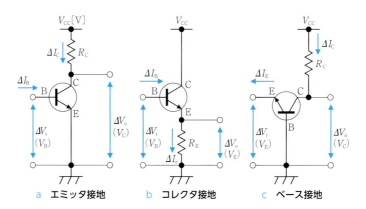

a エミッタ接地　　b コレクタ接地　　c ベース接地

Slim・Check・Point

表1 トランジスタ接地形の特徴

接地形名	入出力波形	増幅率	入出力インピーダンス	用途
エミッタ接地	電圧波形は逆位相	電流増幅率(i_C/i_B)：大 電圧増幅率(v_C/v_B)：大	Z_i：中程度(2〜3[kΩ]) Z_o：中程度(数十[kΩ])	各種の増幅
コレクタ接地 (エミッタホロワ)	電圧波形は同じ	電流増幅率(i_C/i_B)：大 電圧増幅率(v_E/v_B) ≒ 1	Z_i：高い(10〜100[kΩ]) Z_o：低い(30〜50[Ω])	段間のバッファ インピーダンス変換
ベース接地	電流波形は同じ	電流増幅率(i_C/i_B) ≒ 1 電圧増幅率(v_C/v_E)：大	Z_i：低い(数十[Ω]) Z_o：高い(数百[kΩ])	インピーダンス変換

①エミッタ接地

①電圧増幅率A_vはコレクタ抵抗R_C[Ω]とベースエミッタ間動抵抗r_eの比で定まるが，$R_C \gg r_e$のためA_vは大きい。

$$\left. \begin{array}{l} 入力電圧\ \Delta V_B = \Delta I_B \cdot h_{ie} = \Delta I_B \cdot r_e \cdot h_{fe} [V] \\ 出力電圧\ \Delta V_C = -\Delta I_C \cdot R_C = -\Delta I_B \cdot h_{fe} \cdot R_C [V] \end{array} \right\} A_v = \frac{\Delta V_C}{\Delta V_B} = -\frac{R_C}{r_e}$$

②入力電圧ΔV_B[V]と出力電圧ΔV_C[V]は逆位相となるため，ΔV_Bが増加するとΔV_Cは減少する。

③入力インピーダンスは中程度（数十kΩ），出力インピーダンスも中程度である。

④一般増幅器として広く利用される。

②コレクタ接地

①電圧増幅率A_vは$A_v \fallingdotseq 1$であり，エミッタホロワともよばれる。

$$\Delta V_B = \Delta I_B \cdot h'_{ie} = \Delta I_B (r_e + R_E) h_{fe} [V]$$
$$\Delta V_E = \Delta I_E \cdot R_E = \Delta I_B (1 + h_{fe}) R_E \fallingdotseq \Delta I_B \cdot h_{fe} \cdot R_E [V]\ (ただし，h_{fe} \gg 1)$$

$$A_v = \frac{\Delta V_E}{\Delta V_B} = \frac{\Delta I_B \cdot h_{fe} \cdot R_E}{\Delta I_B (r_e + R_E) h_{fe}} = \frac{R_E}{r_e + R_E}$$

ここで，$r_e \ll R_E$のため$A_v \fallingdotseq 1$

②入力電圧ΔV_B[V]と出力電圧ΔV_E[V]の信号波形はほぼ同じとなる。

③入力インピーダンス$Z_i(=h_{ie})$が高く（数百[kΩ]），出力インピーダンスZ_oが低い（数十[Ω]）。

$$Z_i = (r_e + R_E) \cdot h_{fe} [Ω]$$

上式においてエミッタ抵抗R_Eを数[kΩ]～数十[kΩ]とするため，Z_iは数百[kΩ]～数[MΩ]となる。

④インピーダンス変換器，バッファ（緩衝増幅器）として広く利用される。
　増幅器にスピーカなどの低インピーダンスの回路を接続する場合，両者間にエミッタホロワを設けることで，インピーダンスの低い回路に対して増幅器の出力電圧をほぼそのまま供給できる。

③ベース接地

①エミッタホロワと対称的な特性を示し，電流増幅率A_iは$A_i \fallingdotseq 1$である。

②入力（エミッタ）電流ΔI_E[A]と出力（コレクタ）電流ΔI_C[A]の信号波形はほぼ同じになる。

③インピーダンス変換器としてIC（集積回路）の中で頻繁に使用される。

④入力インピーダンス$Z_i(=h_{ie})$が低く（数十[Ω]），出力インピーダンスZ_oが高い（数百[kΩ]）。

$$Z_i \fallingdotseq r_e,\ Z_o \fallingdotseq R_C$$
(r_eは数十[Ω]であり，コレクタ抵抗R_Cには数百[kΩ]を用いる)

6 CR増幅回路

①概要と回路動作

図8に回路図を示す。ここで，R_1[Ω]およびR_2[Ω]はバイアス抵抗，R_E[Ω]は回路動作を安定させるためのエミッタ抵抗である。ここでは，交流成分を表すために，小文字のv，iを用いる。

図8 CR増幅回路と各部電圧波形

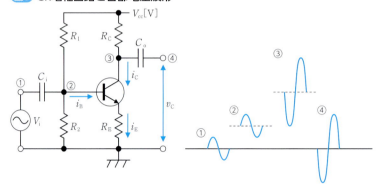

① コンデンサC_i[F]によって入力信号V_i[V]に含まれる直流成分を除去した後，バイアス抵抗R_1，R_2によって直流バイアス電圧$\left(\fallingdotseq \dfrac{R_2}{R_1+R_2}\times V_{cc}\right)$を付加し，ベース端子に加える。

② 入力抵抗h_{ie}'の作用によって信号電圧v_iはベース電流i_B[μA]($=v_i/h_{ie}'$)に変換される。次に，i_Bをh_{fe}倍してコレクタ電流i_C[mA]とする電流増幅を行う。

③ コレクタ電流i_Cがコレクタ抵抗R_C[Ω]に流れてコレクタ電圧V_C[V](直流＋交流)が変化する。なお，コレクタ電圧波形の交流成分v_Cはベース電圧波形の交流成分v_Bに対して反転する。

④ コンデンサC_o[F]でコレクタ電圧V_Cの直流成分を除去し，交流信号電圧v_C[V]のみを出力する。

②等価回路

図9に最も簡略化した交流増幅時の等価回路を示す。

入力抵抗をR_i[Ω]とし，直列に入力容量C_i[F]が接続されるため，入力インピーダンスZ_i[Ω]は**次式❸**で表せる。また，入力電圧v_i[V]が定まると，ベース電流i_Bも次式で定まるが，周波数f[Hz]の低下に伴ってZ_iが増加するため，i_Bは減少する。

図9 CR増幅回路の等価回路

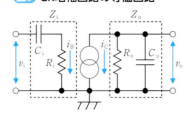

$$Z_i = R_i + \frac{1}{j\omega \cdot C_i} = R_i + \frac{1}{j2\pi \cdot f \cdot C_i} [\Omega], \quad また, \quad i_B = \frac{v_i}{Z_i} [A] \qquad ❸$$

つまり，入力電圧v_iの振幅とその周波数によってベース電流i_Bが定まる。次に，電流増幅によってh_{fe}倍されたコレクタ電流i_C[A]が発生する。

交流増幅における出力インピーダンスZ_o[Ω]は，出力端子と並列に接続された出力抵抗R_o[Ω]と，トランジスタの接合容量と浮遊容量を含めた出力容量C_o[F]で表される。Z_oにコレクタ電流i_Cが流れることで出力電圧v_o[V]が変化する。ただし$C_i \gg C_o$とする。

ここで，出力インピーダンスZ_oおよび出力電圧v_oは式❹で表せる。しかし，周波数fの上昇に伴ってZ_oが減少するため，v_oは減少する。

$$Z_o = \frac{1}{\frac{1}{R_o} + j\omega \cdot C_o} = \frac{R_o}{1 + j2\pi \cdot f \cdot C_o \cdot R_o} [\Omega] \qquad ❹$$

$$\therefore v_o = -i_C \cdot Z_o = -i_B \cdot h_{fe} \cdot Z_o [V]$$

③周波数特性

式❸のように，入力電圧v_i[V]の周波数が低下するほど入力インピーダンスZ_i[Ω]が大きくなるため，低周波領域①におけるベース電流i_B[A]は減少し，出力電圧v_o[V]は低下する。中程度の周波数領域②では，$C_i \gg C_o$の条件から，入力容量C_i[F]と出力容量C_o[F]の影響は小さい。そのため，$Z_i = R_i$および$Z_o = R_o$となり，出力電圧v_oは周波数の変化に対し，一定値となる。また，高周波領域③では，式❹のように，周波数が増加するほど出力インピーダンスZ_oが減少するため，出力電圧v_oは低下する。

以上の関係から，図10に示すように，入力信号の周波数範囲によって，その電圧利得は変化する。

図10 CR増幅器の周波数特性

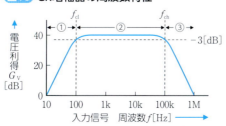

7 負帰還増幅回路

①回路動作の概要

電圧増幅率が十分高いCR増幅回路などに対し，出力信号の一部を取り出し，これを負信号（−）として入力側に戻す操作を**負帰還**（negative feedback）という。

この操作により，電圧増幅率は低下するが，その安定度が向上し，帯域幅が広がり，波形ひずみが改善される。

図11に示すように，本来の増幅器の電圧増幅率をA_v，帰還器により出力電圧を入力に戻す割合を帰還率βとする（$0 < \beta \leq 1$）。また，負帰還を行ったときの増幅器への入力電圧をv_i'，出力電圧をv_o'とする。

図11 負帰還増幅回路の構成

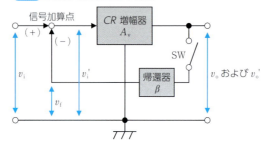

いま，SWがオフのとき$v_f = 0$より，$v_o = A_v \cdot v_i' = A_v(v_i - v_f) = A_v \cdot v_i$となる。次に，SWをオンし，負帰還の効果が現れたときの出力電圧をv_o'とすると，以下の関係が成り立つ。

$$
\left.
\begin{array}{l}
v_o' = v_i' \cdot A_v \\
v_f = v_o \cdot \beta \\
\beta = \dfrac{v_f}{v_o}
\end{array}
\right\}
$$
$$v_i' = v_i - v_f$$
$$v_o' = v_i' \cdot A_v = A_v(v_i - v_f) = A_v(v_i - v_o \cdot \beta)$$

ここで，負帰還をn回行ったときの出力電圧をv_{on}，その直前の出力電圧を$v_{o(n-1)}$とすると，$v_{on} = A_v\{v_i - v_{o(n-1)} \cdot \beta\}$となる。

このように，負帰還を行うたびに出力電圧を低下させるように作用する。しかし，負帰還の回数nを大きくすることで，負帰還n回直前の出力電圧$v_{o(n-1)}$とv_{on}は等しくなり，$v_{o(n-1)} = v_{on}$となる。そのため，$v_{on} = A_v(v_i - v_{on} \cdot \beta)$となる。

ここで，フィードバックを含めた電圧増幅率をA_{vf}とすると，次の関係が成り立つ。

$$A_{vf} = \dfrac{v_{on}}{v_i} = \dfrac{A_v(v_i - v_{on} \cdot \beta)}{v_i} = A_v - \dfrac{v_{on}}{v_i} A_v \cdot \beta = A_v - A_{vf} \cdot A_v \cdot \beta \quad \cdots\cdots \text{❺}$$
$$\therefore A_{vf} = \dfrac{A_v}{1 + A_v \cdot \beta}$$

また，式❺において$1 \ll A_v \cdot \beta$，すなわち本来の増幅器の電圧増幅率A_vが十分大きければ，次式に示すように，負帰還によって定まる電圧増幅率

A_{vf}は帰還率βの逆数で定まる。

$$A_{vf} \fallingdotseq \frac{A_v}{A_v \cdot \beta} = \frac{1}{\beta} \quad \cdots\cdots\cdots\cdots ❻$$

なお，信号加算点においてv_fが（＋）の場合を**正帰還**（positive feedback）といい，電圧増幅率は増大し，回路は発振状態となる。

②負帰還による特性の改善

図12に負帰還前後の特性を示す。

図12 負帰還による特性の改善

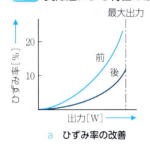
a ひずみ率の改善

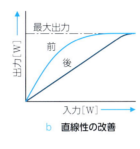
b 直線性の改善

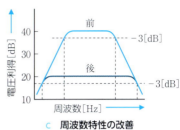
c 周波数特性の改善

①トランジスタの特性，電源電圧，周囲温度の変動に対し，電圧増幅率A_{vf}の安定度が向上する。
②増幅器内で発生するひずみ，雑音を減少させる。
③入出力の直線性が改善される。
④周波数特性が平坦になり，周波数帯域幅（－3[dB]の範囲）が広がる。
⑤入出力インピーダンスを変化させることができる。

例題

電圧増幅率A_vが1000の増幅器に$\beta=0.1$の負帰還を行ったときの電圧増幅率A_{vf}はいくらか。また，電圧増幅器の増幅率A_vが50[％]低下した場合，負帰還を行ったときの電圧増幅率A_{vf}を求めよ。

電圧増幅率$A_v=1000$の増幅器に，帰還率$\beta=0.1$の負帰還を行った場合，**式❺**から，

$$A_{vf} = \frac{1000}{1+1000 \times 0.1} = 9.90$$

となり，電圧増幅率はおよそ1/10に低下する。

次に，増幅器の電圧増幅率A_vが50[％]低下した場合，負帰還を行ったときの電圧増幅率A_{vf}は，

$$A_{vf} = \frac{500}{1+500 \times 0.1} = 9.80$$

となる。

したがって，なんらかの原因でもとの増幅器の電圧増幅率が半分に低下しても，負帰還を行っていれば，電圧増幅率の変動を1[％]程度に抑えることができる。ただし，設定できる電圧増幅率は本来の増幅率に対して低い値になる。

5 電子回路
オペレーションアンプ

Term a la carte

*1 差動増幅器
出力信号が2つの入力信号の差に比例する増幅器。したがって，同一の信号を入力した場合，出力信号は0となる。

1 オペレーションアンプの特徴

アナログコンピュータに用いる増幅器として開発されたため，別名を演算増幅器という。アナログIC（集積回路）の代表的な素子で，内部は増幅率の大きい差動増幅器[*1]で構成される。

図1に示すように，2本の入力端子（反転入力端子，非反転入力端子）と1本の出力端子をもつ。反転入力端子（－）に対して非反転入力端子（＋）の電圧が大きいと，その差分電圧が非反転増幅されて出力端子に現れる。また，非反転入力端子（＋）に対して反転入力端子（－）の電圧が大きいと，その差分電圧が反転増幅されて出力端子に現れる。

したがって，2つの入力端子の高い方の電位極性をもった電圧が出力される。しかし，増幅度が大きいため，わずかな差分電圧によって出力電圧は飽和する。なお，電源端子（一般に±15[V]）は省略されることが多い。

反転入力，非反転入力，出力，GNDの各端子を，抵抗やコンデンサなどを組み合わせて接続することで，各種の増幅および演算が可能となる。以下にその名称と概要を示す。

図1 オペレーションアンプの入出力端子

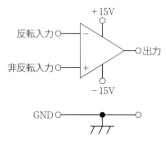

Slim·Check·Point 各種の増幅および演算の名称・概要

① 反転増幅器　：入出力電圧が反転する増幅器，増幅率は任意の値に設定できる
② 非反転増幅器：入出力電圧が同相の増幅器，増幅率は1以上
③ 電圧ホロワ　：入力インピーダンスZ_iが高く，出力インピーダンスZ_oが低い
　　　　　　　　増幅率は1（0[dB]）のため，バッファ（緩衝）回路として使用
④ 加算器（反転）：2つ以上の入力電圧を加算して出力（反転）する
⑤ 減算器（反転）：2つの入力電圧を減算して出力（反転）する
⑥ 積分器（反転）：入力電圧波形を積分して出力（反転）する
⑦ 微分器（反転）：入力電圧波形を微分して出力（反転）する

2 オペレーションアンプの回路計算に関する条件

オペレーションアンプ（LF356）

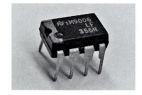

オペレーションアンプの回路計算では，以下に示す3つの条件を適用する。

① オペレーションアンプの入力インピーダンス$Z_i[\Omega]$は無限大とする。
　これにより，入力端子内には電流$I_i[A]$は流れ込まない。また，入力端子から電流が流れ出ることもない。
② 出力インピーダンス$Z_o[\Omega]$は0とする。
　これにより，負荷に対して電流を供給しても，出力電圧$V_o[V]$は低下しない。
③ 負帰還（出力端子と反転入力端子を$R[\Omega]$，$C[F]$などで接続）で正常に動作しているとき，反転入力端子と非反転入力端子間の電位差（差分電

Term a la carte

＊2 開ループ利得
負帰還を行わない場合の利得。この場合、オペレーションアンプ自身の利得をいう。

＊3 スルーレート
大きな入力信号に対し、オペレーションアンプがどれだけ速く追従できるかの尺度。[V/μs]で表示する。通常のオペレーションアンプでは0.1〜1500[V/μs]であり、この値が大きいほど性能がよい。

圧 V_d[V])は0とする。

これをイマジナル・ショート(仮想短絡)という。

いま、非反転入力端子の電位を $V_{(+)}$、反転入力端子の電位を $V_{(-)}$、出力電圧 V_o を10[V]、開ループ利得[*2] A_v を 10^5 として差分電圧 V_d を求める。

$$V_d = V_{(+)} - V_{(-)}$$
$$V_o = A_v \cdot V_d = 10[V]$$
$$V_d = \frac{V_o}{A_v} = \frac{10}{10^5} = 10^{-4} = 0.1[mV]$$

以上から、実際には入力端子間にはわずかな電位差 V_d が存在する。しかし、計算時には電位差 V_d を0(同電位)とする。

また、計算には直接関係しないが、オフセット(残留偏差)およびドリフト(出力電圧の変動)が0で、周波数特性は直流から高周波数まで平坦であり、スルーレート[*3]が十分大きいことが望ましい。

3 オペレーションアンプの回路計算手順(反転増幅器)

図2に示す反転増幅器について、計算手順を述べる。

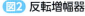
図2 反転増幅器

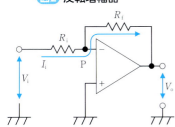

① P点(反転入力端子)の電位 V_p[V]をイマジナル・ショートから求める。

$$V_d = 0,\ V_{(+)} = 0\ \text{より},\ V_p = 0[V]$$

② 入力電圧 V_i[V]から入力抵抗 R_i[Ω]を通ってP点に流れ込む電流 I_i[A]を計算する。

$$I_i = \frac{V_i - V_p}{R_i}[A]$$

ここで、$V_p = 0$ より、

$$I_i = \frac{V_i}{R_i}[A]$$

③ 電流 I_i は Z_i[Ω]=∞により、全て負帰還抵抗 R_f[Ω]に流れることから、R_f の電圧降下 V_f[V]を計算する。

$$V_f = R_f \cdot I_i[V]$$

④ P点の電位 V_p と、負帰還抵抗 R_f の電圧降下 V_f から出力電圧 V_o[V]を計算する(極性に注意)。

$$V_o = V_p - V_f = 0 - R_f \cdot I_i = -\frac{R_f}{R_i} \times V_i[V] \quad \cdots\cdots\cdots\cdots ❶$$

なお、反転増幅器の入力インピーダンス Z_i'[Ω]はイマジナル・ショートから $Z_i' = R_i$ となる。

例題 ①

Q 図Aの回路の電圧利得が20[dB]のとき, 抵抗Rは何[kΩ]か。

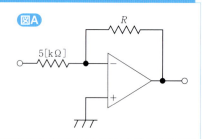
図A

A 電圧利得G_vは $G_v = 20\log_{10}\dfrac{V_o}{V_i}$ より

$$\dfrac{V_o}{V_i} = 10^{\left(\frac{G_v}{20}\right)} = 10^1 = 10倍$$

この回路は反転増幅回路のため, 入出力電圧の関係は式❶より

$$V_o = -\dfrac{R_f}{R_i} \times V_i$$

となる。ここで式中の負記号は, 出力が反転することを表している。
したがって, 増幅率は(R_f/R_i)で表されるため,

$$\dfrac{R_f}{R_i} = 10 \text{から, } \therefore R_f = R_i \times 10 = 5[kΩ] \times 10 = 50[kΩ]$$

例題 ②

Q 電圧利得60[dB]の直流増幅器の入力端子を短絡した状態で, 出力電圧V_{os}が直流電圧100[mV]であるとき, 入力換算オフセット電圧は何[mV]か。

A 増幅度G_vが60[dB]では増幅率A_vは1000倍となる。
入力端子を短絡した状態で出力電圧V_{os}が生じるのは, 入力端子間の内部で電位差が生じていると考える。この電位差を入力換算オフセット電圧V_{if}とすると,

$$V_{if} = \dfrac{V_{os}}{A_V} = \dfrac{100[mV]}{1000} = 0.1[mV]$$

4 各種演算回路の構成と入出力の関係

①非反転増幅器(図3)

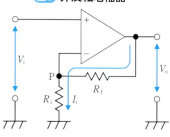
図3 非反転増幅器

① $V_p = V_i [V]$

② $I_i = \dfrac{V_p - 0}{R_i} = \dfrac{V_i}{R_i} [A]$

③ $V_f = R_f \cdot I_i = \dfrac{R_f}{R_i} \times V_i [V]$

④ $V_o = V_p + V_f = V_i + \left(\dfrac{R_f}{R_i} \times V_i\right) = \left(1 + \dfrac{R_f}{R_i}\right) V_i [V]$ ············❷

なお, 非反転増幅器の入力インピーダンス$Z_i'[Ω]$は, 入力電圧$V_i[V]$を非反転入力端子に直接加えるため, オペレーションアンプ自身の入力インピーダンス$Z_i[Ω]$に等しい。

例題

Q 図Aの回路における電圧増幅率(V_o/V_i)を求めよ。

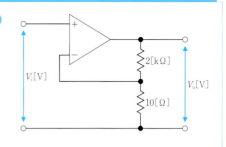
図A

A この回路は非反転増幅回路である。入出力電圧の関係は、式❷から、
$V_o = \left(1 + \dfrac{R_f}{R_i}\right)V_i [V]$ したがって、$\dfrac{V_o}{V_i} = 1 + \dfrac{R_f}{R_i} = 1 + \dfrac{2000}{10} = 201$

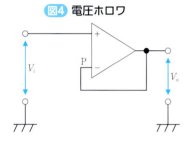
図4 電圧ホロワ

②電圧ホロワ(図4)

①イマジナルショートから $V_p = V_i [V]$

②P点と出力端子は接続されているため $V_i = V_o$ となり、入出力波形は同一となる。

また、入力電圧 V_i を非反転入力端子に直接加えるため、入力インピーダンスが非常に大きい。そのため、インピーダンスの高い回路から電圧情報だけを取り出すことができる。

また、出力インピーダンスが小さいため、出力端子から電流を取りだしても常に入力電圧と同じ電圧を負荷に供給できる。そのため、バッファや緩衝回路として頻繁に用いられる。

例題

Q 図Aのように微小な電圧を発生するセンサ(内部抵抗$10^9[\Omega]$)にオペレーションアンプからなる電圧ホロワ回路と増幅回路とが接続されている。誤っているのはどれか。

1. 増幅回路の電圧増幅率は1000倍である。
2. 電圧ホロワ回路の増幅率はオペレーションアンプの増幅率である。
3. aからみた電圧ホロワ回路の入力インピーダンスはオペレーションアンプの入力インピーダンスである。
4. cからみた増幅回路の入力インピーダンスは$50[\Omega]$である。
5. この電圧ホロワ回路の主な役割はセンサと増幅回路とのインピーダンスマッチングである。

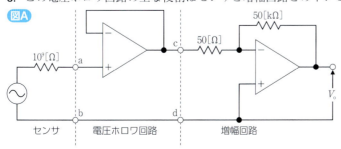
図A

A
1. 反転増幅器では**式❶**より，
$$V_o = -\frac{R_f}{R_i}V_1, \quad A_v = \frac{R_f}{R_i} = \frac{50\times10^3}{50} = 1000[倍] \quad \bigcirc$$
2. 電圧ホロワの入出力電圧は $V_o = V_i$ より $A_v = 1$ となる。×
3. aは非反転入力端子に直接接続されているので ○
4. 反転入力端子と非反転入力端子間は仮想短絡されており，非反転入力端子はGNDに接続されているため，cからみた入力インピーダンスは入力抵抗分の $50[\Omega]$ となる。○
5. センサの内部抵抗は $10^9[\Omega]$ であり，増幅回路の入力インピーダンスは $50[\Omega]$ のため，異なるインピーダンスを整合(マッチング)させる役割を果たしている。○

図5 反転加算器

③反転加算器（図5）

① $V_p = 0[V]$

② $I_1 = \dfrac{V_1 - V_p}{R_{i1}} = \dfrac{V_1}{R_{i1}}[A], \quad I_2 = \dfrac{V_2 - V_p}{R_{i2}} = \dfrac{V_2}{R_{i2}}[A], \quad I_i = I_1 + I_2[A]$

③ $V_f = R_f \cdot I_i = R_f(I_1 + I_2) = R_f\left(\dfrac{V_1}{R_{i1}} + \dfrac{V_2}{R_{i2}}\right)[V]$

④ $\therefore V_o = V_p - V_f = 0 - R_f\left(\dfrac{V_1}{R_{i1}} + \dfrac{V_2}{R_{i2}}\right) = -\left(\dfrac{R_f}{R_{i1}}V_1 + \dfrac{R_f}{R_{i2}}V_2\right)[V]$ ❸

ここで，$R_f = R_{i1} = R_{i2}[\Omega]$ とすると $V_o = -(V_1 + V_2)[V]$ となり，V_1 と V_2 を加算した結果を反転した電圧が出力される。

なお，反転加算器の入力インピーダンス $Z_i'[\Omega]$ はそれぞれの入力に対して $R_{i1}[\Omega]$ および $R_{i2}[\Omega]$ となる。また，入力端子は3つ以上に設定できる。

例題①

Q 図Aの回路のRは何$[k\Omega]$か。

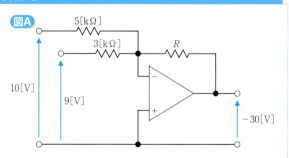

図A

A この回路は反転加算器のため，入出力電圧の関係は**式❸**となる。
ここで，$V_1 = 10[V]$，$V_2 = 9[V]$，$R_{i1} = 5[k\Omega]$，$R_{i2} = 3[k\Omega]$，$R_f = R$，$V_o = -30[V]$ を代入して整理すると，

$$-30 = -\left(\frac{R}{5}\times10 + \frac{R}{3}\times9\right) = -R\left(\frac{10}{5} + \frac{9}{3}\right) \text{より，} \quad R = \frac{30}{5} = 6[k\Omega] \quad \text{となる。}$$

例題 ②

Q 図Bの回路の出力電圧 V_o は何[V]か。

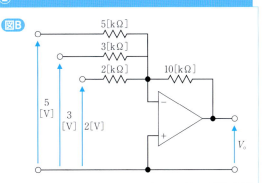

A この回路は3入力の反転加算器である。
したがって，式❸をもとに，

$$V_o = -\left(\frac{10}{5} \times 5 + \frac{10}{3} \times 3 + \frac{10}{2} \times 2\right) = -(10+10+10) = -30[V]$$

例題 ③

Q 演算増幅回路を図Cに示す。入力電圧 V_i が $-1[V]$ のとき，出力電圧 $V_o[V]$ はいくらか。

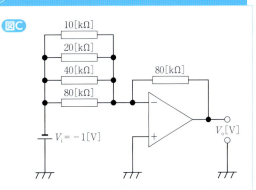

A 回路は4入力の反転増幅回路である。式❸を4入力とし

$$V_o = -\left\{\frac{80}{10} \times (-1) + \frac{80}{20} \times (-1) + \frac{80}{40} \times (-1) + \frac{80}{80} \times (-1)\right\}$$
$$= -(-8-4-2-1) = 15[V]$$

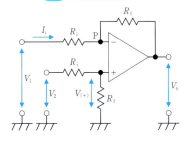

図6 反転減算器

④ 反転減算器（図6）

① P点の電位 $V_p[V]$ は非反転入力端子の電位 $V_{(+)}[V]$ と等しい

$$V_{(+)} = \frac{R_f}{R_i + R_f} V_2 = V_p [V]$$

② $V_1 > V_p$ のとき

$$I_i = \frac{V_1 - V_p}{R_i} = \frac{V_1 - \frac{R_f}{R_i + R_f} V_2}{R_i} [A]$$

③
$$V_f = R_f \cdot I_i = \frac{\left(V_1 - \frac{R_f}{R_i + R_f}V_2\right)R_f}{R_i}[V]$$

④
$$V_o = V_p - V_f = \frac{R_f}{R_i + R_f}V_2 - \frac{\left(V_1 - \frac{R_f}{R_i + R_f}V_2\right)R_f}{R_i}$$
$$= \frac{R_i \cdot R_f \cdot V_2 - (R_i + R_f)R_f \cdot V_1 + R_f^2 \cdot V_2}{R_i(R_i + R_f)}$$
$$= -\frac{R_f}{R_i}V_1 + \left\{\frac{R_f(R_i + R_f)}{R_i(R_i + R_f)}\right\}V_2 = -\frac{R_f}{R_i}(V_1 - V_2)[V] \quad \cdots\cdots ❹$$

ここで，$R_i = R_f$ なら
$$= -(V_1 - V_2) = V_2 - V_1 [V] \quad \cdots\cdots ❺$$

以上から，入力電圧 V_1 から V_2 を差し引いた値に比例し，かつ反転した出力電圧が得られる。なお，引き算の順序により解答(符号)が異なるので，注意すること。V_1 と V_2 に同じ雑音が含まれる場合，この回路を用いることで雑音のみを除去できる(同相除去)。

例題

Q 図Aの回路の出力電圧 V_o は何[V]か。

図A

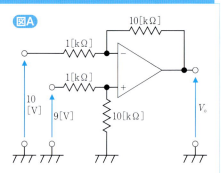

A この回路は反転減算器である。したがって，式❹に，$R_i = 1[kΩ]$，$R_f = 10[kΩ]$，$V_1 = 10[V]$，$V_2 = 9[V]$ を代入すると，

$$V_o = -\frac{10}{1}(10 - 9) = -10[V]$$

図7 反転積分器

⑤反転積分器(図7)

① $V_p = 0[V]$

② $I_i = \dfrac{V_i - V_p}{R_i} = \dfrac{V_i}{R_i}[A]$

③入力電圧 $V_i[V]$ が直流電圧の場合，$t[s]$ 間にP点を通過する電気量 $Q[C]$ は

$$Q = I_i \times t = \frac{V_i \cdot t}{R_i}[C]$$

④Q[C]は全てコンデンサC_f[F]に充電されるため,$Q = C_f \cdot V_c$より,コンデンサの両端電圧V_c[V]は,

$$V_c = \frac{Q}{C_f} = \frac{V_i \cdot t}{C_f \cdot R_i} [\text{V}] \qquad \therefore V_o = V_p - V_c = -\frac{V_i \cdot t}{C_f \cdot R_i} [\text{V}] \quad \cdots\cdots ❻$$

ここで,入力電圧V_iが時刻t[s]に対して変化する電圧波形$V_i(t)$の場合,$Q = \int I_i(t) dt = \int \{V_i(t)/R_i\} dt$[C]となり,

$$V_c = \frac{Q}{C_f} = \frac{1}{C_f \cdot R_i} \int V_i(t) dt [\text{V}]$$

$$\therefore V_o = V_p - V_c = -\frac{1}{C_f \cdot R_i} \int V_i(t) dt [\text{V}] \quad \cdots\cdots ❼$$

以上から,入力電圧波形$V_i(t)$[V]を積分(積分係数:$\frac{1}{C_f \cdot R_i}$)し,それを反転した電圧波形が出力される。

例題

Q 図Aのオペレーションアンプ積分回路において,最初に出力電圧eは0であった。スイッチSを1秒間だけ閉じたとき,eは何[V]か。

図A
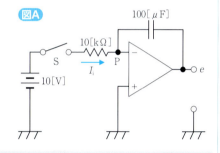

A1 P点の電位V_pは,イマジナルショートから,$V_p = 0$[V]となる。
スイッチSを閉じたときに10[kΩ]に流れる電流I_i[A]は,

$$I_i = \frac{V_i - V_p}{R} = \frac{10 - 0}{10 \times 10^3} = 1 \times 10^{-3} [\text{A}][\text{C/s}]$$

1秒間に通過する電荷Q[C]は, $Q = I_i \times t = 1 \times 10^{-3} \times 1 = 1 \times 10^{-3}$[C]

この電荷Qがすべてコンデンサに蓄積されるため,その両端電圧V_cは,$Q = C \cdot V$より,

$$V_c = \frac{Q}{C} = \frac{1 \times 10^{-3}}{100 \times 10^{-6}} = 10 [\text{V}]$$

電流の方向から,出力電圧eは $e = V_p - V_c = 0 - 10 = -10$[V]

A2 式❻において,$V_i = 10$[V],時間$t = 1$[s]となるため

$$\therefore V_o = V_p - V_c = -\frac{V_i \cdot t}{C_f \cdot R_i} = -\frac{10 \times 1}{100 \times 10^{-6} \times 10 \times 10^3} = -10 [\text{V}]$$

図8 反転微分器

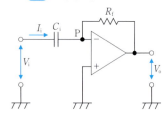

⑥反転微分器（図8）

① $V_p = 0\,[\mathrm{V}]$

②入力電圧が変化したとき（交流成分）だけ，コンデンサ $C_i\,[\mathrm{F}]$ を電流 $I_i\,[\mathrm{A}]$ が通過する。

ここで，$Q_i = C_i \cdot V_i$ の両辺を時間 t で微分する。また，$I_i = dQ_i/dt$ より

$$\frac{dQ_i}{dt} = C_i \frac{dV_i(t)}{dt} \;\; より \;\; I_i = C_i \frac{dV_i(t)}{dt}\,[\mathrm{A}]$$

③ $V_f = R_f \cdot I_i\,[\mathrm{V}]$

④
$$V_o = V_p - V_f = -C_i \cdot R_f \frac{dV_i(t)}{dt}\,[\mathrm{V}] \quad \cdots\cdots\cdots ⑧$$

以上から，入力電圧波形 $V_i(t)\,[\mathrm{V}]$ を微分（微分係数：$C_i \cdot R_f$）し，それを反転した電圧波形が出力される。

例題

Q オペレーションアンプ回路を図Aに示す。出力電圧 $V_o\,[\mathrm{V}]$ はいくらか。

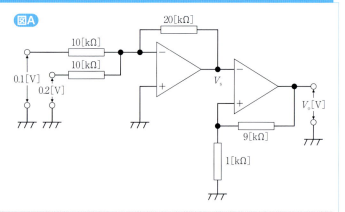

図A

A 回路は反転加算回路と非反転増幅回路の組み合わせである。

反転加算回路の出力電圧 V_s は，式❸から

$$V_s = -\left(\frac{20}{10} \times 0.1 + \frac{20}{10} \times 0.2\right) = -(0.2 + 0.4) = -0.6\,[\mathrm{V}]$$

これを非反転増幅すると，式❷から

$$V_o = \left(1 + \frac{9}{1}\right) \times (-0.6) = -6.0\,[\mathrm{V}]$$

6 電子回路

D-A変換，A-D変換

1 D-A変換

ディジタル数（2進数）は，その最下位ビットQ_0の重みを"1"とすると，上位桁に向かって2，4，8，…とその重みを増してゆく。そのディジタル数の各桁の[1]の重みを合計したものが，そのディジタル数によって表されるアナログ量に比例する。この操作をD-A変換という。

[電流加算形D-A変換の原理]

ディジタル数の各桁が[1]のとき，その重みに相当する量の電流（$i_0 \sim i_3$）をそれぞれ発生させ，それをすべて加算した全体の電流i_fをアナログ出力電圧E_0に変換して出力する。

[回路動作]（図1）

① 4入力の反転加算回路において，入力抵抗の値を最下位から各上位に対して(1/2)倍とする。ディジタル入力の各桁は，[1]のとき（スイッチON）に入力Q_nに同一の電圧E_i[V]が加わる。

② Q_0が[1]のとき入力抵抗80[kΩ]を介して電流i_0が流れたとすれば，Q_1が[1]のとき$i_1 = 2i_0$，Q_2が[1]のとき$i_2 = 4i_0$，Q_3が[1]のとき$i_3 = 8i_0$の電流が反転加算回路のフィードバック抵抗R_f（80[kΩ]）に流れ込む。

③ その結果，すべての電流を加算した結果を
反転電圧 $E_0 = -R_f(i_0 + i_1 + i_2 + i_3)$ として出力する。

＊その他の方式として，はしご回路によるD-A変換，パルス幅変調形D-A変換がある。

図1 4ビットの電流加算形D-A変換回路

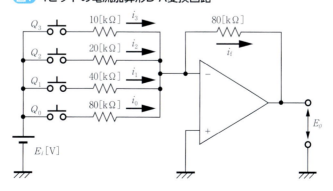

2 A-D変換

アナログ信号をディジタル信号に変換する操作をA-D変換という。被変換アナログ量の範囲とディジタル数のビット数が定まれば，ディジタル数の最下位ビットの重みが定まる。

ここで，アナログ量の変化がこの重み以内であればディジタル量の変化としては現れない。この誤差を量子化誤差（ビットエラー）といい，被変換アナログ量の範囲が同じ場合にはビット数が多いほど量子化誤差は小さい。

図2にA-D変換のイメージを説明したディジタル階段を示す。

図2 ディジタル階段

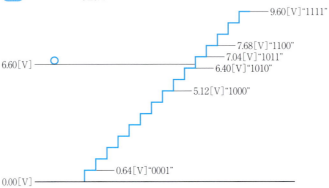

ここでは最下位ビットの重みを0.64[V]とし，4ビットすなわち0～15段の階段を表している。今，左側に示す電位6.60[V]に位置するアナログ電圧のボールをA-D変換する場合，右側に平行移動してボールが乗った階段位置がディジタル値に相当する。この例では，10段目となるため2進数では"1010"となる。これを再度D-A変換すると6.40[V]となるため，量子化誤差は-0.20[V]になる。

したがって，A-D変換においては変換するアナログ量に対して，最下位ビットの重みの整数倍で，最も近くかつ小さいディジタル値に変換される。このため，変換するアナログ電圧範囲が同じ場合，ビット数が多いほど量子化誤差は小さくなる。

①サンプル&ホールド回路

A-D変換回路が変換動作を行っている間，入力されるアナログ量が変化すると，出力のディジタル値に誤差を生じる。しかし，実際のアナログ入力量は常に変化している。そこで，A-D変換動作の期間だけアナログ量を保持する回路が必要となり，これを「サンプル&ホールド（S&H）回路」という。

[回路動作]（図5の左端）

①A_1，A_2は電圧ホロワである。いま，SWをONにするとホールディングコンデンサC_HはA_1の出力電圧e_iと等しい電位まで充電される。これをサンプル動作という。

②つぎに，SWをOFFにすると，C_Hの電位はその時点の値を維持（ホールド）し，A_2からホールドされた電圧e_0を出力し続ける。

図3にサンプル＆ホールド回路のタイミングチャートを示す。SW-ONの期間をサンプル期間，OFFの期間をホールド期間，この繰り返し周期がA-D変換の変換時間に相当する。

図3 サンプル＆ホールド回路のタイミングチャート

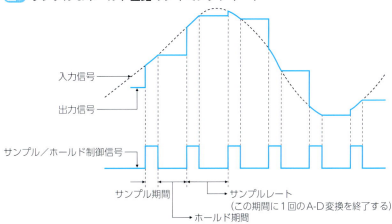

②二重積分形（double-integral type）A-D変換

［変換原理］

　変換しようとするアナログ量を一定時間積分し，その積分結果と既知の標準アナログ量（基準電圧）の積分結果とを比較し，両者の積分時間の比率をディジタル値として得る方法。

［回路動作］（図4）

①反転積分回路のコンデンサCの電荷をゼロに（リセット）しておき，スイッチをアナログ入力側1とし，アナログ入力電圧$+V_{IN}$（サンプル＆ホールド回路の出力電圧）を一定カウントN_rの時間だけ積分する。この間の反転積分回路の出力はタイミングチャートに示すように，時間の経過とともにゼロから$-V_c$[V]まで低下する。

②次に，スイッチを基準電圧側2に切り替える。ただし，基準電圧V_{REF}の極性はアナログ入力電圧の極性と逆にしておく。

③反転積分回路の出力は時間の経過とともにゼロに近づく。この経過時間を2進カウンタで計測し，反転積分回路の出力がゼロになったときにコンパレータの出力がゼロとなるため，このときの2進カウンタの値N_aをA-D変換出力とする。

　ここで，アナログ入力電圧V_{IN}および一定カウントN_rの積と，基準電圧V_{REF}および変換出力N_aの積は等しい（式❶）。

$$V_{IN} \times N_r = V_{REF} \times N_a \text{より，} V_{IN} = N_a \times \frac{V_{REF}}{N_r} \quad \cdots\cdots\cdots\cdots ❶$$

となるため，この時の最下位ビットの重みは（V_{REF}/N_r）となる。したがって，一定カウントN_rが長く，V_{REF}が小さいほど分解能は向上する。

［特徴］
- アナログ入力の値の大小によって，変換時間が増減
- 変換時間が比較的長い（10〜50 ms／サンプル）
- 価格が安く，ノイズに強く，低消費電力
- 分解能は12〜22ビットで，ディジタル電圧計などに利用

図4 二重積分形A-D変換の基本回路とタイミングチャート

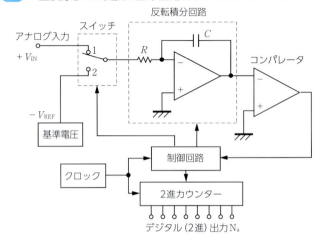

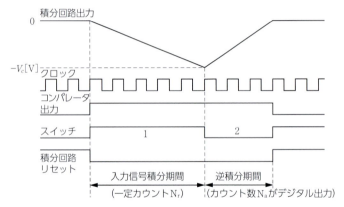

③逐次比較形（succesive approximation type）A-D変換

［変換原理］

　ディジタル信号発生回路（逐次比較レジスタ）とD-A変換回路を内蔵し，上位桁のディジタル値から逐次アナログ量に変換し，そのアナログ量と被変換アナログ入力とを比較し，各桁を逐次確定してゆく。最下位桁まで比較・確定したディジタル値がA-D変換出力となる。

［回路動作］

　図2のディジタル階段において，最初にアナログ量6.60［V］についてディジタル階段の中央値5.12［V］"1000"に対する大小を判定する。その結果，ディジタル値の存在範囲は"1XXX"となり，最上位桁が確定する。次に確定した範囲の中央値7.68［V］"1100"に対する大小を判定する。その結果，存在範囲は"1100"未満となるため，上位2桁"10XX"が確定する。同様に，最下位桁が確定するまで繰り返すことで，A-D変換が完了する。

以下にA-D変換回路内での数値的な動作について述べる。図5にフルスケール10.24[V]，4ビット（分解能0.64[V]），変換時間5[μs]の基本回路と出力波形を示す。ただし，サンプル＆ホールド回路からのアナログ信号電圧e_oを6.60[V]として述べる。なお，比較回路では演算結果が正であれば"1"を，負であれば"0"を出力する。

図5 4ビット逐次比較形A-D変換の基本回路と出力波形

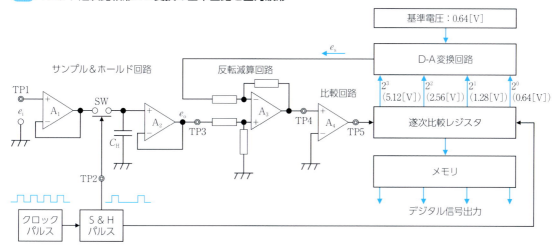

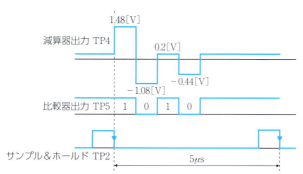

① 2^3ビットの確定

　　逐次比較レジスタは2^3ビットを確定するため，"1000"をD-A変換回路に出力する。

　　この結果，D-A変換回路からは$e_s = 0.64[V] \times (8+0+0+0) = 5.12[V]$が出力される。この電圧$e_s$とサンプル＆ホールド回路の出力電圧$e_o$(6.60[V])を反転減算回路で演算すると，

　　6.60[V] − 5.12[V] = 1.48[V]となり，演算結果が正のため比較回路の出力は"1"（e_oは5.12[V]以上）となり，この結果，2^3ビットは"1"に確定される。

② 2^2ビットの確定

　　逐次比較レジスタは2^2ビットを確定するため，"1100"をD-A変換回路に出力する。D-A変換回路からは$e_s = 0.64[V] \times (8+4+0+0) = 7.68[V]$が出力される。この$e_s$と$e_o$(6.60[V])を反転減算回路で演算すると，6.60[V] − 7.68[V] = −1.08[V]となり，演算結果が負のため比較回路

の出力は"0"(e_0は7.68[V]未満)となり，この結果，2^2ビットは"0"に確定される。

③ 2^1ビットの確定

逐次比較レジスタは2^1ビットを確定するため，"1010"をD-A変換回路に出力する。D-A変換回路からは$e_s = 0.64[V] \times (8+0+2+0) = 6.40[V]$が出力される。$e_s$と$e_0$(6.60[V])を反転減算回路で演算すると，6.60[V] − 6.40[V] = 0.20[V]となり，演算結果が正のため比較回路の出力は"1"(e_0は6.40[V]以上)となり，2^1ビットは"1"に確定される。

④ 2^0ビットの確定

逐次比較レジスタは2^0ビットを確定するため，"1011"をD-A変換回路に出力する。D-A変換回路からは$e_s = 0.64[V] \times (8+0+2+1) = 7.04[V]$が出力される。$e_s$と$e_0$(6.60[V])を反転減算回路で演算すると，6.60[V] − 7.04[V] = −0.44[V]となり，演算結果が負のため比較回路の出力は"0"(e_0は7.04[V]未満)となり，2^0ビットは"0"に確定され，最終的な変換結果は"1010"となり，A-D変換が終了する。

⑤確定結果がメモリに蓄積され，A-D変換終了ごとに4ビットのディジタル信号が得られる。

[特徴]
・アナログ入力の値の大小に関わらず，変換時間は一定
・変換時間はおよそ1μs以上(1Mサンプル/秒以下)
・分解能は8〜16ビットで，産業用一般および計測器などに利用

④フラッシュ形(flash type)A-D変換

比較回路を分解能の個数だけ使用し，すべての比較回路に被変換アナログ電圧を入力して並列に動作させる。それぞれの比較回路には基準電圧(入力最大値)を分解能きざみで分圧した電圧を比較電圧として加えておき，下から何個目の比較回路までの出力が"1"になっているかを2進数で出力したものが変換結果となる。高速に変換できるが，8ビットでは比較回路が255個必要となるため，ビット数の大きなものは少ない。

電子管

1 真空管の動作

現在，通常の電子回路(家電製品など)はすべて半導体に置き換わっているが，高電圧・大電流の用途では真空管が現在でも使用されている。また，診断用X線装置で用いられるX線管は2極真空管である。さらに，3極真空管の原理を用いた格子制御形X線管も用いられている。

ここで，半導体は固体中の電子・正孔の移動によって動作しているが，真空管は真空(空間)中の電子の移動によって動作する。

2 真空管における電子の放出

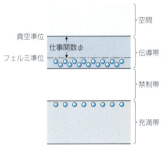

図1 金属のエネルギー準位図

真空管は真空(空間)中を電子が移動することによって動作する。そのため，金属内部の自由電子を真空(空間)中に取り出す操作が必要となる。

主な方法として，物質を高温度に加熱して電子を飛び出させる**熱電子放出**(thermionic emission)と，金属表面に強電界を加えて電子を引き出す**電界放出**(field emission)とがある。

図1に示すように，金属中ではそのフェルミ準位は伝導帯中に存在するため，それ以下のエネルギー準位には自由電子が多数存在している。また，伝導帯の上には真空準位[*1]が存在し，真空準位以上のエネルギーをもった自由電子は金属内から空間中に放出される。フェルミ準位にある自由電子を空間中に放出するのに必要なエネルギーを**仕事関数**(work function) ϕ[eV]という。

金属に仕事関数 ϕ 以上の熱エネルギーを与えると，伝導帯中の自由電子はその熱エネルギーを受け取って空間中に放出される。この現象を熱電子放出といい，放出された電子を**熱電子**(thermions)という。

ここで，絶対温度 T[K] の純金属から放出される熱電子電流密度 I_T [A/m²] は，**式❶**(リチャードソン・ダッシュマンの式)で表される。

Term a la carte

*1 真空準位
物質中の自由電子を空間中に引き出すことができるエネルギー準位。

$$I_T = A \cdot T^2 \cdot e^{-\frac{\phi}{k \cdot T}}$$

A：物質で定まる定数
ϕ：仕事関数　　　　　　　　　　　　　……❶
k：ボルツマン定数(1.38×10^{-23}[J/K]) →176ページ参照

この関係から，仕事関数 ϕ が小さく，温度 T が高いほど放出される熱電子電流密度 I_T は大きい。一般に，熱電子放出を行う物質として，融解温度が高く(3,643[K])，残留ガスの少ないタングステン(W：原子番号74)が使用される。

Slim・Check・Point　仕事関数φの例

元素	原子番号	仕事関数φ[eV]	融点[℃]
W	74	4.52	3,370
Ta	73	4.10	3,027
Rh	45	4.65	1,966
Mo	42	4.27	2,622

3　2極真空管の構造・動作

図2に示すように，熱電子放出を行うフィラメントF（陰極：カソードK）と熱電子を集めるプレートP（陽極：アノードA）をガラス管の中に封入し，管内を真空状態に排気した構造をもつ。

図3に示すように，フィラメントに電圧V_F[V]を加えて電流I_F[A]を流すことでジュール熱が発生し，熱電子放出によって熱電子が管内空間に飛び出す。

図2 2極真空管の構造と図記号

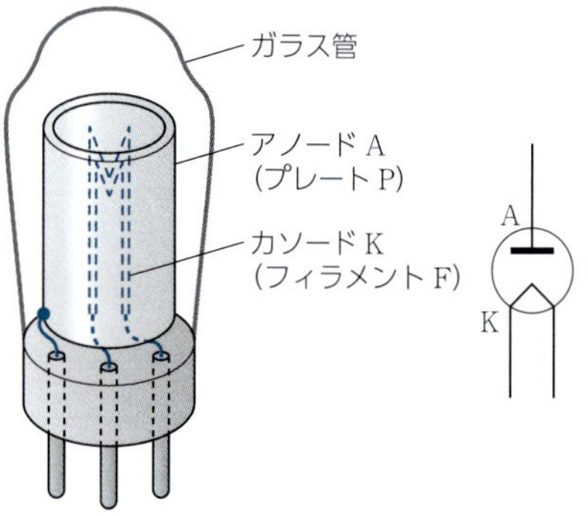

図3 2極真空管の整流作用

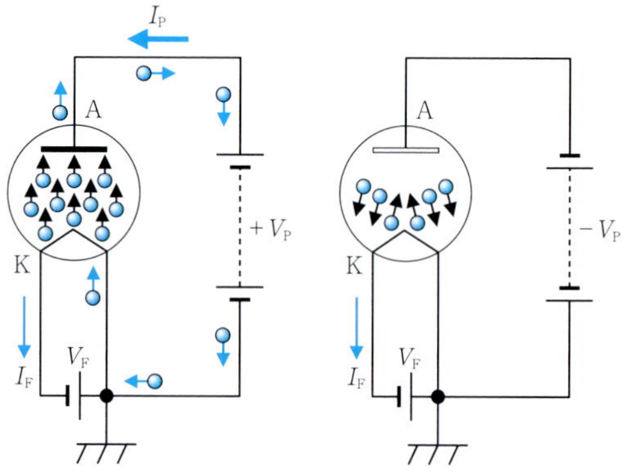

a　順方向　　b　逆方向

ここで，陽極に正電圧が加えてある場合，熱電子はクーロン力により吸引されて陽極に到達し，熱電子が循環することで陽極・陰極間に陽極電流I_P[A]が流れる。陽極電位が負の場合，クーロン力によって熱電子は反発され，陽極電流I_Pは流れない。このように，陽極電流I_Pは陽極から陰極方向にのみ流れるため，整流作用を示す。

4　2極真空管の静特性

図4に陽極電圧V_P[V]と陽極電流I_P[mA]の関係を表した静特性[*2]を示す。この静特性は，以下に述べる3つの領域に大別される。

①初速度領域

陰極から放出される熱電子は，熱エネルギーによって物質内部から飛び出す際に初速度（運動エネルギー）をもっている。そのため，陽極の電位V_Pが0[V]（クーロン力が働かない状態）でも，熱電子はわずかに陽極に到達して陽極電流I_P[A]が流れる。

Term a la carte

*2　静特性
ある装置などにおいて，直流での一対の変数（例えば電極電圧と電極電流）の関係をグラフに描いたもの。なお，それ以外の状態は，すべて一定に保っておく。

図4 2極真空管の静特性

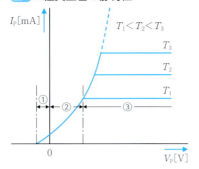

ここで，陽極電位を陰極よりわずかに負にすると，クーロン力(反発)と初速度エネルギーが等しい電位で陽極電流I_Pは0になる。

②空間電荷制限領域

陰極から放出された熱電子は陽極の正電位に引かれて移動する。しかし，陽極電圧が低い領域では，陰極から発生した熱電子の一部は，空間に蓄積して空間電荷となる。空間電荷は負電荷をもつため，フィラメントからの熱電子の発生を抑制する。したがって，陽極に到達する熱電子量は陽極電圧V_P[V]で定まり，陰極温度T[K]には無関係となる。

この領域では，陽極電圧V_Pと陽極電流I_P[mA]の間には以下の関係がある。

$$I_P = G \cdot V_P^{\frac{3}{2}} [\text{mA}] \qquad \cdots\cdots\cdots\cdots ❷$$

G(パービアンス)：電極の形状や寸法で定まる定数

式❷を$\frac{3}{2}$乗則，またはラングミュア・チャイルドの法則とよぶ。

③温度制限(飽和)領域

陽極電圧V_P[V]が高くなると陰極から放出された熱電子がすべて陽極に到達するため，陰極から放出される熱電子量は陰極温度T[K]によって定まる。

したがって，陽極電流I_P[mA]は陽極電圧V_Pの変化に対して一定値となる(飽和する)。

例題 ①

Q 図**A**のコンデンサ式X線発生回路において，1[μF]のコンデンサに80[kV]の電圧を加えて充電した後，スイッチSを閉じた。X線管の陽極に流れた電子の数Nは何個か。
ただし，電子1個の電気量を1.6×10^{-19}[C]とする。

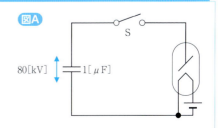
図**A**

A この設問では，コンデンサに蓄積された電荷 Q はすべてX線管の陽極に流れる。
コンデンサに蓄積された電荷 Q は

$$Q = C \cdot V = 1 \times 10^{-6} \times 80 \times 10^{3} = 80 \times 10^{-3} [\text{C}]$$

したがって，陽極に流れた電子の数 N [個] は，

$$N = \frac{80 \times 10^{-3}}{1.6 \times 10^{-19}} = 5 \times 10^{17} [\text{個}]$$

例題 ②

Q 2極真空管の空間電荷制限領域で，陽極電圧 25 [V]，陽極電流 125 [mA] のとき，陽極電圧を 36 [V] にすると陽極電流は何 [mA] か。

A 式❷において，最初にパービアンス G を求める。

$$I_P = G \cdot V_P^{\frac{3}{2}} [\text{mA}] \text{ より}$$

$$G = \frac{I_P}{V_P^{\frac{3}{2}}} = \frac{125}{(\sqrt{25})^3} = \frac{125}{5^3} = \frac{125}{125} = 1$$

したがって，$V_P = 36$ [V] のときの陽極電流 I_P [mA] は

$$I_P = G \cdot V_P^{\frac{3}{2}} = 1 \times 36^{\frac{3}{2}} = 1 \times (\sqrt{36})^3 = 6^3 = 216 [\text{mA}]$$

5 3極真空管

①構造と動作

図5 に示すように，陽極 A（プレート P）と陰極 K（フィラメント F）の間に網状または格子状の電極（グリッド G）を入れ，その電位を陰極より低くする。

陰極から発生した熱電子は負の電荷をもつため，陽極の正電位に引かれて移動するが，移動途中に陰極に比べて電位の低いグリッド G が存在する。

両者は同種の電荷のため，熱電子はグリッドに反発されて通り抜けにくくなる。グリッドの負電位を大きくするほど，通過できる熱電子量は減少するため，グリッドの負電位 V_G [V] により陽極電流 I_P [A] を制御できる。

図5 3極真空管の構造と図記号

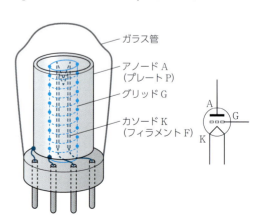

② 静特性と相互コンダクタンス

図6に3極真空管の静特性（V_G-I_P特性[V_P一定]）を示す。

この特性において，グリッド電圧の変化量ΔV_G[V]に対する陽極電流の変化量ΔI_P[A]の比を相互コンダクタンスg_m[S]という。

図6 3極真空管の静特性（V_G-I_P）

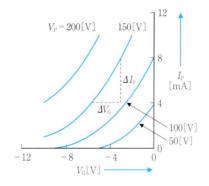

③医用機器への応用

診断用X線装置では格子制御形X線管（3極真空管）を用いて管電流（陽極電流）の導通・遮断（オン・オフ動作）を行っている。

格子制御形X線管に125[kV]の管電圧が加わっていても，グリッド電圧V_Gが-2[kV]の時には遮断状態（オフ）となり，管電流I_Pは流れない。V_G=0とした瞬間，熱電子が陽極に到達するため，導通状態（オン）となって管電流I_Pが流れ，X線が発生する。

このように，電子的にオン・オフを行うため，半導体素子では不可能な高電圧を高速に制御できる。

6 光電子増倍管（photomultiplier：ホトマルチプライヤ）

光電面に入射した光によって発生した光電子（光電子放出効果：189ページ参照）を電極電位で加速し，正電位の電極に衝突させて2次電子を大量に放出（**2次電子放出**）させることで，光を検出する素子である。

検出感度が高く，応答が速い（10^8Hz）。しかし，電子管のため寸法が大きく，破損しやすい。また，加速電圧のわずかな変化に対し，検出感度は大きく変動する。

微弱な光の検出に用いられ，医療用としてはガンマカメラ（核医学検査）におけるシンチレータからの発光の検出，ホトタイマ（自動露出機構）における蛍光体からの発光の検出などに用いられる。

①2次電子放出（secondary electron emission）

真空中で電子が金属などの表面に，ある速度以上で衝突すると，金属内部の自由電子が，衝突した電子からエネルギーを受け取り，金属内部から空間中に飛び出す現象をいう。ここで，金属表面に衝突する電子を**1次電子**，金属内部から飛び出す電子を**2次電子**という。

②構造

図7に示すように，光電子を放出する陰極K（光電面），2次電子を放出させるためのダイノードとよばれる電極$D_1 \sim D_3$，電子流を集めるコレクタCから構成される。これらはガラス管の中に納められて高真空状態となっている。また，Kから$D_1 \sim D_3$，Cへいくほど各電極の電位がE〔V〕ずつ高くなるように電圧を加える。

図7 光電子増倍管の構造と動作

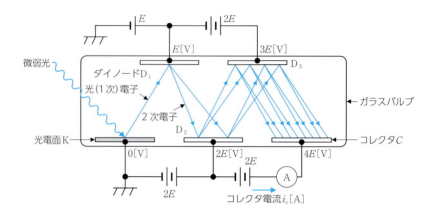

③動作

陰極 K（光電面）に光が入射すると，光電子放出効果（189ページ参照）によって光電子が発生する。放出された光電子は，KとD_1の間に加えられた電位差E〔V〕によってD_1の方向に吸引されて加速し，D_1に衝突して複数の2次電子を放出する。なお，ダイノードに入射する1次電子数に対し，表面から放射される2次電子数の比を，**2次電子放出比**（secondary-emission ratio）という。

これらの2次電子はD_2の電位によって加速されてD_2に衝突し，さらに2次電子を放出させる。以下同様にして次々に2次電子放出が行われ，最後にこの電子流はコレクタCで収集される。

陰極 Kから発生する最初の光電流をi_o〔A〕，ダイノードの2次電子放出比をδ（デルタ），ダイノードの数をn，コレクタでの電流をi_c〔A〕とすると，**式❸**となる。

$$i_c = i_o \cdot \delta^n \text{〔A〕} \quad\quad\quad\quad\quad\quad\quad\quad\quad\quad\quad\quad\quad\quad ❸$$

したがって，光電流i_oはδ^n倍に増幅される。

ここで，$\delta=4$，$n=10$とすると，$\delta^n \approx 10^6$となり，光電流i_oは1,000,000倍に増幅される。

図8に示すように光電子増倍管の外観は，光電面が円柱状の頭部にある頭部窓（ヘッドオン）形と，側面にある側部窓（サイドオン）形がある。前者は高性能なものが多く，医用機器ではガンマカメラに用いられる。また，後者は汎用品に多く，ホトタイマの光検出部などに用いられる。

図8 光電子増倍管の外観

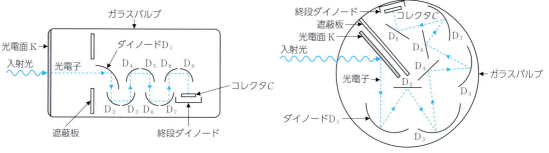

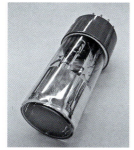

a　ヘッドオン形（側面図）

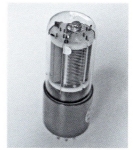

b　サイドオン形（上面図）

例題①

Q 光電子増倍管の電極に1個の電子が入射すると2個の二次電子が発生するとき，10段の電極で得られる電子の数はいくつか。

A 式⑬より

$$i_c = i_o \cdot \delta^n = 1個 \times 2^{10} = 1024個$$

例題②

Q 9段の光電子増倍管において，最初の光電流 i_o が 10^{-7} [A]であり，増倍された後の出力電流 i_c が 0.1 [A]であった。ダイノードの2次電子放出比 δ はいくらか。

A 式⑬より，

$$i_c = i_o \cdot \delta^n$$
$$0.1 = 10^{-7} \times \delta^9$$
$$10^6 = \delta^9$$

ここで，両辺の対数を取ると，

$$\log_{10} 10^6 = \log_{10} \delta^9$$
$$6 = \log_{10} \delta^9$$
$$6 = 9 \log_{10} \delta$$
$$0.667 = \log_{10} \delta$$
$$\delta = 10^{0.667} \fallingdotseq 4.65$$

したがって，1個の光電子は1段目のダイノードにより，4.65倍に増幅される。

8 電子回路
レーザー

1 レーザーの語源

レーザーはその発生原理となる"放射の誘導放出による光の増幅（Light Amplification by Stimulated Emission of Radiation）"の略称をとってLASERと名付けられたものである。レーザー光は自然界には存在しない人工的な光である。

2 自然光との比較

表1にレーザー光と自然光との比較を示す。レーザー光は，時間的および空間的に一定の位相関係が保たれている光であり，一般的には"コヒーレント（可干渉性）な光"とよばれている。

Slim・Check・Point

表1 レーザー光と自然光の比較

比較項目	レーザー光	自然光（白色光）
波長（色）	単一（単色）	各種の波長（色）が混在
位相（干渉性）	揃っている（良好）	ランダム（なし）
方向	指向性が良好	放射状に拡散
集光性	優れる	悪い
呼称	コヒーレントな光	インコヒーレントな光

3 発生原理

①システムの基本構成

図1にレーザーシステムの基本構成を示す。レーザー媒体はレーザー光を発生・増幅させる物質であり，気体，液体，固体，半導体などが用いられる。励起エネルギー源は，後述する反転分布形成のためのエネルギー源であり，放電，光，電流などを用いてレーザー媒体にエネルギーを供給する。光共振器はレーザー発振のための2枚（全反射，半反射）の鏡で構成され，特定の光を選択・増幅する。

図1 レーザーシステムの基本構成

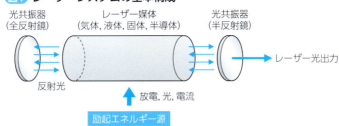

②レーザー光発生の概要

①励起エネルギー源からレーザー媒体の軌道電子にエネルギーを付与する。
②大量の軌道電子が高いエネルギー状態に励起される(**反転分布の形成**)。
③励起電子がもとのエネルギー状態に戻る際に,そのエネルギー差に比例した波長の光を放出する。
④放出光は光の進行路両端の反射鏡(光共振器)により,特定の光だけが反射を繰り返す。
⑤この反射光の**誘導放出**により,波長と位相が揃った光が増幅されて正帰還発振する。
⑥半反射鏡(ハーフミラー)から発振光の一部がレーザー光出力として外部に放射される。

4 反転分布の形成

図2にレーザー媒体中のエネルギー状態の比較を示す。

左に示す熱平衡状態は物質内における通常のエネルギー状態を示している。この場合,低いエネルギー準位の電子数に比べて高いエネルギー準位の電子数は少ない。

ここで,物質にエネルギーを供給すると,低いエネルギー準位の価電子に励起エネルギー付与がされるため,高いエネルギー準位の電子数が低いエネルギー準位の電子数に比べて増加する。この状態を反転分布といい,誘導放出の条件となる。

図2 熱平衡状態と反転分布

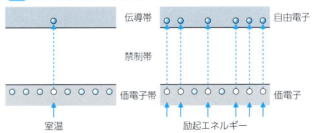

5 誘導放出と光共振器による光増幅

図3の左に示すように，物質中の自然発光では高いエネルギー準位の電子が低いエネルギー準位へ自然に戻る際に，各々のエネルギー差に比例した波長の光を放出する。この自然光はエネルギーや位相が不揃いのため，インコヒーレントな光とよばれている。

図3の右に示すように，反転分布の状態において物質に外部から光が入射すると，入射光と同一な波長・位相の光，すなわち入射光をコピーした光が放出される。この現象を誘導放出といい，放出された光（誘導放出光）はコヒーレントな光となる。また，誘導放出光が次々に高いエネルギー準位の電子を刺激して増加するため，コヒーレントな光の増幅が生じる。

図3 自然放出光と誘導放出光

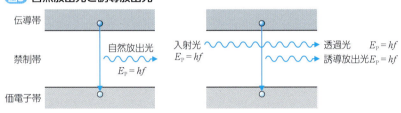

図4に示す光共振器では，距離 $L[\mathrm{m}]$ によって選択された波長・位相の光が両側の反射鏡で反射されて最初の位置まで戻ってくる。ここで，誘導放出による光増幅と，損失による光吸収が平衡状態に達するとレーザー発振が持続する。なお，増幅されたレーザー光の一部を半反射鏡（ハーフミラー）から外部に取り出して出力とする。

図4 光共振器によるレーザー発振

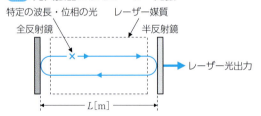

6 レーザーの種類

現在実用化されている主なレーザーとして，固体レーザー，気体レーザー，液体レーザー，半導体レーザーがある。

①固体レーザー

ガラスや結晶などの母材に活性原子を均一に分散したもの（ルビー，Nd：ガラス，Nd：YAGなど）をレーザー媒質として用いる。励起には光励起法（励起光源：フラッシュランプ，アークランプ，レーザーダイオードなど）が採用されている。

②気体レーザー

気体の活性原子またはこれを含む混合ガスをレーザー媒質として用いる。放電(プラズマ)や電子ビームによって励起を行っている。

He-Ne, 炭酸ガス, アルゴン・イオン, エキシマなどがある。

③液体レーザー

アルコールなどの液体に色素などの活性分子を分散させたものをレーザー媒質として用いる。一般に光励起法が用いられる。

7 半導体レーザーの概要

pn接合に順方向電流を供給することで反転分布を形成してレーザー発振させる。

図5に示すように、室温中での反転分布形成のためにダブルヘテロ構造(材料が異なる接合が2つ)をもつ。その断面は、禁制帯幅の小さい結晶を禁制帯幅の大きい結晶で挟み込んだ構造となっており、前者をレーザー媒質となる活性層、後者をクラッド層(n形とp形)という。

ヘテロ障壁[*1]の作用により活性層内に多数の自由電子と正孔が閉じこめられ、反転分布が形成される。ここで、活性層の屈折率はクラッド層に比べて大きいため、レーザー光は活性層内に閉じこめられる。また、活性層両側のへき開面[*2]を反射鏡として利用することで、光共振器(ファブリペロ共振器)を構成する。

半導体レーザーの特徴として、高効率、小型軽量、低価格などが挙げられる。

> **Term a la carte**
>
> *1 ヘテロ障壁
> 2種類の異なった半導体の接触によって作られる電位障壁。
>
> *2 へき開
> 半導体の結晶方向に沿って割った面のことで、鏡のように光を反射する。

図5 半導体レーザーの構成

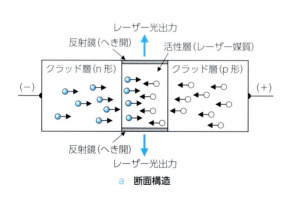

a 断面構造

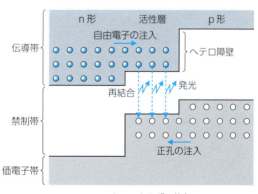

b エネルギー分布

おさらい

1 直流電源回路

直流電源回路	⇒	商用電源（AC100［V］）により，大容量で安定した直流を得る回路
	⇒	最初に商用電源を変圧器によって目的の電圧に変換（降圧）
	⇒	整流回路により正弦波交流を正側のみの波形に変換（整流）
	⇒	脈動が大きいため，平滑回路によって完全な直流に近づけた後，負荷へ供給
変圧器の1次側と2次側	⇒	磁気的に結合，電気的には絶縁
理想変圧器での1次電圧V_1と1次電流I_1の積W_1		
	⇒	2次電圧V_2と2次電流I_2の積W_2と等しい
2次側電圧V_2	⇒	1次側電圧V_1を巻数比$a(n_2/n_1)$倍したもの
2次側電流I_2	⇒	1次側電流I_1を$1/a$倍したもの
半波整流回路	⇒	ダイオード1つで構成
半波整流回路の負荷電流I_Oは2次電圧V_2が正のときだけダイオードを通過		
	⇒	出力電圧波形V_oも正側のみ
シリコンダイオードを用いた半波整流回路の出力電圧V_o		
	⇒	ダイオードの電圧降下（障壁電圧V_d）により，2次側電圧V_2から常に0.7［V］程度低下
全波整流回路	⇒	変圧器の2次側から中間タップを取り出しGND（基準電位）とする
	⇒	2つのダイオードで構成
全波整流回路にて電源電圧V_1が正の半周期の場合		
	⇒	正側の$V_2/2$がダイオードD_1を通過して電流を負荷に供給
全波整流回路にて電源電圧V_1が負の半周期の場合		
	⇒	負側の$V_2/2$がダイオードD_2を通過して電流を負荷に供給
全波整流回路の出力端子	⇒	$V_2/2$の全波整流電圧波形が発生
全波ブリッジ整流回路	⇒	変圧器の2次電圧が正負どちらの場合でも，ブリッジダイオードにより常に同一方向の電流I_Oが負荷抵抗Rに流れる
	⇒	常にダイオードを2個通過するため，ダイオードによる電圧降下は$0.7 \times 2 = 1.4$［V］程度
半波整流平滑回路の無負荷時	⇒	ダイオードが順方向バイアスのとき，コンデンサは半波整流波形の最大値まで充電
	⇒	ダイオードが逆方向バイアスのとき，コンデンサは放電しない
	⇒	コンデンサの両端電圧V_C（出力電圧）はV_2の最大値に固定され，完全な直流波形
半波整流平滑回路の負荷時	⇒	ダイオードが順方向バイアスのとき，コンデンサを充電するとともに，負荷にも電流を供給
	⇒	ダイオードが逆方向バイアスのとき，コンデンサに蓄積された電荷が負荷抵抗に対して放電するため，出力電圧は徐々に低下
平滑回路では，コンデンサの静電容量Cが大きくなるにつれ，または，負荷電流が小さくなるにつれ		
	⇒	出力電圧の変動r（リプル）は小さくなる

半波整流平滑回路の無負荷時	⇒	ダイオードの順方向バイアス時にコンデンサは2次電圧 V_2 の最大値まで充電
	⇒	電源電圧が負の半周期では，変圧器の2次電圧 V_2 が負となり，コンデンサに充電された電圧と直列になってダイオードを逆バイアス
	⇒	ダイオードの逆電圧の最大値は，2次電圧 V_2 の最大値の2倍

2 パルス回路

パルス	⇒	持続時間の非常に短い衝撃的な電圧や電流
	⇒	一般的にはオン時間の短い方形波を指す
周期パルス	⇒	周期的にある時間ごとに繰り返して発生するパルス
単一パルス	⇒	一度だけ発生するパルス
波形整形回路	⇒	入力波形のある部分を取り出したり，波形は変えないで直流レベルをずらす回路
ピーククリッパ	⇒	設定した電圧レベル以上の部分を切り取る回路
	⇒	入力電圧が基準電圧 $V_S[V]$ 以下の場合，入力波形と同様の出力波形
	⇒	入力電圧が基準電圧 $V_S[V]$ 以上の場合，$V_S[V]$ に固定された出力電圧
ベースクリッパ	⇒	設定した電圧レベルから下の部分を切り取る回路
	⇒	入力電圧が基準電圧 $V_S[V]$ 以下の場合，$V_S[V]$ に固定された出力電圧
	⇒	入力電圧が基準電圧 $V_S[V]$ 以上の場合，入力波形と同様の出力電圧
リミッタ	⇒	設定した電圧レベルの上下部分を切り取る回路
	⇒	後段の増幅回路に対して設定した電圧範囲の信号だけを伝えるために用いられる
	⇒	ピーククリッパとベースクリッパを組み合わせた回路構成
クランプ回路	⇒	ある波形に直流成分を加え，その波高値または波低値をGND（基準電位）に固定する回路
	⇒	抵抗とコンデンサとダイオードで構成
	⇒	回路内のダイオードの方向により，波高値または波低値の固定を選択
微分回路	⇒	入力されたパルス波形の時間に対する変化率に比例した電圧を出力
	⇒	CR 直列回路において R の両端電圧を出力端子とする
	⇒	時定数 $C \cdot R$ を入力波形のパルス幅 $\tau[s]$ より十分小さく設定することで，微分値に近い出力電圧
積分回路	⇒	入力されたパルス波形の経過時間に対する累積値に比例した電圧を出力
	⇒	CR 直列回路において C の両端電圧を出力端子とする
	⇒	時定数 $C \cdot R$ を入力波形のパルス幅 $\tau[s]$ より十分大きく設定することで，積分値に近い出力電圧

マルチバイブレータ	⇒	トランジスタをスイッチング素子として利用して方形波を発生させる回路
	⇒	動作により無安定，単安定，双安定の3種類に分類
無安定マルチバイブレータ	⇒	外部から信号（トリガ）を与えなくても，内部の2つのCR充放電回路によって2つのトランジスタがオン，オフを交互に繰り返し，方形波パルスが連続的に得られる
単安定マルチバイブレータ	⇒	外部から一度信号が入力されると，ある決まった周期（$t ≒ 0.7\,C・R$）の方形波パルスを一度だけ出力
双安定マルチバイブレータ	⇒	外部から信号が加わる度に，2つの安定状態を交互に繰り返し，外部信号がない場合には最後の状態をそのまま維持
	⇒	出力端子は2つ（$Q, \overline{Q}$）あり，片方がオンのとき，他方はオフとなる

3 フィルタ回路

入力量に対する出力量の比	⇒	利得(gain)（表記A）
増幅器の利得	⇒	出力電力P_oと入力電力P_iの比（電力利得A_p）
B(ベル)	⇒	電力利得を単純に倍率で表現すると，極めて大きな数値となるので，倍率表示の常用対数で単位を表す
	⇒	実用的には値が小さ過ぎるため，10倍したdB（デシベル）を使用
電力利得G_p[dB]	⇒	$10 \log_{10}(P_o/P_i)$
電力利得の計算	⇒	入出力電圧または入出力電流を測定し，その回路の抵抗値から計算
電圧利得G_v	⇒	電圧比の常用対数をとって20倍して算出したdB単位の利得〔$20 \log_{10}(V_o/V_i)$〕
電流利得G_i	⇒	電流比の常用対数をとって20倍して算出したdB単位の利得〔$20 \log_{10}(I_o/I_i)$〕
dB単位の特徴	⇒	広範囲の増幅器の利得を比較的小さな数で表すことができる
	⇒	増幅器が何段も接続されている場合，各段のdB値の足し算で全体のdB値を計算できる
フィルタ	⇒	いろいろなものが混ざった中から不要なものを取り除き，必要なものだけを取り出す装置の総称
電子回路のフィルタ	⇒	いろいろな信号が混ざった中から不要な信号を取り除き，必要な信号だけを取り出す回路
電子回路フィルタの目的	⇒	特定の周波数や振幅および位相（時間のずれ）の除去，または抽出
CR直列回路において，CまたはRの両端を出力端子とする		
	⇒	低域通過（ローパス）および高域通過（ハイパス）フィルタを実現
ローパスおよびハイパスフィルタの回路構成		
	⇒	パルス回路の微分および積分回路と同じ
CRローパスフィルタの出力電圧V_oと入力電圧V_iの関係		
	⇒	$\|V_o/V_i\| = 1/\sqrt{1+(\omega・C・R)^2}$
CRローパスフィルタでは周波数fが高いほど分母が大きくなる		
	⇒	出力電圧V_oは小さくなる

CRハイパスフィルタの出力電圧V_oと入力電圧V_iの関係		
	⇒	$\|V_o/V_i\| = \omega \cdot C \cdot R / \sqrt{1+(\omega \cdot C \cdot R)^2}$
CRハイパスフィルタでは周波数fが高いほど$1 \ll (\omega \cdot C \cdot R)^2$となる		
	⇒	$\|V_o/V_i\| \fallingdotseq 1$
周波数特性	⇒	縦軸を入出力の利得([dB])，横軸を周波数(対数)とし，両者の関係を表したもの
入出力電圧の比が$1/\sqrt{2}$となる周波数f_c[Hz]		
	⇒	カットオフ周波数または遮断周波数
	⇒	$f_c = 1/(2\pi \cdot C \cdot R)$
4 増幅回路		
増幅回路で，入力信号を忠実に増幅するための条件		
	⇒	①増幅率Aが無限大であること ②入力インピーダンスZ_i(入力抵抗R_i)が無限大であること ③出力インピーダンスZ_o(出力抵抗R_o)が0であること ④直流から高周波まで増幅率Aが一定であること
電流増幅率h_{fe}	⇒	トランジスタ増幅回路において，出力電流I_o(コレクタ電流ΔI_C)と入力電流I_i(ベース電流ΔI_B)の比
入力抵抗h_{ie}	⇒	トランジスタ増幅回路において，入力電圧V_i(ベース電圧ΔV_B)と入力電流I_i(ベース電流ΔI_B)の比
トランジスタのベース・エミッタ間	⇒	pn接合の順方向抵抗である動抵抗r_eが存在
入力抵抗h_{ie}	⇒	ベース・エミッタ間の動抵抗r_eのh_{fe}倍
わずかな抵抗値のエミッタ抵抗R_Eを挿入	⇒	トランジスタのベース・GND間からみた入力抵抗h_{ie}'は，h_{fe}倍に大きくなる
増幅回路	⇒	入力が2端子で，出力が2端子となる2端子対回路で構成
トランジスタの端子	⇒	ベース・エミッタ・コレクタの3端子
接地	⇒	ある端子を共通にしたり，電位を固定すること
トランジスタ増幅回路にて，いずれかの端子を入出力で共通にして2端子対回路とした場合		
	⇒	エミッタ接地，コレクタ接地，ベース接地の3つの接地形
エミッタ接地	⇒	一般増幅器として広く利用され，電圧増幅率A_vは大きく，入出力電圧は逆位相
	⇒	入力インピーダンスと出力インピーダンスは，中程度(数十[kΩ])
コレクタ接地	⇒	コレクタの電位を固定することで交流的に接地
	⇒	電圧増幅率は$A_v \fallingdotseq 1$であり，エミッタホロワともよばれる
	⇒	入力電圧と出力電圧の信号波形はほぼ同じ
	⇒	入力インピーダンスが高く(数百[kΩ])，出力インピーダンスZ_oが低い(数十[Ω])ため，インピーダンス変換器，バッファ(緩衝増幅器)として広く利用
ベース接地	⇒	電流増幅率は$A_i \fallingdotseq 1$
	⇒	入力(エミッタ)電流と出力(コレクタ)電流の信号波形は，ほぼ同じ
	⇒	入力インピーダンス$Z_i(=h_{ie})$が低く(数十[Ω])，出力インピーダンスZ_oが高い(数十[kΩ])ため，インピーダンス変換器として利用

CR増幅回路の動作	⇒	①入力容量 C_i によって入力信号に含まれる直流成分を除去した後，バイアス抵抗によって直流バイアス電圧を付加して信号電圧 V_i とし，ベース端子に加える ②入力抵抗 h_{ie}' の作用によって信号電圧 V_i はベース電流 i_B $(=V_i/h_{ie}')$ に変換される。次に，i_B を h_{fe} 倍してコレクタ電流 i_C とする電流増幅を行う ③コレクタ電流 i_C がコレクタ抵抗 R_C に流れてコレクタ電圧 V_C (直流＋交流) が変化する ④出力容量 C_o でコレクタ電圧 V_C の直流成分を除去し，交流信号電圧 v_o のみを出力する
CR増幅回路の入力側等価回路	⇒	入力抵抗 h_{ie}' と入力容量 C_i の直列回路で表される
低周波領域では，入力信号の周波数 f の低下に伴って入力インピーダンス Z_i が増加するため，ベース電流 i_B は減少	⇒	出力電圧 v_o は低下
CR増幅回路の出力側等価回路	⇒	出力端子と並列に接続された出力抵抗 R_o と，接合容量と浮遊容量を含めた出力容量 C_o で表記
CR増幅回路の出力側等価回路の高周波領域	⇒	周波数 f の上昇に伴って出力端子両端のインピーダンス Z_o が減少するため，出力電圧 v_o は減少 ($v_o = -i_C \cdot Z_o$)
CR増幅回路の中域周波数における電圧利得	⇒	入力容量 C_i によるベース電流 i_B の減少は無視できる
	⇒	出力容量 C_o による出力端子両端のインピーダンス Z_o の低下は無視できる
	⇒	中域周波数における電圧利得は周波数の変化に対して一定値
負帰還	⇒	利得が十分高いCR増幅回路などに対し，出力信号の一部を取り出し，これを負信号（−）として入力側に戻す操作
	⇒	利得は低下するが，安定度が向上し，帯域幅が広がり，波形ひずみが改善される
出力信号を入力に戻す割合	⇒	帰還率 β ($0 < \beta \leq 1$)
負帰還前の利得 A_v が十分大きい場合の負帰還による利得 A_{vf}	⇒	帰還率 β の逆数で定まる ($A_{vf} \fallingdotseq 1/\beta$)

5 オペレーションアンプ

オペレーションアンプ	⇒	アナログコンピュータに用いる増幅器として開発
オペレーションアンプの別名	⇒	演算増幅器
オペレーションアンプの構成	⇒	内部は増幅度の大きい差動増幅器で構成され，2本の入力端子（反転入力端子，非反転入力端子）と1本の出力端子をもつ
オペレーションアンプの出力	⇒	2つの入力端子の差分電圧が増幅され，高い方の電位の端子極性をもった電圧出力
反転入力，非反転入力，出力，GNDの各端子を，抵抗やコンデンサなどを組み合わせて接続	⇒	各種の増幅および演算が可能
反転増幅器	⇒	2つの抵抗で構成され，入出力電圧が反転する増幅器
	⇒	増幅率は任意に設定
非反転増幅器	⇒	2つの抵抗で構成され，入出力電圧が同相の増幅器
	⇒	増幅率は1以上

電圧ホロワの構成	⇒	出力端子と反転入力端子を短絡した構成
	⇒	入力インピーダンスZ_iが高く，出力インピーダンスZ_oが低い増幅器
	⇒	増幅率は1（0[dB]）
	⇒	バッファ（緩衝）回路として使用
加算器（反転）	⇒	3つ以上の抵抗から構成され，2つ以上の入力電圧を加算して出力（反転）
減算器（反転）	⇒	4つの抵抗から構成され，2つの入力電圧を減算して出力（反転）
積分器（反転）	⇒	抵抗とコンデンサで構成され，入力電圧波形を積分した電圧を出力（反転）
微分器（反転）	⇒	コンデンサと抵抗で構成され，入力電圧波形を微分した電圧を出力（反転）
オペレーションアンプの回路計算で適用する3つの条件		
	⇒	①入力インピーダンスZ_iは無限大とする ②出力インピーダンスZ_oは0とする ③負帰還（出力端子と反転入力端子をR,Cなどで接続）で正常に動作しているとき，反転入力端子と非反転入力端子間の電位差（差分電圧V_d）は0［イマジナル・ショート（仮想短絡）］
オペレーションアンプを用いた演算回路において入出力の関係を求める手順		
	⇒	①P点（反転入力端子）の電位V_pをイマジナル・ショートから求める ②入力電圧V_iから入力抵抗R_iを通ってP点に流れ込む電流I_iを計算する ③電流I_iは$Z_i=\infty$により，全て負帰還抵抗R_fに流れることから，R_fの電圧降下V_fを計算する ④P点の電位V_pと，負帰還抵抗R_fの電圧降下V_fから出力電圧V_oを計算する
6 D-A変換，A-D変換		
D-A変換	⇒	ディジタル信号（2進数）をアナログ信号に変換する操作
電流加算形D-A変換	⇒	ディジタル信号の各桁の[1]の重みに相当する量の電流をそれぞれ発生させ，それをすべて加算した全電流をアナログ出力電圧値に変換する方式
その他の方式	⇒	はしご回路によるD-A変換，パルス幅変調形D-A変換
A-D変換	⇒	アナログ信号をディジタル信号に変換する操作
最下位ビットの重み	⇒	被変換アナログ量の範囲とディジタル数のビット数で定まる
量子化誤差（ビットエラー）	⇒	アナログ量の変化がディジタル数の最下位ビットの重みより小さい場合，ディジタル量には変化が見られない。このときの誤差をいう
	⇒	被変換アナログ量の範囲が同じ場合，ビット数が多いほど量子化誤差は小さい
A-D変換後のディジタル値	⇒	被変換アナログ量に対して，最下位ビットの重みの整数倍で，最も近くかつ小さいディジタル値に変換

サンプル&ホールド回路	⇒	被変換アナログ量は常に変化しているため，A-D変換動作の期間だけアナログ量を一定値に保持するための回路
	⇒	2組の電圧ホロワ，ホールディングコンデンサ，スイッチで構成される
	⇒	スイッチオンの期間をサンプル期間，オフの期間をホールド期間，この繰り返し周期がA-D変換の変換時間に相当する
二重積分形A-D変換	⇒	変換しようとするアナログ量を一定時間積分し，その積分結果と既知の標準アナログ量(基準電圧)の積分結果とを比較し，両者の積分時間の比率をディジタル値として得る方式
	⇒	基準電圧が小さく，一定積分時間が長いほど，分解能は向上する
	⇒	アナログ入力の値の大小によって，変換時間が増減する
	⇒	変換時間が比較的長い(10～50 ms/サンプル)
	⇒	価格が安く，ノイズに強く，低消費電力
	⇒	分解能は12～22ビットで，ディジタル電圧計などに利用
逐次比較形A-D変換	⇒	上位桁のディジタル信号から逐次アナログ量に変換し，そのアナログ量と被変換アナログ入力とを比較し，各桁を確定する方式。最下位桁まで比較・確定したディジタル値がA-D変換出力となる。
	⇒	ディジタル信号発生回路(逐次比較レジスタ)，D-A変換回路，メモリ(変換結果を保存)，反転減算回路，比較回路などで構成
	⇒	アナログ入力の値の大小に関わらず，変換時間は一定
	⇒	変換時間はおよそ1 μs以上(1Mサンプル/秒以下)
	⇒	分解能は8～16ビットで，産業用一般および計測器などに利用
フラッシュ形A-D変換	⇒	比較回路を分解能の個数だけ使用し，すべての比較回路に被変換アナログ電圧を入力して並列に動作させる
	⇒	それぞれの比較回路に基準電圧(入力最大値)を分解能きざみで分圧した電圧を比較電圧として加えておく
	⇒	下から何個目の比較回路までの出力が"1"になっているかを2進数で出力したものが変換結果となる
	⇒	高速に変換できるが，8ビットでは比較回路が255個必要となるため，ビット数の大きなものは少ない

7 電子管

電子管	⇒	真空中の電子の移動を制御
	⇒	高電圧・大電流の用途では現在でも使用
X線管	⇒	2極真空管
	⇒	3極真空管の原理を用いた格子制御形X線管も使用される
真空管は真空(空間)中を電子が移動することによって動作		
	⇒	金属内部の自由電子を真空(空間)中に取り出す必要がある
自由電子を真空(空間)中に取り出す方法	⇒	物質を高温度に加熱して電子を飛び出させる熱電子放出
熱電子放出を行う物質	⇒	融解温度が高く，残留ガスの少ないタングステンを使用

おさらい

6章 電子回路

2極真空管の構造	⇒	熱電子放出を行う陰極(カソードK)と熱電子を集める陽極(アノードA)をガラス管の中に封入し,管内を真空状態に排気した構造
陽極に正電圧が加えてある場合	⇒	熱電子はクーロン力により吸引されて到達し,熱電子が循環することで陽極・陰極間に陽極電流I_Pが流れる
陽極電位が負の場合	⇒	クーロン力によって熱電子は反発され,陽極電流I_Pは流れない(整流作用)
2極真空管での陰極から放出される熱電子	⇒	熱エネルギーによって物質内部から飛び出す際に初速度をもつ
初速度領域	⇒	陽極の電位が0でも,熱電子はわずかに陽極に到達して陽極電流I_Pが流れる状態
陽極電圧V_Pが低い領域	⇒	陰極から発生した熱電子の一部は,空間に蓄積して空間電荷となる
空間電荷は負電荷をもつ	⇒	フィラメントからの熱電子の発生を抑制
空間電荷制限領域	⇒	陽極に到達する熱電子量は陽極電圧V_Pで定まり,陰極温度Tには無関係となる領域
陽極電圧V_Pが高くなると陰極から放出された熱電子がすべて陽極に到達	⇒	陰極から放出される熱電子量は陰極温度Tによって定まる
温度制限(飽和)領域	⇒	陽極電流I_Pが陽極電圧V_Pの変化に対して飽和する状態
3極真空管	⇒	陽極Aと陰極Kの間に網状または格子状の電極(グリッドG)を入れた構造
3極真空管のグリッドの負電位V_G	⇒	陽極電流I_Pを制御
診断用X線装置への応用	⇒	格子制御形X線管(3極真空管)を用いて管電流(陽極電流)の導通・遮断(オン・オフ動作)を行う
光電子増倍管の動作	⇒	光電面に入射した光によって発生した光電子を電極電位で加速し,電位の高い電極に次々と衝突させて2次電子を大量に放出させることで,光を検出する素子
2次電子放出	⇒	真空中で電子が金属などの表面に,ある速度で衝突すると,金属内部の自由電子が,衝突した電子からエネルギーを受け,表面から空間中に飛び出す現象
1次電子	⇒	金属表面に衝突する電子
2次電子	⇒	金属内部から飛び出す電子
光電子増倍管の特徴	⇒	検出感度が高く,応答が速い
	⇒	電子管のため寸法が大きく,破損しやすい
	⇒	加速電圧のわずかな変化に対し,検出感度は大きく変動
	⇒	医療用としてはガンマカメラ(核医学検査)におけるシンチレータからの発光の検出,ホトタイマ(自動露出機構)における蛍光体からの発光の検出などに使用
光電子増倍管において,最初の電流をi_o,ダイノードの2次電子放出比をδ,ダイノードの数をn,コレクタでの電流をi_cとする	⇒	$i_c = i_o \cdot \delta^n$の関係

8 レーザー

レーザー (LASER)	⇒	放射の誘導放出による光の増幅 (Light Amplification by Stimulated Emission of Radiation)
	⇒	自然界には存在しない人工的な光
	⇒	時間的および空間的に一定の位相関係が保たれている光
	⇒	コヒーレント(可干渉性)な光
レーザーシステム	⇒	レーザー媒体，励起エネルギー源，光共振器で構成
レーザー媒体	⇒	レーザー光を発生・増幅させる物質(気体，液体，固体，半導体など)
励起エネルギー源	⇒	反転分布形成のためのエネルギー源
	⇒	放電，光，電流などを用いてエネルギーを供給
光共振器	⇒	レーザー発振のための2枚(全反射，半反射)の鏡で構成
	⇒	特定の光を選択・増幅
反転分布の形成	⇒	物質にエネルギーを供給すると，低いエネルギー準位の価電子に励起エネルギーを付与
	⇒	高いエネルギー準位の電子数が低いエネルギー準位の電子数に比べて増加
誘導放出	⇒	反転分布状態で物質に光が入射した場合，入射光と同一な波長・位相の光がコピーされて放出
固体レーザーのレーザー媒質	⇒	ガラスや結晶などの母材に活性原子を均一に分散したもの(ルビー，ガラス，YAGなど)
気体レーザーのレーザー媒質	⇒	気体の活性原子またはこれを含む混合ガス(He-Ne，炭酸ガス，アルゴン・イオン，エキシマなど)
液体レーザーのレーザー媒質	⇒	アルコールなどの液体に色素などの活性分子を分散させたもの
半導体レーザーはpn接合に順方向電流を供給		
	⇒	反転分布を形成してレーザー発振
	⇒	高効率，小型軽量，低価格
	⇒	反転分布形成のため，ダブルヘテロ構造をもつ
	⇒	活性層両側のへき開を反射鏡として利用

7章
情報の基礎

1 情報の基礎

情報の表現

1 数の表現

アラビア数字は記号の位置で桁の概念を導入した表現法である。1桁の数は数字1個で表すため，数字の種類が1桁の数に対応する。

ここで，1桁に入る数字の種類の数を**基数**（radix）という。10進数は0～9の10個の数字をもつ基数10の数である。

また，2進数は0と1の2個の数字を使用する基数2の数である。

同様に，16進数は1桁の表示に16個の数字を必要とするため，0～9のほかにA, B, C, D, E, Fを使用する。

いま，q進数の数N_qの一般的な表現は**式❶**で与えられる。ただし，最下位桁をa_0としているため数N_qを構成する桁数は$n+1$となり，各桁に入る数字をaで示す。

$$N_q = (a_n\, a_{n-1}\, a_{n-2} \cdots\cdots a_1\, a_0)_q \qquad \cdots\cdots ❶$$

また，10進数での数値N_{10}は**式❷**に示す多項式から求めることができる。

$$N_{10} = a_n \cdot 10^n + a_{n-1} \cdot 10^{n-1} + a_{n-2} \cdot 10^{n-2} + \cdots\cdots a_1 \cdot 10^1 + a_0 \cdot 10^0 \qquad ❷$$

ここで，16進数と2進数の関係は，$2^4 = 16$であるから，2進数4桁が16進数1桁に対応する。したがって，2進数を4桁ずつ区切れば，それぞれの区切りで16進数に変換できる。

［例］

2進数	1011	0011
	↓	↓
10進数	11	3
	↓	↓
16進数	B	3

2 基数変換

10進数を2進数に変換したり，2進数を16進数に変換することを**基数変換**という。以下に，基数変換の概要について述べる。

① q進10進変換

前述の**式❷**を用いて変換する。

例題 ①

  16進数の2F4A($n=3$)を10進数に変換せよ。

$$N_{10} = 2 \cdot 16^3 + 15 \cdot 16^2 + 4 \cdot 16^1 + 10 \cdot 16^0$$
$$= 8192 + 3840 + 64 + 10 = 12106$$
(ただし，$F_{16} = 15_{10}, A_{16} = 10_{10}$ より)

② 10進q進変換

10進数の整数N_{10}を基数qの数A_q（桁数：$m+1$）に変換する場合，A_qは式❸で表される。

$$A_q = (a_m\, a_{m-1}\, a_{m-2}\, \cdots\cdots\, a_1\, a_0)_q \qquad \cdots\cdots ❸$$

したがって，10進数の整数N_{10}は式❹となる。

$$\begin{aligned}
N_{10} &= a_m \cdot q^m + a_{m-1} \cdot q^{m-1} + a_{m-2} \cdot q^{m-2} + \cdots\cdots + a_2 \cdot q^2 + a_1 \cdot q^1 + a_0 \cdot q^0 \\
&= q(a_m \cdot q^{m-1} + a_{m-1} \cdot q^{m-2} + a_{m-2} \cdot q^{m-3} + \cdots\cdots + a_2 \cdot q^1 + a_1) + a_0 \\
&= q S_0 + a_0
\end{aligned}$$
ただし，$S_0 = a_m \cdot q^{m-1} + a_{m-1} \cdot q^{m-2} + a_{m-2} \cdot q^{m-3} + \cdots\cdots + a_2 \cdot q^1 + a_1$ ❹

この関係から，10進数の整数N_{10}をqで割り算して商S_0と剰余（余り）a_0を求める。次に，その商S_0をqで割り算して商S_1と剰余a_1を求める。

以下同様にして，前の商をqで割り算し，商が0になるまで繰り返してゆく。このとき，各割り算で出る剰余の列が各桁に入る数字a_m, ……a_1, a_0になる。

例題 ②

  10進数の35を2進数に変換せよ。

  35を2で割り，その剰余（余り）1を2進数の最下位の桁の数とする。次に，その商17を2で割り，その剰余1を2進数の次の桁の数とする。同様に，商が0になるまで，繰り返し前の商を2で割り算してゆく。

S_5	S_4	S_3	S_2	S_1	S_0	N	q
0 ←	1 ←	2 ←	4 ←	8 ←	17 ←	35 (	2
1	0	0	0	1	1	剰余a（2進数）	

例題 ③

Q 10進数の12106を16進数に変換せよ。

A
```
S₃   S₂   S₁    S₀      N       q
0 ← 2 ← 47 ← 756 ← 12106( 16
2   15    4    10           剰余 a₃〜a₀（10進数）
↓    ↓    ↓    ↓
2    F    4    A            16進数表示
```

例題 ④

Q 16進数の11を2進数に変換せよ。

A
```
16進数    1       1
          ↓       ↓
2進数     1      0001
```

例題 ⑤

Q 16進数の6Aを2進数に変換せよ。

A 16進数の各桁を10進数に変換する。次に，それぞれの10進数を4桁の2進数に変換して並べる。

```
16進数    6       A
          ↓       ↓
10進数    6      10
          ↓       ↓
2進数    0110    1010
```

例題 ⑥

Q 10進数の0.6875を2進数に変換せよ。

A 10進数の1以下を2進数に変換する場合，2進数の小数点以下の各桁の重みは，上位の桁の1/2になることを利用する。
したがって，目的の10進数をまず0.5で割り，割れれば小数点第1桁を1，割れなければ0とする（その商をその桁の2進数とする）。次に，その剰余（余り）を0.25で割り，割れれば1，割れなければ0とする。
以下，これを剰余が0になるまで続け，小数点の上位から並べる。

	剰余	各桁の重み	商
目的の10進数	0.6875 ÷	0.5	= 1
	0.1875 ÷	0.25	= 0
	0.1875 ÷	0.125	= 1
	0.0625 ÷	0.0625	= 1
	0		

∴変換後の2進数　0.1011

例題 ⑦

Q 2進数1100100を8進数に変換せよ。

A 2進数と8進数の関係は $2^3 = 8$ であるから，2進3桁が8進1桁に対応する。
したがって，2進数を3桁ずつ区切って8進数に変換する。

2進数	1	100	100
	↓	↓	↓
10進数	1	4	4
	↓	↓	↓
8進数	1	4	4

例題 ⑧

Q 2進数1001101110101101を16進数に変換せよ。

A 前問と同様に，$2^4 = 16$ より，2進数を4桁ずつ区切って16進数に変換する。

2進数	1001	1011	1010	1101
	↓	↓	↓	↓
10進数	9	11	10	13
	↓	↓	↓	↓
16進数	9	B	A	D

2 論理演算

情報の基礎

1 論理演算の概要

論理を構成するためには，そのもととなる状態を定義する必要がある。

物理現象において最も明確な状態は，電圧の有・無，スイッチの閉・開，紙の孔の有・無などの2つの状態である。

このような2つの状態をもとにした論理体系は**2値論理**または**ブール代数**ともよばれ，数体系の2進数に対応する。

ブール代数の特徴として，以下がある。

> **Slim・Check・Point　ブール代数の特徴**
>
> ①値として"0"と"1"の2つの値しか存在しない。
> ②加法と乗法はあるが，減法と除法はない。
> ③否定がある。
> ④A，B，X，Yなどの記号で表された論理の対象を論理変数という。
> ⑤論理変数の全ての組み合わせと，それに対する論理演算の値を表したものを真理値表という。
> ⑥論理変数がn個のときの全ての組み合わせは，2^n通り存在する。

表1 ORの真理値表

A	B	C
0	0	0
0	1	1
1	0	1
1	1	1

2 加法(論理和：OR)(真理値表：表1)

■ 入力は複数，出力は1つ

"+"という記号を用い，"$A+B=C$"と表現する。
A，Bはそれぞれ"0"，"1"の値をとるので，

$A + B = C$
$0 + 0 = 0$
$0 + 1 = 1$
$1 + 0 = 1$
$1 + 1 = 1$

AまたはBが"1"のとき，Cは"1"となるため，"OR"ともいう。

表2 ANDの真理値表

A	B	C
0	0	0
0	1	0
1	0	0
1	1	1

3 乗法(論理積：AND)(真理値表：表2)

■ 入力は複数，出力は1つ

"・"という記号を用い，"$A・B=C$"と表現する。ただし，"・"を省略して，"$AB=C$"と表記する場合もある。

なお，通常の代数計算と同様となる。

AとBがともに"1"となるとき，Cは"1"となるため，"AND"ともいう。

表3 NOTの真理値表

A	B
0	1
1	0

4 否定（NOT）（真理値表：表3）

■ 入力・出力とも1つ

$A=0$のとき$B=1$の場合，"$B=\overline{A}=1$"と表現する。また，$A=1$のとき$B=0$の場合，"$B=\overline{A}=0$"と表現するため，"NOT"ともいう。

5 ド・モルガンの定理

① $\overline{A+B} = \overline{A}\cdot\overline{B}$ $A+B = \overline{\overline{A}\cdot\overline{B}}$

⇒

② $\overline{A\cdot B} = \overline{A}+\overline{B}$ $A\cdot B = \overline{\overline{A}+\overline{B}}$

①$A+B$の結果の否定はAおよびBの否定の論理積に等しい
②$A\cdot B$の結果の否定はAおよびBの否定の論理和に等しい

6 否定則

① $A + \overline{A} = 1$
② $A \cdot \overline{A} = 0$

①Aと$\overline{A}$は互いに相反の値を取るため，その和は常に"1"となる
②Aと$\overline{A}$は互いに相反の値を取るため，その積は常に"0"となる

7 分配則

① $A\cdot(A+B) = A$
② $A+(B\cdot C) = (A+B)\cdot(A+C)$

①Aと$A+B$の積のため，解はAのみで定まる
②図1から両者は等しい
　また，$(A+B)\cdot(A+C) = A\cdot A + A\cdot C + A\cdot B + B\cdot C$
$= A\cdot(A+B+C) + B\cdot C$

　ここで，$A\cdot(A+B+C)$は，Aと$(A+B+C)$の積のため，解はAのみで定まる。

　したがって，$(A+B)\cdot(A+C) = A + (B\cdot C)$となる

図1 分配則のベン図

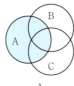
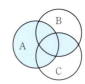

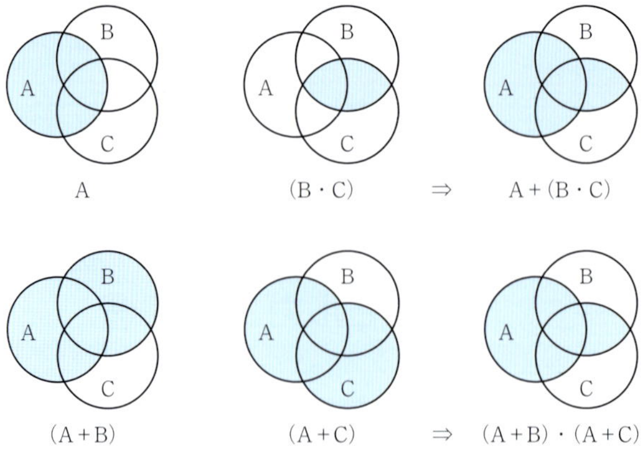

A　　　(B・C)　⇒　A+(B・C)

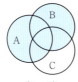
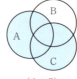
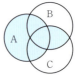

(A+B)　　(A+C)　⇒　(A+B)・(A+C)

8 交換則

$A + B = B + A$
$A \cdot B = B \cdot A$

9 1変数に関する定理

$A \cdot A = A$
$A + 1 = 1$
$A \cdot 0 = 0$

10 2変数に関する定理

① $A + A \cdot B = A$
② $A + \overline{A} \cdot B = A + B$

①Aと$A \cdot B$の和のため,解はAのみで定まる
②分配則から,$A + \overline{A} \cdot B = (A + \overline{A}) \cdot (A + B) = 1 \cdot (A + B) = A + B$

例題 ①

Q 論理式 $A \cdot B + A \cdot C + A \cdot \overline{B} \cdot \overline{C}$ を簡単化せよ。

A ① $A \cdot B + A \cdot C + A \cdot \overline{B} \cdot \overline{C} = A \cdot (B+C) + A \cdot (\overline{B} \cdot \overline{C})$
② ここで，右辺・右項の $A \cdot (\overline{B} \cdot \overline{C})$ にド・モルガン則①を適用すると，右辺は $A \cdot (B+C) + A \cdot (\overline{B+C})$ となる。
③ $(B+C)$ および $(\overline{B+C})$ の結果は互いに相反する（一方が"1"のとき，他方は"0"）ため，解は A のみで定まる。　∴ A

例題 ②

Q 論理式 $A \cdot B + A \cdot \overline{B} + C + C \cdot D$ を簡単化せよ。

A ① $A \cdot B + A \cdot \overline{B} + C + C \cdot D = A \cdot (B+\overline{B}) + C \cdot (1+D)$
② 式中の $(B+\overline{B})$ は否定則①から1，また1変数に関する定理から $(1+D) = 1$ となるため，解は $A + C$ となる。　∴ $A + C$

例題 ③

Q 次の演算を行え。
1. $A + A \cdot B$
2. $A \cdot (A + B)$
3. $\overline{A} + A \cdot B$
4. $A + \overline{A}$
5. $(A + B) \cdot (\overline{A} + C)$

A
1. 1変数に関する定理から，$A + A \cdot B = A \cdot (1+B) = A$
2. $A \cdot (A+B) = A \cdot A + A \cdot B = A$
   分配則①より，両項に A があり，その和となるため，解は A のみで定まる
3. $\overline{A} + A \cdot B = (\overline{A}+A) \cdot (\overline{A}+B) = \overline{A} + B$
   分配則②を適用後，否定則①の $\overline{A}+A=1$ より，解は $\overline{A}+B$
4. $A + \overline{A} = 1$　　否定則①を適用
5. $(A+B) \cdot (\overline{A}+C) = A \cdot \overline{A} + A \cdot C + \overline{A} \cdot B + B \cdot C$
   $A \cdot \overline{A} = 0$ を適用後，ベン図から $B \cdot C$ は $A \cdot C + \overline{A} \cdot B$ に含まれるため，解は $A \cdot C + \overline{A} \cdot B$

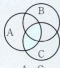
$A \cdot C$

$\overline{A} \cdot B$
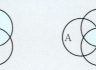
$B \cdot C$ ⇒
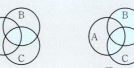
$A \cdot C + \overline{A} \cdot B + B \cdot C$ ⇒
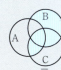
$A \cdot C + \overline{A} \cdot B$

例題④

Q ベン図のブルー部分に対応する論理式を求めよ。

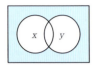

A 白部分の領域は$x+y$で表せる。ブルー部分はそれ以外の領域となるため，解は$\overline{x+y}$となる。

例題⑤

Q 論理式 $\overline{(A+B) \cdot C}$ と等しいのはどれか。
1. $\overline{A} \cdot \overline{B} + \overline{C}$
2. $A \cdot B \cdot \overline{C}$
3. $\overline{A} + \overline{B} + C$
4. $A \cdot B + \overline{C}$
5. $(\overline{A} + \overline{B}) \cdot \overline{C}$

A ド・モルガン則②より
$= \overline{A+B} + \overline{C}$
また，ド・モルガン則①より
$= \overline{A} \cdot \overline{B} + \overline{C}$ 　［正解は1］

例題⑥

Q 論理演算で1のものはどれか。
1. $\overline{(1+0)} \cdot 1$
2. $\overline{1 \cdot 1} + 0 \cdot 0$
3. $\overline{0 \cdot 1 + 1 \cdot 1}$
4. $\overline{(1+0) \cdot 0}$
5. $\overline{(1 \cdot 1 + 0 \cdot 0) \cdot (1+0)}$

A
1. $1+0=1$より　$\overline{1} \cdot 1=0$
2. $\overline{1}+0=0+0=0$
3. $\overline{0+1}=\overline{1}=0$
4. $\overline{1 \cdot 0}=\overline{0}=1$　　［正解は4］
5. $\overline{(1+0) \cdot (1+0)} = \overline{1 \cdot 1}=0$

3 論理回路

情報の基礎

1 論理回路の概要

論理演算では，"0"と"1"の2値しか存在しない。なお，電子回路では，オフおよびオンに相当する。したがって，論理演算を行うためにデジタル（論理）回路が用いられる。ここで，基本の論理操作を行う電子回路を**論理ゲート**という。

論理ゲートの種類には，OR，AND，NOT，NOR，NAND，Ex-OR，Ex-NORがある。これらの電子回路の動作を説明するうえで，下記の条件を設定する。

> **Slim・Check・Point** 電子回路の動作条件
> ①入力"1"とは，入力端子とGND間に直流入力電圧 $V[\mathrm{V}]$ を接続した状態
> ②入力"0"とは，入力端子をGNDと接続(短絡)した状態
> ③シリコンダイオードの順方向バイアスでは，0.7[V]の電圧降下が発生する

図1 ORゲートの論理記号

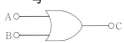

2 ORゲート

図2のように，ダイオード2つと抵抗Rで実現できる。

図2 ORゲートの回路図と動作波形

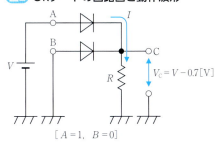 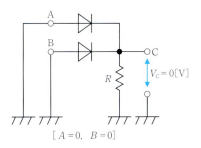 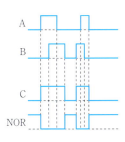

①$A=1$，$B=0$

端子Aに接続された直流入力電圧 $V[\mathrm{V}]$ からダイオードを経由して電流 $I[\mathrm{A}]$ が抵抗 $R[\Omega]$ に流れる。その結果，端子Cに $V_\mathrm{C}=V-0.7[\mathrm{V}]$ の電圧が現れる。この状態を"$C=1$"と表現する。

②$A=0$，$B=0$

直流入力電圧がない(短絡されている)ため，抵抗 $R[\Omega]$ に電流は流れない。その結果，端子Cに電圧は現れない。この状態を"$C=0$"と表現する。

図3 ANDゲートの論理記号

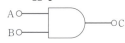

3 ANDゲート

図4のように，ダイオード2つと抵抗R[Ω]および直流電源E[V]で実現（$E = V$）できる。

図4 ANDゲートの回路図と動作波形

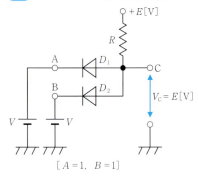
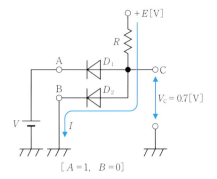
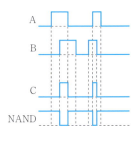

① $A = 1$，$B = 1$

端子A，Bに接続された直流入力電圧V[V]の作用により，ダイオードは導通しない。その結果，抵抗R[Ω]に電流が流れないため，電圧降下が起こらない。したがって，端子Cには直流電源電圧E[V]がそのまま現れる。この状態を"$C = 1$"と表現する。

② $A = 1$，$B = 0$

端子BがGNDに接続（短絡）されているため，ダイオードD_2を経由して電流I[A]が抵抗R[Ω]に流れる。その結果，端子Cには$V_C = 0.7$[V]の電圧が現れる。なお，$A = 1$，$B = 1$でも同様の結果となる。この状態を"$C = 0$"と表現する。

図5 NOTゲートの論理記号

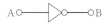

4 NOTゲート

図6のように，トランジスタと直流電源E[V]および2つの抵抗R_B，R_C[Ω]で実現できる。

図6 NOTゲートの回路図と動作波形

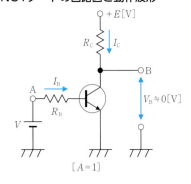
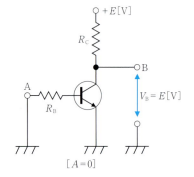
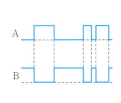

① $A=1$

端子Aに接続された直流入力電圧$V[V]$から抵抗$R_B[\Omega]$を通り，ベース電流$I_B[A]$が流れる。その結果，ベース電流I_Bに比例した大きなコレクタ電流$I_C[A]$が直流電源電圧$E[V]$から抵抗$R_C[\Omega]$を通って流れる。R_Cの電圧降下により，端子Bの電位V_Bは$V_B \fallingdotseq 0[V]$となる。この状態を，"$B=0$"と表現する。

② $A=0$

端子AはGNDに接続（短絡）されるため，ベース電流は流れない。したがって，コレクタ電流も発生しないため，R_Cによる電圧降下は0となる。その結果，直流電源電圧$E[V]$がそのまま端子Bに現れる。この状態を，"$B=1$"と表現する。

5 NOR（ノア）ゲート

OR演算の結果を否定（NOT）した論理演算となる。
表1にNORゲートの真理値表，図8にNORゲートの回路図を示す。
なお，動作波形を図2のORゲートの下に示す。

$$\overline{A+B} = C$$

表1 NORの真理値表

A	B	C
0	0	1
0	1	0
1	0	0
1	1	0

図7 NORゲートの論理記号

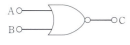

図8 NORゲートの回路図

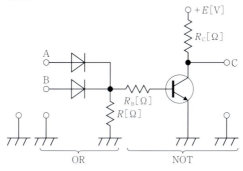

6 NAND（ナンド）ゲート

AND演算の結果を否定（NOT）した論理演算となる。
表2にNANDゲートの真理値表，図10にNANDゲートの回路図を示す。
なお，動作波形を図4のANDゲートの下に示す。

$$\overline{A \cdot B} = C$$

表2 NANDの真理値表

A	B	C
0	0	1
0	1	1
1	0	1
1	1	0

図9 NANDゲートの論理記号

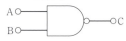

図10 NANDゲートの回路図

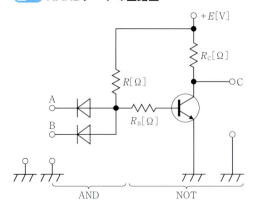

7 Ex-OR（イクスクルーシブ・オア）ゲート（排他的論理和）

表3 Ex-ORの真理値表

A	B	C
0	0	0
0	1	1
1	0	1
1	1	0

　入力電圧のレベルが互いに異なるときだけ出力が"1"になる論理動作を行う。したがって，入力信号の不一致を検出する回路として利用できる。

$$\text{Ex-OR} \Rightarrow A \cdot \overline{B} + \overline{A} \cdot B = C$$

図11 Ex-ORゲートの論理記号と動作波形

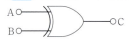
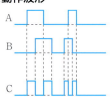

8 Ex-NORゲート

表4 Ex-NORの真理値表

A	B	C
0	0	1
0	1	0
1	0	0
1	1	1

　入力電圧のレベルが互いに等しいときだけ出力が"1"になる論理動作となる。入力信号の一致を検出する回路として利用できる。

$$\text{Ex-NOR} \Rightarrow \overline{A} \cdot \overline{B} + A \cdot B = C$$

図12 Ex-NORゲートの論理記号と動作波形

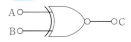
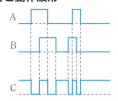

4 論理回路から論理式への変換

1 論理回路から論理式への変換

通常，論理回路の左端には入力変数が並んでいるため，左側から1つの素子ごとに論理式に変換する。また，必要によって，ド・モルガンの法則，否定則，分配則などで変形する。

例題①

Q の論理回路を論理式に変換せよ。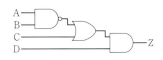

A 入力変数はA，B，C，Dの4つである。
①左端は，AとBのNAND演算のため，$\overline{A \cdot B}$ となる。
②次の素子は，①の結果とCとのOR演算のため，$\overline{A \cdot B} + C$ となる。
③出力Zは，②の結果とDとのAND演算のため，$(\overline{A \cdot B} + C) \cdot D = Z$ を得る。

例題②

Q の論理回路を論理式に変換せよ。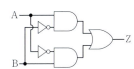

A 入力変数は，A，Bの2つである。
①左上は，Aと，Bの否定のAND演算のため，$A \cdot \overline{B}$ となる。
②左下は，Aの否定と，BのAND演算のため，$\overline{A} \cdot B$ となる。
③出力Zは，①の結果と②の結果のOR演算のため，$A \cdot \overline{B} + \overline{A} \cdot B = Z$ を得る。
この結果は，Ex-OR演算であり，不一致を検出する演算を行う。

例題③

Q の論理回路を論理式に変換せよ。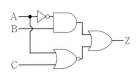

A 入力変数はA，B，Cの3つである。
①左上は，Aの否定と，BとのAND演算のため，$\overline{A} \cdot B$ となる。
②左下は，AとCのNOR演算のため，$\overline{A + C}$ となる。
③出力Zは，①の結果と②の結果のOR演算のため，$\overline{A} \cdot B + \overline{A + C} = Z$ を得る。

279

例題 ④

Q 図Dの論理回路を論理式に変換せよ。

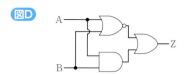
図D

A 入力変数は，A，Bの2つである。
①左上は，AとBのNOR演算のため，$\overline{A+B}$となる。
②左下は，AとBのAND演算のため，$A \cdot B$となる。
③出力Zは，①の結果と②の結果のOR演算のため，$\overline{A+B}+A \cdot B$となる。
④上の論理式の左項をド・モルガン則①で変換すると$\overline{A} \cdot \overline{B}+A \cdot B=Z$を得る。
この結果は，Ex-NOR演算であり，一致を検出する演算を行う。

例題 ⑤

Q 図Eの論理回路を論理式に変換せよ。

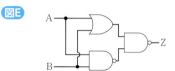
図E

A 入力変数は，A，Bの2つである。
①左上は，AとBのOR演算のため，$A+B$となる。
②左下は，AとBのNAND演算のため，$\overline{A \cdot B}$となる。
③出力Zは，①の結果と②の結果のNAND演算のため，$\overline{(A+B) \cdot (\overline{A \cdot B})}$となる。
④$A+B=X$，$\overline{A \cdot B}=Y$とし，ド・モルガン則②で変換すると，$\overline{X \cdot Y}=\overline{X}+\overline{Y}=\overline{A+B}+A \cdot B$ となる。
⑤さらに，左項をド・モルガン則①で変換すると，$\overline{A} \cdot \overline{B}+A \cdot B=Z$を得る。
この結果は，Ex-NOR演算であり，一致を検出する演算を行う。

例題 ⑥

Q 図Fの論理回路を論理式に変換せよ。

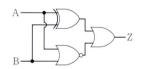
図F

A 入力変数は，A，Bの2つである。
①左上は，AとBのEx-OR演算のため，$A \cdot \overline{B}+\overline{A} \cdot B$となる。
②左下は，AとBのNOR演算のため，$\overline{A+B}$となる。
③出力Zは，①の結果と②の結果のOR演算のため，$(A \cdot \overline{B}+\overline{A} \cdot B)+(\overline{A+B})=Z$となる。
④上の論理式の右項をド・モルガン則①で変換すると，$(A \cdot \overline{B}+\overline{A} \cdot B)+(\overline{A} \cdot \overline{B})=Z$となる。
⑤$(A \cdot \overline{B})+\overline{A} \cdot (B+\overline{B})=Z$を否定則①で変換し，$(A \cdot \overline{B})+(\overline{A} \cdot 1)=\overline{A}+(A \cdot \overline{B})=Z$となる。
⑥これを分配則②と否定則①で変換すると，$(\overline{A}+A) \cdot (\overline{A}+\overline{B})=1 \cdot (\overline{A}+\overline{B})=\overline{A}+\overline{B}=Z$となる。
⑦さらにド・モルガン則②で変換し，$\overline{A}+\overline{B}=\overline{A \cdot B}=Z$を得る。これは，NAND演算である。

例題 ⑦

 論理回路を図Gに示す。出力Zを表す論理式はどれか。
1. $\overline{A} \cdot \overline{B} \cdot \overline{A} \cdot \overline{B}$
2. $\overline{(A+B)} \cdot \overline{A \cdot B}$
3. $\overline{(A+B)} + A \cdot B$
4. $\overline{(A+B)} + \overline{A \cdot B}$
5. $\overline{(A+B)} + \overline{A} \cdot \overline{B}$

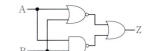
図G

 入力変数はA, Bの2つである。
①左上はAとBのNOR演算のため$\overline{(A+B)}$
②左下はAとBのNAND演算のため$\overline{A \cdot B}$
③出力Zは①の結果と②結果のOR演算のため
　$Z = \overline{(A+B)} + \overline{A \cdot B}$となる　［正解は4］
④さらに，ド・モルガン則①②で変換すると
　$= \overline{A} \cdot \overline{B} + \overline{A} + \overline{B} = \overline{A} \cdot (1 + \overline{B}) + \overline{B}$となる
⑤また，1変数に関する定理とド・モルガン則②より
　$= \overline{A} + \overline{B} = \overline{A \cdot B} = Z$を得る

おさらい

1 情報の表現

アラビア数字	⇒	記号の位置で桁の概念を導入した表現法
基数	⇒	1桁に入る数字の種類の数
10進数	⇒	0～9の10個の数字をもつ基数10の数
2進数	⇒	0と1の2個の数字を使用する基数2の数
16進数	⇒	1桁の表示に16個の数字が必要
	⇒	0～9のほかにA, B, C, D, E, Fを使用
基数変換	⇒	m進数からn進数に変換すること
q進数の10進数への変換	⇒	各桁について，その値と重みの積を求め，その代数和を求める
16進数と2進数の関係	⇒	$2^4=16$であるので，2進数4桁が16進数1桁に対応
2進数を4桁ずつ区切る	⇒	それぞれの区切りで16進数に変換
10進数の2進数への変換	⇒	10進数の整数N_{10}を2で割り算し，その商S_0と剰余a_0を求める
	⇒	同様にして，前の商を2で割り算し，商が0になるまで繰り返す
	⇒	各割り算で出る剰余の列a_m, ……, a_1, a_0が求める2進数
10進数の1以下を2進数に変換する場合	⇒	2進数の小数点以下の各桁の重みは，上位の桁の1/2になることを利用
	⇒	目的の10進数をまず0.5で割り，割れれば小数点第1桁を1，割れなければ0とする(その商をその桁の2進数とする)
	⇒	次に，その剰余を0.25で割り，割れれば1，割れなければ0とする
	⇒	剰余が0になるまで続け，小数点の上位から並べる

2 論理演算

電圧の有・無，スイッチの閉・開などの2つの状態をもとにした論理体系		
	⇒	2値論理，ブール代数(数体系の2進数に対応)
ブール代数	⇒	"0"と"1"の2つの値だけ存在
ブール代数の演算	⇒	加法(論理和)，乗法(論理積)，否定
ブール代数でのA, B, X, Yなどの記号で表された論理の対象		
	⇒	論理変数
真理値表	⇒	論理変数の全ての組み合わせと，それに対する論理演算の値を表したもの
n変数のとき論理変数の全ての組み合わせ		
	⇒	2^n通り存在
加法(論理和)	⇒	入力は複数，出力は1つ
	⇒	"+"の記号を用い，"$A+B=C$"と表記
	⇒	AまたはBが"1"のとき，Cは"1"となるため，"OR"ともいう
通常の代数計算との違い	⇒	"1+1=1"

乗法（論理積）	⇒	入力は複数，出力は1つ
	⇒	"・"という記号を用い，"$A \cdot B = C$"と表記
	⇒	AとBがともに"1"となるとき，Cは"1"となるため，"AND"ともいう（通常の代数計算と同様）
否定	⇒	入力・出力とも1つ
	⇒	$A=1$のとき$B=0$を"$B=\overline{A}=0$"と表記し，"NOT"ともいう
ド・モルガンの定理	⇒	論理和または論理積の結果の否定は，それぞれの論理変数の否定に対して論理積または論理和としたものに等しい
否定則	⇒	$A+\overline{A}=1$および$A \cdot \overline{A}=0$
分配則	⇒	$A \cdot (A+B)=A$および$A+(B \cdot C)=(A+B) \cdot (A+C)$など
交換則	⇒	$A+B=B+A$および$A \cdot B=B \cdot A$など
1変数に関する定理	⇒	$A+A=A$, $A+1=1$, $A \cdot 0=0$など
2変数に関する定理	⇒	$A+A \cdot B=A$, $A+\overline{A} \cdot B=A+B$など

3　論理回路

論理演算を行う電子回路	⇒	論理ゲート
論理ゲートの種類	⇒	OR, AND, NOT, NOR, NAND, Ex-OR, Ex-NOR
ORゲート	⇒	ダイオード2つと抵抗Rで実現
ORゲートでいずれかの入力端子が"1"	⇒	出力端子は"1"
ANDゲート	⇒	ダイオード2つと抵抗Rおよび直流電源Eで実現
ANDゲートですべての入力端子が"1"	⇒	出力端子は"1"
NOTゲート	⇒	トランジスタと直流電源Eおよび2つの抵抗R_b, R_cで実現
NOTゲートで入力端子が"0"または"1"	⇒	出力端子は"1"または"0"
NORゲート	⇒	OR演算の結果を否定した論理演算
NANDゲート	⇒	AND演算の結果を否定した論理演算
Ex-ORゲート	⇒	入力端子のレベルが互いに異なるときだけ出力端子が"1"になる論理動作
	⇒	入力信号の不一致を検出する回路として利用
	⇒	$\overline{A} \cdot B + A \cdot \overline{B} = C$（排他的論理和）
Ex-NORゲート	⇒	入力端子のレベルが互いに等しいときだけ出力端子が"1"になる論理動作
	⇒	入力信号の一致を検出する回路として利用
	⇒	$A \cdot B + \overline{A} \cdot \overline{B} = C$

8章
電気・電子計測

1 電気・電子計測
測定量の取り扱いと誤差

1 トレーサビリティ

　ある物理量を数値または符号を用いて表すことを**測定**（mesurement）という。これに対して，なんらかの目的をもって，物事を量的にとらえるための方法・手段を考究し，実施し，その結果を用いることを**計測**（instrumentation）といい，前者に比べて深い意味をもつ用語である。

　測定において，基準として用いる量を**単位**（unit）という。また，測定器に既知の量を加えて，既知の量とその指示値との関係（校正定数：既知の量/指示値）を求めることを**校正**という。この校正によって得られた校正定数と，測定器の指示値を乗ずることで正確さが保証される。

　図1に示すように，測定器や標準器がより上位の標準によってとぎれることなく次々と校正され，校正の系列として最終的に国家の維持している標準へつながる経路のことを**トレーサビリティ**（traceability）という。トレーサビリティの確立により，その測定器は国際標準および国家標準と比較され，その不確かさ範囲が証明される。

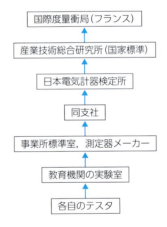

図1 電圧および電流のトレーサビリティ

2 測定値の誤差と相対誤差

測定値(measured value)のなかにある偏りの大きさのことを**誤差**(error)といい，**真の値**(true value) T に対する測定値 M の差 $e = M - T$ を意味するが，真の値 T は知ることができない。測定値 M は $M = T + e$ で表わされるが，誤差論から推定値 $\hat{T}$ を得ることができる。また，$e/\hat{T}$ を誤差率または**相対誤差**(relative error) e_r という。

さらに，$e_r' = (e/\hat{T}) \times 100 = \{(M - \hat{T})/\hat{T}\} \times 100 \, [\%]$ を**百分率誤差**という。下記に示す電圧測定では，誤差 e が同じでも真の値の推定値 $\hat{T}$ が大きいほど相対誤差および百分率誤差は小さくなる。

測定値 M [V]		推定値 $\hat{T}$ [V]		誤差 e [V]	相対誤差 e_r	百分率誤差 e_r' [%]
1001	−	1000	=	1	1/1000	0.1
11	−	10	=	1	1/10	10

表1に示すように，測定器は許容される誤差範囲によって階級(CLASS)がつけられている。例として，2.5級の測定器は測定値に対しその誤差が最大目盛の±2.5％以内であることを示している。

一例として，2.5級で最大目盛100[V]の電圧計を用いて90.0[V]と測定された場合，その指示値には±2.5[V]の許容範囲があるため，87.5〜92.5[V]の間に推定値が存在することになる。また，同じ電圧計で10.0[V]と測定された場合にも，その指示値には±2.5[V]の許容範囲があるため，推定値は7.5〜12.5[V]の間に存在する。したがって，指示計器では指針の振れの大きいところで測定することが望ましい。

表1 計器の階級(CLASS)

計器の階級(CLASS)	許容範囲	用途
0.2級	定格値の±0.2％	副標準器用
0.5級	定格値の±0.5％	精密測定用
1.0級	定格値の±1.0％	普通の測定用
1.5級	定格値の±1.5％	工業用の普通測定用
2.5級	定格値の±2.5％	正確を重視しない測定用

2 指示計器とディジタル計器

電気・電子計測

1 計器の分類

温度，湿度，気圧，時間，電圧，電流などの連続的に変化する量をアナログ量といい，自然界で扱う量が相当する。測定器においては目盛り板と指針の振れにより，測定量の値をアナログ量で表す指示計器をアナログ計器という。

これに対し，ある一定の量を基準として，その整数倍の値を示す量をディジタル量という。電圧や電流などのアナログ量をパルス数などのディジタル量に変換し，これを計数して数字で直接表示する計器をディジタル計器という。

2 指示計器の動作原理と特徴

①可動コイル形

図1に可動コイル形計器の構造と表示記号を示す。

永久磁石による磁界のなかに可動（回転する）コイルを配置した構造で，永久磁石による磁界$B[\mathrm{T}]$とコイルに流れる電流$I[\mathrm{A}]$による電磁力$F = B \cdot l \cdot I[\mathrm{N}]$によって指針が振れる。磁界$B$はコイルの回転角に対して常に一定となるように設計されている。

特徴を以下に示す。
・脈流を含む直流のみの計測が可能で，平均値指示計器である。
・交流を加えた場合には指針が動かないため，直流しか測定できない。
・磁界がすでに存在しているため感度が高く，消費電力が少ない。
・熱電対，整流器，トランジスタの組み合わせで応用範囲の広い計器である。
・構造が複雑なため，機械的ショックに弱い。

図1 可動コイル形計器の構造および表示記号

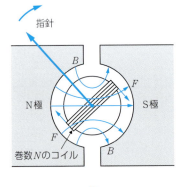

a

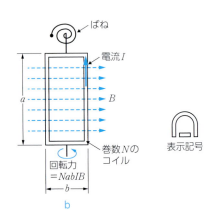

b

②可動鉄片形

図2に可動鉄片形計器の構造と表示記号を示す。

固定コイルの内側に固定された鉄片と可動(回転する)鉄片を配置した構造となる。固定コイルに流れる電流I[A]によって固定鉄片と可動鉄片が磁化され、両鉄片は同極となるため反発力が働き、可動鉄片が回転することで指針が振れる。

特徴を以下に示す。

・目盛りは実効値の2乗目盛りで、交流用である。
・コイルが固定され構造が単純なため、丈夫で安価である。
・外部磁界の影響を強く受ける。
・測定できる電流の最小値は10[mA]程度であり、消費電力は大きい。

図2 可動鉄片形計器の構造と表示記号

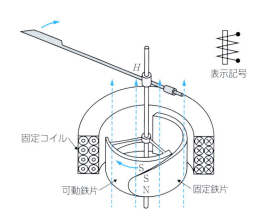

③整流形

図3に整流形計器の構成を示すが、ブリッジ形整流器と可動コイル形計器を組み合わせて交流を測定する計器である。可動コイル形計器では脈流に対して平均値を指示するが、交流では実効値で表示する必要があるため、正弦波の波形率($\pi/2\sqrt{2}$)で目盛り板を補正してある。そのため、他の波形で使用するときには新たな補正が必要となる。

図3 整流形計器の構成と電流波形および表示記号

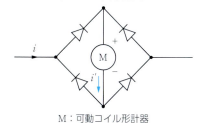

a 整流形計器の構成

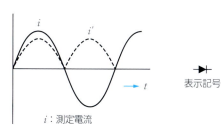

b 測定電流と電流計に流れる電流波形

④その他の指示計器

電流力計形は，電流の流れている2つのコイル間に働く電磁力を回転トルクとして利用している。固定コイルに負荷電流I[A]，可動コイルに負荷電圧V[V]に比例した電流I_v[A]を流すと，指示値は電力$P=I\cdot V$[W]となり，電力を直接測定することができる。

熱電形は，熱電対と発熱する抵抗線を接合して真空球中に封じ込め，この抵抗線に流した電流による発熱量に対応した直流起電力を可動コイル形計器に加え，間接的に交流電流を測定する。その指示値は電流の実効値I[A]の2乗に比例するが，熱変換するため，どのような波形に対しても正しい実効値が得られる。また，周波数特性が極めて優れており，直流から数MHzの高周波の測定に用いられる。

静電形は，帯電させた2枚の導体間に働く静電力を利用した計器である。電圧（電界）を駆動力とし，その駆動トルクは電圧V（実効値）の2乗に比例する。直流から高周波までの高電圧測定が可能で，高電圧・高インピーダンス回路の電圧測定に適している。

図4に各計器の動作原理と表示記号を示す。

図4 その他の指示計器の構成と表示記号

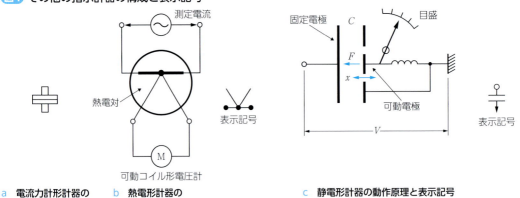

a 電流力計形計器の表示記号　　b 熱電形計器の動作原理と表示記号　　c 静電形計器の動作原理と表示記号

3 ディジタル計器

①特徴

ディジタル計器はアナログ計器に比べて次のような特徴がある。

・測定結果が4～7桁の数字で表示されるため，個人差による読みとり誤差が少なく高精度である。ただし，時間的に変動する量に対しては読み取りが困難となる。
・測定結果をディジタル信号で取り出せるため，コンピュータによるデータ処理が可能。
・電圧計の場合，入力インピーダンスが極めて大きい（1～10[MΩ]）。

② 動作原理

ある物理量がある単位の整数倍で表されるときの単位量を量子という。また，アナログ値をディジタル値に変換することを量子化とよび，両者の差を量子化誤差という。

図5にディジタル計器を構成するブロック図を示し，各構成回路の概要を以下に示す。

なお，A-D変換の詳細については240ページを参照のこと。

図5 ディジタル計器のブロック図

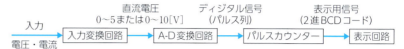

a. 入力変換回路

入力された電圧・電流等を分圧器・抵抗・整流回路・実効値回路等を用いて通常0～5[V]または0～10[V]程度の直流電圧に変換する。

・直流電圧：高い場合　分圧回路で分圧する
　　　　　　低い場合　電圧増幅回路で整数倍に増幅する
・交流電圧：交流電圧の状態で変圧（昇圧，降圧）して整流（絶対値回路）した後，これを実効値に比例した直流電圧に変換する
・直流電流：抵抗R[Ω]に測定電流I[A]を流すことにより，抵抗両端の電圧降下$V_R = R \cdot I$[V]の関係から測定電流Iに比例した直流電圧に変換する。

b. A-D（アナログ-ディジタル）変換回路

測定目的の各種の値（測定した電圧・電流の実効値等）に相当する直流電圧（アナログ値）をディジタルのパルス列（数）に変換する。そのビット数により分解能が決定される。

　　8ビット→256分割，10ビット→1024分割，12ビット→4096分割

また，ひとつのアナログ値をディジタル値に変換するために必要な時間を，A-D変換回路の**変換時間**t_c[s]という。t_cが短いほど，高い周波数の信号を処理できる。

c. パルスカウンター

A-D変換回路から出力されたパルス列（数）を数えて2進数に変換する回路

d. 表示回路

パルスカウンターから出力された2進数を10進数に変換して数値処理後，表示する回路

3 電気・電子計測
電圧計，電流計，テスター

1 電圧計・電流計の接続と校正

　理想的な測定器では測定しようとする回路(被測定回路)に対し，その回路状態を変化させるような影響を全く与えないで測定できる。しかし，指示計器では，測定値を指示するための指針に与える回転トルクを被測定回路から取得するため，被測定回路の状態を変化させてしまう。

　なお，指示計器接続後の指示値はその時(その回路状態で)の**正味の値**となる。

　電流計は測定する位置と**直列に接続**する。電流計の内部抵抗が零であれば電流が流れても電圧降下は起こらないため，測定位置の電流も変化しない。しかし，実際の測定では電流計に内部抵抗が存在するため，測定する位置の電流は接続前に比べて減少する。なお，電流計の校正では基準となる電流計と校正する電流計を測定する位置と直列に接続する。1つの回路ではどこでも同一の電流となる"電流の連続性"を利用する。

　電圧計は2点間の電位差を測定するため，測定する2点間と**並列に接続**する。電圧計の内部抵抗が無限大であれば電圧計内には電流が流れないため，測定位置の電位差も変化しない。しかし，実際の測定では電圧計の内部抵抗は有限なため電圧計内にも電流が流れ，測定位置での電流が減少するため2点間の電位差も減少する。なお，電圧計の校正では基準となる電圧計と校正する電圧計を測定位置と並列に接続する。並列接続時には"電位差が同一"となることを利用する。

①電流計の接続

　図1のように，抵抗$R[\Omega]$に直流電源$E[V]$を接続した回路の電流$I[A]$を測定するため，内部抵抗$r_A[\Omega]$をもつ電流計を回路に直列接続する。

図1 電流の測定(直列接続)

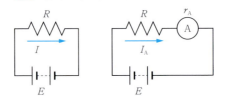

電流計接続前の回路電流$I[A]$はオームの法則から

$$I = \frac{E}{R}[A] \quad \cdots\cdots\cdots ❶$$

電流計接続後の回路電流 I_A[A]は

$$I_A = \frac{E}{R + r_A} [A] \quad \cdots\cdots \text{❷}$$

式❷において，$R \gg r_A$ ならば

$I ≒ I_A$ となり，電流計接続後の回路に流れる電流値の変化は少ない。

したがって，測定する位置の抵抗値に比べ，直列接続する電流計の内部抵抗が十分小さければ，測定誤差は小さい。

例題

Q の回路で電圧計は21[V]，電流計は50[mA]を示した。電流計の内部抵抗は何[Ω]か。

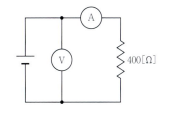

A 題意から，抵抗400[Ω]に流れる電流 I_A は50[mA]のため，その電圧降下 V_R は

$$V_R = R \times I_A = 400 \times 50 \times 10^{-3} = 20 [V]$$

電流計の電圧降下 V_A は，　　　$V_A = V - V_A = 21 - 20 = 1 [V]$

したがって，電流計の内部抵抗 r_A は，　　　$r_A = \dfrac{V_A}{I_A} = \dfrac{1}{50 \times 10^{-3}} = 20 [\Omega]$

②電圧計の接続

図2のように，抵抗 R_1[Ω]と R_2[Ω]を直列に接続し，直流電圧 E[V]を供給している回路において，抵抗 R_2[Ω]の両端電圧 V_{R2}[V]を測定するため，内部抵抗 r_V[Ω]をもつ電圧計を並列接続する。

図2 電圧の測定（並列接続）

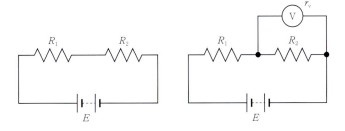

電圧計接続前の抵抗 R_2 の両端電圧 V_{R2} は分圧の法則から

$$V_{R2} = \frac{R_2}{R_1 + R_2} \times E [V] \quad \cdots\cdots \text{❸}$$

電圧計接続後における R_2 の両端電圧 V_{R2V}[V]は

$$V_{R2V} = \frac{\frac{r_V \cdot R_2}{r_V + R_2}}{R_1 + \frac{r_V \cdot R_2}{r_V + R_2}} \times E \,[\text{V}] \quad\quad\quad\quad\quad ……… ④$$

式❹において，$r_V \gg R_2$であれば

$\frac{r_V \cdot R_2}{r_V + R_2} \fallingdotseq R_2$ となるため，測定する回路の電位差はほとんど変化しない。

したがって，測定する2点間の抵抗値に比べ，並列接続する電圧計の内部抵抗が十分大きければ，測定誤差は小さい。

例題

Q 図Aの回路で電流計は10 [mA]，電圧計は9 [V] を示したとき，抵抗Rは何 [Ω] か。
ただし，電圧計の内部抵抗は9 [kΩ] とする。

図A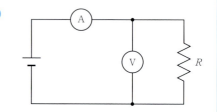

A 題意から，抵抗Rの両端電圧V_Rは9 [V] である。電圧計に流れる電流I_Vは

$$I_V = \frac{V_A}{R_V} = \frac{9}{9 \times 10^3} = 10^{-3} [\text{A}] = 1 [\text{mA}]$$

また，抵抗Rに流れる電流I_Rは，

$$I_R = I_A - I_V = 10 - 1 = 9 [\text{mA}], \quad したがって，\quad R = \frac{V_R}{I_R} = \frac{9}{9 \times 10^{-3}} = 1 \times 10^3 [\Omega]$$

2 分流器と分圧器

①分流器

図3に示すように，内部抵抗$r_A [\Omega]$の電流計を用いて，フルスケール（測定限界値）$I_A [\text{A}]$のn倍の電流を測定したいとき，電流計と並列に分流抵抗$R_S [\Omega]$を接続する。これにより，電流計がフルスケールの時，分流抵抗R_SにはI_Aの$(n-1)$倍の電流$I_S [\text{A}]$が流れるため，電流計の指示値I_Aをn倍することで正しい電流値を得ることができる。

図3 分流器

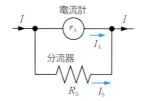

ここで，測定電流を$I [\text{A}]$，電流計に流れる電流を$I_A [\text{A}]$とすると，

$$I_S = \frac{r_A \cdot I_A}{R_S} \text{から,} \quad I = I_A + I_S = \left(1 + \frac{r_A}{R_S}\right) I_A [\text{A}] \quad \cdots\cdots\cdots ⑤$$

となり，$\left(1 + \dfrac{r_A}{R_S}\right)$ が分流器の倍率 n となる。

したがって，分流抵抗 R_S が小さいほど，分流器に流れる電流 I_S は増加するため，倍率 n は大きくなる。

例題 ①

Q フルスケール $100[\mu\text{A}]$，内部抵抗 $1[\text{k}\Omega]$ の電流計で，フルスケール $100[\text{mA}]$ の電流計を作りたい。どのようにすればよいか。

A 分流抵抗 R_S を電流計に並列接続する。
分流抵抗には $100[\text{mA}] - 100[\mu\text{A}] = 99900[\mu\text{A}]$ の電流 I_S を流す必要がある。
ここで，並列接続時の分流電流はそれぞれの抵抗値の逆数に比例するため，

$$I_S : I_A = \frac{1}{R_S} : \frac{1}{R_A} \text{から,} \frac{I_A}{R_S} = \frac{I_S}{R_A} \text{より,}$$

$$\frac{R_A}{R_S} = \frac{I_S}{I_A} = \frac{99900}{100} = 999 \text{となり,} R_S = \frac{R_A}{999} = \frac{1000}{999} \fallingdotseq 1[\Omega]$$

例題 ②

Q 図Aの測定回路のab端子間に $0.1[\text{A}]$ の電流を流したとき，電流計（内部抵抗 $9[\Omega]$）はフルスケールであった。ac間ではおよそ何 $[\text{A}]$ まで計れるか。

図A
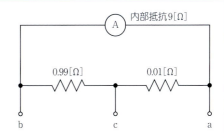

A ab間に $0.1[\text{A}]$ の電流を流したときに電流計に流れた電流 I_A は，式⑤から

$$I_A = \frac{I}{1 + \dfrac{r_A}{R_S}} = \frac{0.1}{1 + \dfrac{9}{0.99 + 0.01}} = 0.01[\text{A}]$$

次に，ac間に流せる電流 I' は同様に，

$$I' = \left(1 + \frac{9 + 0.99}{0.01}\right) \times 0.01 = 10[\text{A}]$$

②分圧器

図4に示すように，内部抵抗 $r_V[\Omega]$ の電圧計を用いて，フルスケール $V_V[\text{V}]$ の m 倍の電圧を測定したいとき，電圧計と直列に分圧抵抗 $R_m[\Omega]$ を接続する。これにより，電圧計がフルスケールの時，分圧抵抗 R_m には V_V の $(m-1)$ 倍の電圧が加わるため，電圧計の指示値 V_V を m 倍することで正しい電圧値を得ることができる。

ここで，測定電圧を $V[\text{V}]$，電圧計にかかる電圧を $V_V[\text{V}]$ とすると，

図4 分圧器

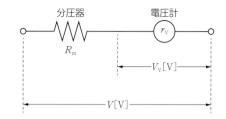

分圧則から $(V - V_V) : V_V = R_m : r_V$ より，

$$V_V \cdot R_m = (V - V_V) r_V = V \cdot r_V - V_V \cdot r_V$$
$$V \cdot r_V = V_V \cdot R_m + V_V \cdot r_V = V_V (r_V + R_m)$$

したがって，

$$V = \left(\frac{r_V + R_m}{r_V}\right) V_V = \left(1 + \frac{R_m}{r_V}\right) V_V \text{[V]} \quad \cdots\cdots\cdots\cdots ⑥$$

となり， $\left(1 + \dfrac{R_m}{r_V}\right)$ が分圧器の倍率 m となる。

したがって，分圧抵抗 R_m が大きいほど，分圧器に加わる電圧が増加するため，倍率 m は大きくなる。

例題

Q 100[kV]までの直流高電圧を測定するため，図Aに示す回路を作った。直列抵抗 R はおよそ何[MΩ]か。ただし，電圧計の内部抵抗は1[MΩ]で，1000[V]まで測定できる。

図A
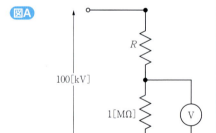

A 電圧計接続点では1[MΩ]が2並列となるため，2点間の合成抵抗 R_V は0.5[MΩ]となる。次に，直列抵抗 R には100[kV]−1000[V]=99[kV]が分圧される。

したがって分圧則から，99:1 = R:0.5 より， $R = 99 \times 0.5 = 49.5$[MΩ] ≒ 50[MΩ]

3 テスターの概要

テスター

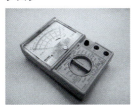

テスター（回路計）は直流電圧，直流電流，抵抗，交流電圧などを広範囲にわたって測定できる多レンジの計器であり，可動コイル形計器に整流器，分流抵抗，分圧抵抗，標準抵抗，可変抵抗，電池および測定範囲切り替え用スイッチなどで構成される。

図5にテスターのブロック図を，図6に各値の測定原理を示す。

図5 テスターのブロック図

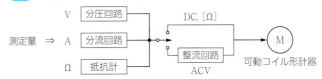

図6 テスターの測定原理

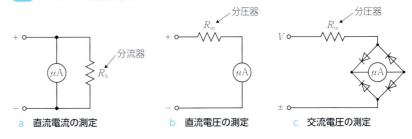

a 直流電流の測定　　b 直流電圧の測定　　c 交流電圧の測定

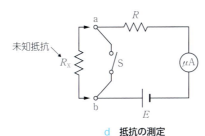

d 抵抗の測定

①直流電流の測定（図6a）

高感度な直流電流計（50〜100[μA]）と分流器R_s[Ω]とを組み合わせて測定する。分流抵抗を切り替えて測定範囲を変更する。

②直流電圧の測定（図6b）

直流電流計と分圧器R_m[Ω]とで構成され，分圧抵抗を切り替えて測定範囲を変更する。

③交流電圧の測定（図6c）

直流電流計と整流器，分圧器R_mとを組み合わせた構成となっている。交流を全波整流回路で整流し，可動コイル形電流計で計れば平均値を指示する。目盛りが共通のため，分圧器の倍率mの1.11倍になるようにR_m[Ω]を定める。

④抵抗の測定（図6 d）

スイッチSを閉じ，入力端子a-b間を短絡したときの電流をI[A]とすれば，

$$I = \frac{E}{R} [\text{A}] \qquad \cdots\cdots\cdots ❼$$

次に，入力端子a-b間に未知抵抗R_X[Ω]を接続した時の電流をI_X[A]とすれば

$$I_\text{X} = \frac{E}{R + R_\text{X}} [\text{A}] \qquad \cdots\cdots\cdots ❽$$

式❼，❽から　$R \cdot I = (R + R_\text{X}) I_\text{X} = R \cdot I_\text{X} + R_\text{X} \cdot I_\text{X}$，$R_\text{X} \cdot I_\text{X} = R \cdot I - R \cdot I_\text{X}$ より，

$$R_\text{X} = \frac{R \cdot I - R \cdot I_\text{X}}{I_\text{X}} = R \left(\frac{I}{I_\text{X}} - 1 \right) [\Omega] \qquad \cdots\cdots\cdots ❾$$

式❾から，R[Ω]を既知抵抗，入力端子を短絡したときの電流Iを基準として，I/I_Xの比がわかれば，未知抵抗R_X[Ω]を知ることができる。

抵抗測定では入力端子を短絡したときに最大の振れを生じる。この位置は未知抵抗R_Xの値が零であることを意味しているため，電圧や電流測定時の零点とは位置が逆になる（R_Xが大きいほど，左側に振れる）。

4 オシロスコープによる波形観測

電気・電子計測

1 オシロスコープの動作の特徴

　主に経過時間に対する電圧の変化を知るために使用する測定器である。同時に複数の波形を観測でき，基準電位(GND)の位置を測定対象に合わせて任意に設定できるが，測定を開始するまでの設定が煩雑である。観測方法には主に繰り返し観測(AUTO)と単発観測(SINGLE)がある。
　表1に指示計器との比較を示す。

表1 指示計器とオシロスコープの比較

比較項目	指示計器	オシロスコープ
測定方法	数値	形(縦軸：電圧，横軸：時間)
零点(GND)	固定(通常左端)	画面内で自由に設定
時間変化	不可	得意(最短20 ns/div)
操作性	簡単(端子接続のみ)	設定が煩雑(19項目)
記録方法	読み取ってノートに記録	写真撮影，ハードコピー，画像ファイル
測定精度	フルスケールの±0.5％	±3％(輝線に太さあり)

2 波形の概要

　図1に各種波形の概要を示す。横軸は経過時間，縦軸は電圧であり，基準電位(GND)に対して電位が高い場合には輝線が上方に，低い場合には下方に描出される。画面中の1区間を1[div]といい，輝点が左から右へ水平方向に等速度で移動することを掃引という。その速さを表す掃引時間は[μs/div～s/div]と表現する。この掃引時間が小さいほど，速い現象すなわち高い周波数の波形観測が可能となる。
　aは直流(DC)波形であり，経過時間に対して極性と大きさが変化しない波形である。ただし，全波整流波や半波整流波などの脈流波は極性が変化しない波形のため，直流に分類する場合がある。
　bは交流(AC)波形であり，方向が周期的に変化し，基準電位(GND)に対して(＋)側と(－)側の面積が等しい波形となる。
　cは交流＋直流(AC＋DC)であり，交流波形に直流成分が加算された波形となる。画面の基準電位(GND)に対して波形が上方にずれている。

図1 各種波形の概要

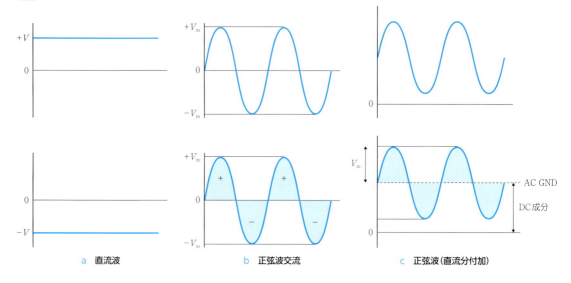

a 直流波　　b 正弦波交流　　c 正弦波(直流分付加)

3 外観および設定・操作

図2にオシロスコープの前面パネルの外観を示す。

図2 オシロスコープの前面パネルの外観

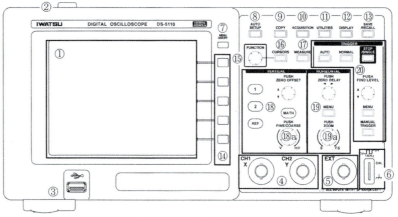

(岩崎通信機株式会社のオシロスコープの取扱説明書より引用)

図2について，測定前に行う主な設定内容を示す。
①は測定画面であり，この部分に波形が表示される。
②は電源スイッチである。
③はUSBメモリ接続端子であり，USBを介して波形の保存・読み出しができる(⑨⑬⑭⑮)。
④は入力端子であり，信号プローブを接続する(CH1, CH2)。
⑭は各入力端子についてGND(基準)，AC(交流成分)，DC(直流成分)等を選択する。
⑱は各入力端子について垂直軸の電圧感度[mV/div～V/div]と上下のGND位置を設定する。

⑲は水平軸の掃引時間［ns/div～s/div］と左右の位置を設定する。
⑳は表示波形を安定表示または測定を開始させるトリガポイント，繰り返し観測（AUTO）と単発観測（SIMGLE）等の設定を行う。

4 波形観測

①測定波形の読み取り

図3に測定画面の一例を示す。

図3aに示す直流電圧の測定では，GND位置は下から2［div］，垂直感度は2［V/div］である。入力切り替え⑭をDCにしたとき，波形は上方に4.4［div］移動し，横軸に対して同一の値を示している。そのため，入力電圧は正の直流波形で，その大きさは4.4［div］×2［V/div］＝8.8［V］となる。

図3bに示す交流電圧の測定では，GND位置は中央，垂直感度は0.5［V/div］，掃引時間は10［μs/div］である。正弦波のピークはGNDから2.0［div］の位置のため，その最大値は2.0［div］×0.5［V/div］＝1.0［V］となる。また，一周期間の移動距離は4.0［div］のため，一周期の時間 T は4.0［div］×10［μs/div］＝40［μs］となり，周波数 f は T の逆数のため，

$f = 1/T = 1/(40 \times 10^{-6}) = 25$［kHz］となる。

図3 測定画面の一例

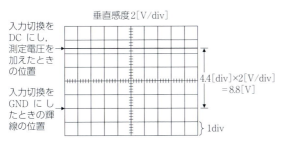
a　直流電圧の測定

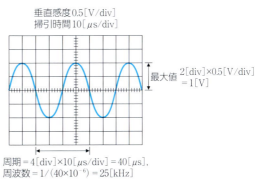
b　交流電圧の測定

②繰り返し波形の観測（AUTO）

238ページ図8の反転微分回路において，C_i：0.01［μF］，R_f：10［kΩ］とし，方形波（0.5［Vp］，500［Hz］）を入力したときの入出力波形を図4に示す。

垂直軸はCH-1：0.5［V/div］，CH-2：5［V/div］，水平軸は0.5［ms/div］である。トリガはエッジトリガで立ち上がりエッジとし，トリガポイントは中央，トリガレベルは0.00［μV］である。

一周期の時間 T は4.0［div］×0.5［ms/div］＝2［ms］で，入力波形の立ち上がり及び立ち下がり時に－6［V］および＋6［V］程度のパルス出力となる。

図4 反転微分回路の入出力波形（AUTO）

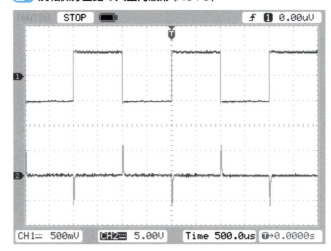

③単発波形の観測（SINGLE）

図5に共振形インバータ式X線装置における100[kV]，200[mA]，6.3[ms]負荷時の管電圧・管電流波形を示す。

垂直軸はCH-1：20[kV/div]，CH-2：200[mA/div]，水平軸は1[ms/div]，GNDはCH-1，2とも下端から1[div]である。トリガはエッジトリガで立ち上がりエッジとし，トリガポイントは左から2[div]，トリガレベルは240[mV]である。

管電圧波形の立ち上がり時間は0.6[ms]，立ち下がり時間は2.0[ms]程度である。立ち上がってから定常値に収束するまで2.4[ms]を要している。

図5 共振形インバータ式X線装置の管電圧・管電流波形

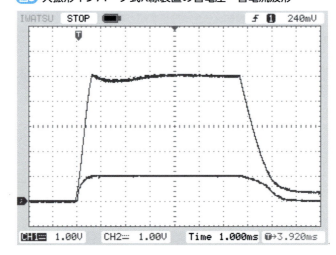

例題①

Q 正弦波交流電圧を観測した波形を図Aに示す。次の値を測定せよ。ただし、垂直感度は10[V/div]、掃引時間は1[ms/div]とする。

1. 最大値 V_m[V]
2. 実効値 V[V]
3. 周期 T[s]
4. 平均値 V_{ave}[V]
5. 周波数 f[Hz]

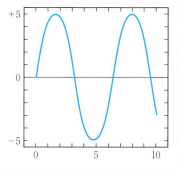

図A

A
1. $V_m = 5[\text{div}] \times 10[\text{V/div}] = 50[\text{V}]$
2. $V = \dfrac{V_m}{\sqrt{2}} = \dfrac{50}{\sqrt{2}} \fallingdotseq 35[\text{V}]$
3. $T = 6.3[\text{div}] \times 1[\text{ms/div}] = 6.3[\text{ms}]$
4. $V_{ave} = V_m \times \dfrac{2}{\pi} = 50 \times 0.63 \fallingdotseq 32[\text{V}]$
5. $f = \dfrac{1}{T} = \dfrac{1}{6.3 \times 10^{-3}} \fallingdotseq 160[\text{Hz}]$

例題②

Q 正弦波交流回路の電圧波形 v と電流波形 i を図Bに示す。
消費電力 P はおよそ何[W]か。

図B

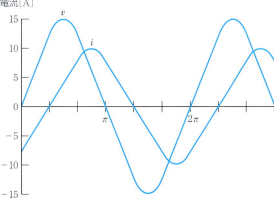

A 電圧の最大値 V_m は15[V]、電流の最大値 I_m は10[A]、位相差 θ は $\pi/3$[rad]である。

したがって、 $P = V \cdot I \cdot \cos\theta = \dfrac{V_m}{\sqrt{2}} \times \dfrac{I_m}{\sqrt{2}} \times \cos\dfrac{\pi}{3} = \dfrac{15 \times 10}{2} \times \dfrac{1}{2} = 37.5[\text{W}]$

例題 ③

Q 管電圧80[kV],管電流200[mA],照射時間40[ms]で発生させた高電圧波形を図C-Qに示す。管電流を400[mA]に変化させたときの高電圧波形はどのようになるか。

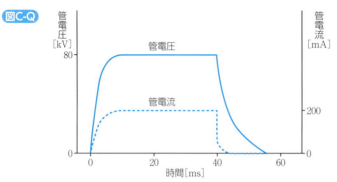

図C-Q

A 管電流のみ400[mA]としたため,管電流波形の波高値は400[mA]となる。ここで,管電流を増やした場合にはX線管の内部抵抗R_X[Ω]が小さくなるため,高電圧ケーブルの静電容量C_C[F]に蓄積された電荷が放電される時の時定数τ[s]=$C_C \cdot R_X$も短くなる。そのため,管電圧波形の立ち下がり時間は短くなり,図C-Aの波形となる。

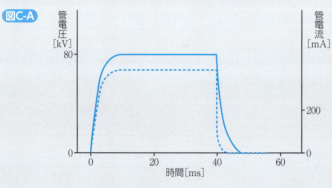

図C-A

例題 ④

Q インバータ式X線装置の管電圧波形を図D-Qに示す。同一の管電流時間積で管電流を大きくしたとき,管電圧波形はどのようになるか。

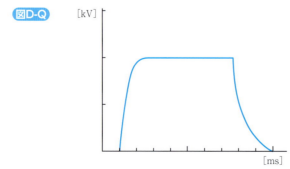

図D-Q

A 管電流時間積が同一で管電流を大きくした場合，照射時間は短くなる。また，管電流を増やしているので前問③のように立ち下がり時間は短くなるため，図D-Aの波形となる。

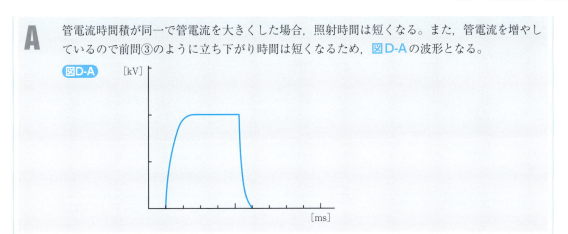

図D-A

おさらい

1 測定量の取り扱いと誤差

測定	⇒	ある物理量を数値または符号を用いて表すこと
計測	⇒	何らかの目的をもって，物事を量的にとらえるための方法・手段を考究し，実施し，その結果を用いること
単位	⇒	測定において，基準として用いる量
校正	⇒	測定器に既知の量を加えて，既知の量とその指示値との関係（校正定数）を求めること
校正定数	⇒	既知の量/指示値
トレーサビリティ	⇒	測定器や標準器がより上位の標準によってとぎれることなく次々と校正され，校正の系列として最終的に国家の維持している標準へつながる経路
推定値 $\hat{T}$	⇒	真の値 T は知ることができないため，誤差論から得られる真の値に近い値
誤差 e	⇒	測定値 M のなかにある偏りの大きさ（$e=M-\hat{T}$）
相対誤差 e_r	⇒	誤差と推定値の比（$e/\hat{T}$）
百分率誤差 e_r'	⇒	$e_r' = (e/\hat{T}) \times 100 = \{(M-\hat{T})/\hat{T}\} \times 100$ [%]
階級（CLASS）	⇒	測定器に許容される誤差範囲
	⇒	最大目盛りに対する±%で規定
	⇒	指示計器では指針の振れの大きいところで測定することが望ましい

2 指示計器とディジタル計器

アナログ量	⇒	温度，湿度，気圧，時間，電圧，電流などの連続的に変化する量（自然界で扱う量）
アナログ計器	⇒	目盛り板と指針の振れにより，測定量の値をアナログ量で表す指示計器
ディジタル量	⇒	ある一定の量を基準として，その整数倍の値を示す量
ディジタル計器	⇒	アナログ量をパルス数などのディジタル量に変換し，これを計数して数字で直接表示する計器

可動コイル形計器	⇒	永久磁石による磁界の中に可動(回転する)コイルを配置した構造
	⇒	永久磁石による磁界B[T]とコイルに流れる電流I[A]による電磁力$F=B\cdot l\cdot I$[N]によって指針が振れる
	⇒	脈流を含む直流のみの計測が可能で，平均値指示計器である
	⇒	交流を加えた場合には指針が動かないため，直流しか測定できない
	⇒	磁界がすでに存在しているため感度が高く，消費電力が少ない
	⇒	熱電対，整流器，トランジスタの組み合わせで応用範囲の広い計器である
	⇒	構造が複雑なため，機械的ショックに弱い
可動鉄片形計器	⇒	固定コイルの内側に固定された鉄片と可動(回転する)鉄片を配置した構造
	⇒	固定コイルに流れる電流I[A]によって固定鉄片と可動鉄片が磁化され，両鉄片は同極となるため反発力が働き，可動鉄片が回転することで指針が振れる
	⇒	目盛りは実効値の2乗目盛りで，交流用である
	⇒	コイルが固定され構造が単純なため，丈夫で安価である
	⇒	外部磁界の影響を強く受ける
	⇒	測定できる電流の最小値は10[mA]程度であり，消費電力は大きい
整流形計器	⇒	ブリッジ形整流器と可動コイル形計器を組み合わせて交流を測定する計器
	⇒	可動コイル形計器では脈流に対して平均値を指示するが，交流では実効値で表示する必要があるため，正弦波の波形率($\pi/2\sqrt{2}$)で目盛り板を補正
	⇒	正弦波以外の波形で使用するときには新たな補正が必要
電流力形計器	⇒	電流の流れている2つのコイル間に働く電磁力を回転トルクとして利用
	⇒	固定コイルに負荷電流I[A]，可動コイルに負荷電圧V[V]に比例した電流I_v[A]を流すと，指示値は電力$P=I\cdot V$[W]となるため，電力の直接測定が可能
熱電形計器	⇒	熱電対と発熱する抵抗線を接合して真空球中に封じ込め，この抵抗線に流した電流による発熱量に対応した直流起電力を可動コイル形計器に加え，間接的に交流電流を測定
	⇒	指示値は電流の実効値I[A]の2乗に比例するが，熱変換するため，どのような波形に対しても正しい実効値が得られる
	⇒	周波数特性が極めて優れているため，直流から数MHzの高周波の測定が可能
静電形計器	⇒	帯電させた2枚の導体間に働く静電力を利用した計器
	⇒	電圧(電界)を駆動力とし，その駆動トルクは電圧V(実効値)の2乗に比例
	⇒	直流から高周波までの高電圧測定が可能で，高電圧・高インピーダンス回路の電圧測定に適している

ディジタル計器の特徴	⇒	測定結果が4〜7桁の数字で表示されるため,個人差による読みとり誤差が少なく高精度
	⇒	測定結果をディジタル信号で取り出せるため,コンピュータによるデータ処理が可能
	⇒	電圧計の場合,入力インピーダンスが極めて大きい(1〜10 [MΩ])
ディジタル計器の構成	⇒	入力変換回路,A-D変換回路,パルスカウンター,表示回路などで構成
	⇒	入力された電圧・電流等を分圧器・抵抗・整流回路・実効値回路などを用いて通常0〜5[V]または0〜10[V]程度の直流電圧に変換
	⇒	A-D変換回路については,「6章6 D-A変換,A-D変換」を参照

3 電圧計,電流計,テスター

指示計器による測定	⇒	測定値を指示するための指針に与える回転トルクを被測定回路から取得するため,指示計器の接続によって被測定回路の状態が変化
	⇒	指示計器接続後の指示値はその時(その回路状態で)の正味の値
電流計の接続	⇒	測定する位置と直列に接続
	⇒	電流計に内部抵抗が存在するため,測定する位置の電流は接続前に比べて減少
	⇒	測定する位置の抵抗値に比べ,直列接続する電流計の内部抵抗が十分小さければ,測定誤差は小さい
電流計の校正	⇒	基準となる電流計と校正する電流計を測定する位置と直列に接続
	⇒	1つの回路ではどこでも同一の電流となる"電流の連続性"を利用
電圧計の接続	⇒	2点間の電位差を測定するため,測定する2点間と並列に接続
	⇒	内部抵抗が有限なため電圧計内にも電流が流れ,測定位置での電流が減少するため2点間の電位差も減少
	⇒	測定する2点間の抵抗値に比べ,並列接続する電圧計の内部抵抗が十分大きければ,測定誤差は小さい
電圧計の校正	⇒	基準となる電圧計と校正する電圧計を測定位置と並列に接続
	⇒	並列接続時には"電位差が同一"となることを利用
分流器	⇒	電流計の最大目盛りI_A[A]よりもn倍大きい電流I[A]を測定する場合,電流計と並列に分流抵抗R_Sを接続
	⇒	分流抵抗R_SにはI_Aの$(n-1)$倍の電流I_S[A]が流れるため,電流計の指示値I_Aをn倍することで正しい電流値I[A]を得る
	⇒	電流計の内部抵抗をr_A[Ω]すると, $I[A] = I_A + I_S = \{1 + (r_A/R_S)\}I_A$
	⇒	分流器の倍率nは$\{1+(r_A/R_S)\}$
	⇒	分流抵抗R_Sが小さいほど,分流器に流れる電流I_Sは増加するため,倍率nは大きくなる

分圧器	⇒	電圧計の最大目盛り V_V[V]の m 倍の電圧を測定したいとき，電圧計と直列に分圧抵抗 R_m[Ω]を接続
	⇒	分圧抵抗 R_m には V_V の $(m-1)$ 倍の電圧が加わるため，電圧計の指示値 V_V を m 倍することで正しい電圧値を得る
	⇒	電圧計の内部抵抗を r_V[Ω]とすると，V[V]$=\{1+(R_m/r_V)\}V_V$
	⇒	分圧器の倍率 $m=\{1+(R_m/r_V)\}$
	⇒	分圧抵抗 R_m が大きいほど，分圧器に加わる電圧 $(V-V_V)$ が増加するため，倍率 m は大きくなる
テスター	⇒	直流電圧，直流電流，抵抗，交流電圧などを広範囲にわたって測定できる多レンジの計器
	⇒	可動コイル形計器，整流器，分流抵抗，分圧抵抗，標準抵抗，可変抵抗，電池および測定範囲切り替え用スイッチなどで構成
	⇒	直流電流測定では，高感度な直流電流計(50〜100[μA])と分流器 R_S[Ω]とを組み合わせて測定するが，分流抵抗を切り替えて測定範囲を変更する
	⇒	直流電圧測定では，直流電流計と分圧器 R_m[Ω]とで構成し，分圧抵抗を切り替えて測定範囲を変更する
	⇒	交流電圧測定では，直流電流計と整流器および分圧器 R_m とを組み合わせ，交流を全波整流回路で整流し，可動コイル形電流計で計るが，平均値指示で，目盛りが共通のため，分圧器の倍率 m の1.11倍になるように R_m[Ω]を定める
	⇒	抵抗測定では，R[Ω]を既知抵抗，入力端子を短絡したときの電流 I を基準として，未知抵抗 R_X[Ω]を接続した時の電流を I_X[A]とすると，I/I_X の比から未知抵抗 R_X[Ω]を得る
	⇒	未知抵抗 R_X[Ω]$=R\{(I/I_X)-1\}$

4 オシロスコープによる波形観測

オシロスコープの動作の特徴	⇒	経過時間に対する電圧の変化を知るために使用
	⇒	同時に複数の波形を観測でき，基準電位(GND)の位置を測定対象に合わせて任意に設定可能
	⇒	横軸は経過時間，縦軸は電圧で，基準電位(GND)に対して電位が高い場合には輝線が上方に，低い場合には下方に描出
	⇒	観測方法は繰り返し観測(AUTO)と単発観測(SINGLE)
観測波形の概要	⇒	直流(DC)波形は経過時間に対して極性と大きさが変化しない波形となるが，全波整流波や半波整流波などの脈流波は極性が変化しない波形のため，直流に分類する場合がある
	⇒	交流(AC)波形は方向が周期的に変化し，基準電位(GND)に対して(+)側と(−)側の面積が等しい波形
	⇒	交流+直流(AC+DC)波形は交流波形に直流成分が加算された波形となり，画面の基準電位(GND)に対して波形が上方または下方にずれる
測定波形の読み取り	⇒	垂直軸は電圧のため，GND位置から被測定波形位置までの距離[div]を読み取り，垂直感度[V/div]との積から電位差[V]を求める
	⇒	水平軸は経過時間のため，測定する2点間の距離[div]を読み取り，掃引時間[s/div]との積から時間[s]を求める

繰り返し波形の観測（AUTO）	⇒	波形を停止させるためにトリガを設定する
	⇒	複数波形の観測では信号レベルの高い波形にトリガソースを指定
	⇒	トリガはエッジトリガで立ち上がりエッジ，トリガポイントは中央，トリガレベルは0[V]付近に設定
単発波形の観測（SINGLE）	⇒	トリガはエッジトリガで立ち上がりエッジ，トリガポイントは左から2[div]，トリガレベルは0.5[div]程度の値に設定

索 引

あ

アクセプタ･････････････････････････････ 170
　——準位････････････････････････････ 172
圧電効果････････････････････････････････ 196
アドミタンス･････････････････････ 113，114
　——による並列回路の計算･･･････････ 114
　——の複素数表示･･･････････････････ 113
アナログ量･･････････････････････････････ 8
アノード･････････････････････････ 246，248
アンペア････････････････････････････････ 38
　——の周回積分の法則･･･････････････ 38
　——の右ねじの法則･････････････････ 38

い

位相････････････････････････････････････ 90
位相角･･････････････････････････････････ 90
位相差････････････････････････････ 7，90
1［A］の定義････････････････････････ 42
1次電子･･････････････････････････････ 249
1周期･･････････････････････････････････ 90
1電子ボルト･････････････････････････ 30
1変数に関する定理･･････････････････ 272
イマジナル・ショート･･･････････････ 231
インコヒーレントな光･･････････････ 254
インピーダンス･････････････････････ 114

う

ウェーバ･････････････････････････ 32，33
　——の分子磁石説･･･････････････････ 31
渦電流損･････････････････････････ 153，154

え

液体レーザー･････････････････････････ 255
エサキダイオード･･･････････････････ 179
　——の基本動作････････････････････ 179
エネルギー
　——ギャップ･･･････････････････ 168，188
　——準位･･･････････････････････････ 167
　——準位図･････････････････････ 167，179
　——帯･･････････････････････････････ 167
　——保存の法則･････････････････････ 19
エミッタ･････････････････････････････ 180
　——接地･････････････････････ 222，224，225
　——抵抗･･･････････････････････････ 223
　——ホロワ･････････････････････ 224，225
円形コイル中心の磁界･････････････････ 39
演算増幅器･･････････････････････････････ 8
エンハンスメント形･････････････････ 184

お

オーム･･････････････････････････ 57，58，96
　——の法則･･････････････････････ 5，57，104
オシロスコープ･･･････････････････ 10，299
オペレーションアンプ･････････････････ 230
　——の回路計算手順････････････････ 231

温度係数･････････････････････････ 59，60
温度制限（飽和）領域･･･････････････ 247
温度特性･････････････････････････････ 166

か

海底通信ケーブル････････････････････ 57
回転磁界････････････････････････････ 34
回転ベクトル･････････････････････ 95，101
開ループ利得･･･････････････････････ 231
回路計･･････････････････････････････ 10
回路方程式･･････････････････････････ 78
回路網･･････････････････････････････ 67
ガウスの定理･･･････････････････････ 17
ガウスの平面･･･････････････････････ 103
加極性･･････････････････････････････ 154
拡散･･･････････････････････････････ 168
角周波数････････････････････････････ 90
角速度･････････････････････････････ 90
仮想短絡･･････････････････････････ 231
カソード････････････････････････ 246，248
カットオフ周波数･･･････････････････ 217
価電子････････････････････････････ 167
　——の束縛････････････････････････ 171
価電子帯･･･････････････････････････ 168
可動コイル形計器････････････････････ 288
可動鉄片形計器･････････････････････ 289
過渡現象･････････････････････････ 5，76
過渡状態･･･････････････････････････ 76
可変容量ダイオード･････････････････ 178
加法･･･････････････････････････････ 270
カロリー･･･････････････････････････ 72
環状コイル･････････････････････････ 40
環状鉄心コイル･････････････････ 48，50
管電圧･････････････････････････････ 94
管電流･････････････････････････････ 94
ガンマカメラ･･･････････････････････ 249

き

記号法････････････････････････ 7，102，104
基数･･････････････････････････････ 266
　——変換･･････････････････････････ 266
気体レーザー･･････････････････････ 255
基底状態･･････････････････････････ 167
起電力････････････････････････････ 69
絹巻き絶縁電線･････････････････････ 47
基本単位･･････････････････････････ 13
逆起電力･････････････････････････ 47，51
逆素子3端子サイリスタ･･･････････ 192
逆方向バイアス･････････････････････ 175
キャパシタンス･････････････････････ 114
キャリア･･････････････････････ 7，167
　——の拡散･･･････････････････････ 168
　——のドリフト･･･････････････････ 168
強磁性体･･････････････････････････ 31
　——の比透磁率･･･････････････････ 33

共振曲線	120, 126
共振現象	117
共振周波数	119, 125
共振電流	119
共役複素数	102
共有結合	169
極座標表示	100
極性	154
許容帯	167
キルヒホッフの法則	5, 67
禁制帯	167
金属元素の温度係数	60
金属元素の抵抗率	60
金属元素の融点	60

く

空間電荷制限領域	247
空乏層	173
クーロン	3, 12, 14
——の法則	12, 14, 15
クーロン力	2, 12
組立単位	13
クランプ回路	211
グリッド	248
クリップ回路	209

け

計器の階級	287
計測	286
計量単位	13
ゲート	183
結合係数	51
減極性	154
減衰域	218
検流計	33, 66

こ

コイル	106
高域遮断周波数	218
交換則	272
光起電効果	189
格子制御形X線管	249
校正	286
合成静電容量	26, 28
合成抵抗	61, 62
合成複素インピーダンス	107
光電効果	188
光電子	189
——増倍管	9, 249
——放出効果	189, 249
光導電効果	188
降伏電圧	177
効率	155
交流	88
誤差	287

固体レーザー	254
弧度法	89
コヒーレントな光	252
コブレー賞	57
コレクタ	180
——接地	224, 225
コンダクタンス	5, 57, 62, 113, 114
——の単位	57
コンデンサ	3, 22, 106
——に蓄えられるエネルギー	25, 81
——の充電回路	76
——の耐電圧	29
——の直列接続	27
——の並列接続	26
——の放電回路	77

さ

サーミスタ	195
サイクロトロン	43
最大値	91, 92
サイドオン形	250
サイリスタ	192
サセプタンス	113, 114
差動増幅器	230
三角結線（△結線）	139
——から星形結線への等価変換	144
——における三相電力	142
——における相電流と線電流のベクトル図	140
——の平衡三相回路	140
三角波	88, 94
三角形法	100
3極真空管	248
三相回路の皮相電力	143
三相回路の無効電力	143
三相交流による回転磁界	34
三相3線式	137
三相電力	141
サンプル＆ホールド回路	240
残留磁気	153

し

ジーメンス	57, 58, 113
磁化	3, 31
——曲線	153
磁界	3, 32
——中での電子の円運動	43
磁気結合係数	50
磁気抵抗効果	196
磁気モーメント	34
磁極	3
——の強さ	32
磁気力	3, 31
——に関するクーロンの法則	32
試験磁極	32

313

試験電荷……………………………… 15
自己インダクタンス……… 47, 48, 51, 114
　　　──の回路………………………… 96
　　　──の回路とベクトル図…………… 105
　　　──を含む回路の電力…………… 128
仕事………………………………… 72
　　　──関数………………… 189, 245, 246
自己誘導…………………………… 47
　　　──係数………………………… 47
　　　──現象………………………… 47
指示計器…………………………… 288
磁石………………………………… 31
磁性体……………………………… 31
自然単位…………………………… 13
磁束鎖交数………………………… 45
磁束密度…………………………… 34
　　　──の単位……………………… 34
実効値……………………………… 92
時定数……………………………… 79
弱磁性体…………………………… 31
遮断周波数………………………… 218
周回積分の法則…………………… 38
周期パルス………………………… 209
充電回路…………………………… 76
自由電子…………………………… 166
充電電圧…………………………… 77
充電電流…………………………… 76
周波数……………………………… 90
　　　──帯域幅……………………… 121
　　　──特性………………… 218, 227
　　　──特性の改善………………… 229
充満帯……………………………… 168
ジュール…………………………… 19
　　　──の法則………………… 19, 72
ジュール熱………………………… 72
瞬時電力…………………………… 128
順方向バイアス…………………… 175
初位相角…………………………… 90
常磁性体…………………………… 31
少数キャリア……………………… 171
消費電力……………………………… 5, 72
乗法………………………………… 270
初速度領域………………………… 246
ショットキーダイオード………… 177
シリコン制御整流素子…………… 192
磁力線……………………………… 32
真空管……………………………… 245
真空準位…………………………… 245
真空中での誘電率………………… 16
真空中の透磁率…………………… 32
真空中の誘電率…………………… 16
シンクロトロン…………………… 43
真性半導体………………………… 169
真の値……………………………… 287

す
スイッチング素子………………… 192
スルーレート……………………… 231

せ
正帰還……………………………… 229
正弦波……………………………… 94
正弦波交流………………………… 88
　　　──の実効値…………………… 93
　　　──の表記法…………………… 90
　　　──の複素数表示……………… 102
　　　──の平均値…………………… 91
　　　──のベクトル表示…………… 100
正弦波交流回路…………………… 6
正弦波交流電圧の発生…………… 89
正孔………………………………… 7, 169
静止ベクトル………………… 95, 101
　　　──による合成………………… 101
正接検流計………………………… 33
静電形計器………………………… 290
静電気……………………………… 2, 12
静電誘導…………………………… 3, 22
静電容量…………………………… 3, 22
　　　──の回路……………………… 98
　　　──の回路とベクトル図……… 106
　　　──を含む回路の電力………… 129
静電力……………………………… 2, 12
静特性……………………………… 246
整流………………………………… 204
整流回路…………………………… 205
整流形計器………………………… 289
整流作用…………………………… 176
整流素子…………………………… 173
整流用ダイオード………… 7, 174, 176
ゼーベック効果…………………… 195
積分回路…………………………… 212
絶縁ゲート形バイポーラトランジスタ… 186
絶縁体……………………………… 7, 166
接合形電界効果トランジスタ…… 183
接頭語……………………………… 13
尖鋭度……………………………… 120
線間電圧…………………………… 137
センサ……………………………… 195
選択度……………………………… 121
線電流……………………………… 137
全波整流回路……………………… 205
全波整流波………………………… 88, 94
全波ブリッジ整流回路…………… 206

そ
双安定マルチバイブレータ……… 214
増加磁束…………………………… 45, 49
相互コンダクタンス……… 47, 49, 50, 249
相互誘導係数……………………… 50
相対誤差…………………………… 287

314

相電圧………………………………… 137
増幅回路………………………………… 221
増幅素子………………………………… 180
双方向3端子サイリスタ……………… 193
ソース…………………………………… 183
測定……………………………………… 286
測定値…………………………………… 287
素子の働き……………………………… 95
ソレノイドコイル……………………… 40

た

対称三相起電力………………………… 135
対称三相電流…………………………… 135
耐電圧…………………………………… 29
ダイノード……………………………… 250
タイミングチャート…………… 241, 242
多数キャリア…………………………… 171
単安定マルチバイブレータ…………… 214
単位記号………………………………… 13
単一パルス……………………………… 209
単位の種類……………………………… 13

ち

逐次比較形 A-D 変換…………………… 242
中性線…………………………………… 136
中性点…………………………………… 137
直線性の改善…………………………… 229
直流……………………………………… 88
直流回路………………………………… 4
直流電源回路…………………………… 204
直列回路………………………………… 61
直列共振………………………………… 119
──時のベクトル図………………… 119
──の条件…………………………… 117
直列共振回路…………………………… 117
──におけるリアクタンスの変化… 118
直列接続………………………………… 27
直角座標表示…………………………… 100

つ

通過域…………………………………… 218
ツェナー降伏…………………………… 177
ツェナーダイオード…………………… 178

て

低域遮断周波数………………………… 219
抵抗………………………………… 5, 57
──の温度係数……………………… 59
──の回路とベクトル図…………… 104
──の直列接続……………………… 61
──の並列接続……………………… 62
──のみの回路の電力……………… 128
抵抗回路………………………………… 95
抵抗損…………………………………… 152
抵抗比…………………………………… 59

抵抗率……………………………… 58, 60
ディジタル階段………………………… 240
ディジタル計器………………………… 290
ディジタル量…………………………… 8
定常状態………………………………… 76
定電圧ダイオード……………………… 178
デシベル………………………………… 215
テスター…………………………… 10, 297
テスラ…………………………………… 34
──コイル…………………………… 34
鉄損……………………………………… 153
デプレッション形……………………… 185
デルタ結線……………………………… 139
電圧……………………………………… 57
電圧計…………………………………… 292
電圧降下…………………………… 5, 57
電圧増幅器の等価回路………………… 221
電圧則…………………………………… 67
電圧変動率……………………………… 155
電圧ホロワ……………………………… 233
電位………………………………… 19, 57
電位差…………………………………… 18
電位障壁………………………………… 173
電荷……………………………………… 12
電界………………………………… 3, 15
──中で電子に働く力……………… 30
──中における電子の運動………… 30
──の分布…………………………… 17
電界効果トランジスタ（FET）…… 8, 183
──の特徴…………………………… 183
電界放出………………………………… 245
電気……………………………………… 12
電気・電子計測………………………… 9
電気磁気学の体系……………………… 4
電気抵抗の単位………………………… 57
電気分解の法則………………………… 22
電気力線………………………………… 16
──の性質…………………………… 16
電気量…………………………………… 12
電源……………………………………… 69
──の内部抵抗……………………… 69
電磁エネルギー………………………… 51
電子回路………………………………… 7
──の動作条件……………………… 275
電子管…………………………………… 245
点磁極による磁界の生成……………… 32
電子なだれ降伏………………………… 177
電子ボルト………………………… 30, 189
電車の実用化…………………………… 57
電磁誘導………………………………… 45
──現象……………………………… 22
──則………………………………… 4
電磁力………………………………… 4, 41
電池の直列接続………………………… 70
電池の内部抵抗………………………… 69

315

電池の並列接続………………………… 70
点電荷……………………………………… 3
　　　──による電位………………… 19
　　　──による電界の生成………… 15
伝導帯………………………………… 167
電流………………………………… 4, 56, 137
　　　──の相互作用……………… 38
　　　──の単位…………………… 38
　　　──の連続性………………… 61
電流加算形 D-A 変換 ………………… 239
電流計………………………………… 292
電流増幅率…………………………… 222
電流則………………………………… 67
電流力計……………………………… 33
　　　──形計器………………… 290
電流力………………………………… 42
電力利得……………………………… 215
電力量……………………………… 5, 72
電話機………………………………… 215

と
ド・モルガンの定理………………… 271
等価コンデンサ……………………… 26
等価変換……………………… 144, 146
同期モータ…………………………… 34
動作波形……………………………… 275
同相…………………………………… 91
透磁率…………………………… 4, 32
銅損…………………………………… 152
導体……………………………… 7, 166
　　　──中の電界……………… 21
動抵抗………………………………… 223
等電位面……………………………… 20
導電率………………………………… 58
ドナー………………………………… 170
　　　──準位…………………… 171
トライアック………………………… 193
トランジスタ………………………… 222
　　　──の簡易等価回路……… 222
　　　──の図記号……………… 180
　　　──の接地形……………… 224
ドリフト……………………………… 168
トルク………………………………… 33
ドレイン……………………………… 183
トレーサビリティ……………… 10, 286
トンネル効果………………………… 177
トンネルダイオード………………… 179

な
内部抵抗……………………………… 69

に
2 極真空管………………………… 9, 246
2 次電子……………………………… 249
　　　──放出…………………… 249
　　　──放出比………………… 250
二重積分形 A-D 変換 ………………… 241
2 端子対回路………………………… 222
2 値論理……………………………… 270
2 ピーク形 X 線装置 ………………… 94
2 変数に関する定理………………… 272
ニュートン…………………………… 14
　　　──リング………………… 14
入力抵抗……………………………… 222

ね
熱起電力……………………………… 195
熱電形計器…………………………… 290
熱電効果……………………………… 195
熱電子………………………………… 245
　　　──放出…………………… 245
熱電対………………………………… 195
熱平衡状態…………………………… 173

は
パービアンス………………………… 247
バイアス……………………………… 174
バイアス電圧（電流）……………… 180
排他的論理和………………………… 278
ハイパスフィルタの周波数特性…… 220
ハイパスフィルタのベクトル図…… 220
バイポーラトランジスタ………… 8, 180
波形…………………………………… 88
波形整形回路………………………… 209
波形率………………………………… 94
波高率………………………………… 94
発光ダイオード……………………… 189
発電機………………………………… 57
バラクタダイオード………………… 178
バリキャップダイオード…………… 178
バリスタ……………………………… 179
パルス………………………………… 209
　　　──回路………………… 8, 209
ハルスケ……………………………… 57
反作用磁束……………………… 4, 45, 49
反磁性………………………………… 22
　　　──体……………………… 31
反射望遠鏡…………………………… 14
反転加算器…………………………… 234
反転減算器…………………………… 235
反転積分器…………………………… 236
反転増幅器…………………………… 231
反転微分器…………………………… 238
反転分布の形成……………………… 253
半導体…………………………… 7, 166
　　　──における価電子の束縛… 171
　　　──レーザー……………… 255
半波整流回路………………………… 205
半波整流波………………………… 88, 94
半波整流平滑回路…………………… 207

ひ

- ピーククリッパ……………………… 209
- ピエゾ抵抗効果……………………… 196
- ビオ・サバールの法則……………… 38
- 光共振器……………………………… 254
- 光素子………………………………… 188
- 光半導体素子………………………… 8
- ヒステリシス現象…………………… 153
- ヒステリシス損……………………… 153
- ヒステリシスループ………………… 153
- ひずみ率の改善……………………… 229
- 微積分法……………………………… 14
- 皮相電力……………………… 130, 143
- 否定…………………………………… 271
- 否定則………………………………… 271
- 非反転増幅器………………………… 232
- 微分回路……………………………… 212
- 百分率誤差…………………………… 287
- 比誘電率……………………………… 24
- 平等磁界中の電磁力………………… 41
- 平等電界……………………………… 18
- ピンチオフ電圧……………………… 184

ふ

- ファラデー…………………………… 22
  - ――効果…………………………… 22
  - ――の電磁誘導則………………… 45
- ファラド……………………………… 22
- フィルタ回路………………… 214, 217
- ブール代数…………………………… 270
- フェルミ準位………………………… 169
- 負荷…………………………………… 69
- 負帰還………………………………… 228
  - ――増幅回路……………………… 228
  - ――による特性の改善…………… 229
- 複素インピーダンス………………… 7, 104
- 複素数によるベクトルの表示……… 103
- 複素数の四則演算…………………… 102
- 不純物半導体………………………… 170
- フラッシュ形 A-D 変換 …………… 244
- プランク定数………………………… 188
- ブリッジ接続………………………… 65
- フレミングの左手則………………… 41
- フレミングの右手則………………… 46
- 分圧器………………………………… 294
- 分圧電圧……………………………… 62
- 分圧の法則…………………………… 61
- 分極…………………………………… 3, 24
- 分子磁石……………………………… 31
- 分配則………………………………… 271
- 分流器………………………………… 294
- 分流の法則…………………………… 62

へ

- 平滑回路……………………… 204, 206
- 平均値………………………………… 91
- 平均電力……………………………… 128
- 平衡三相回路………………… 135, 142
- 平衡三相負荷………………………… 135
- 平行四辺形法………………………… 100
- 平衡条件……………………………… 66
- 平行平板コンデンサ………………… 22
- 平面電荷による電気力線の分布…… 18
- 並列回路……………………………… 62
  - ――の合成アドミタンス………… 114
- 並列共振……………………………… 124
  - ――時のベクトル図……………… 125
- 並列接続……………………………… 26
- 閉路…………………………………… 67
- ベース………………………………… 180
- ベースクリッパ……………………… 210
- ベース接地…………………… 224, 225
- へき開………………………………… 255
- ベクトルの差………………… 100, 101
- ベクトルの表示法…………………… 100
- ベクトルの和………………………… 100
- ヘッドオン形………………………… 250
- ヘテロ障壁…………………………… 255
- ベル…………………………………… 215
- ペルチェ効果………………………… 196
- ヘルツ………………………………… 90
- 変圧器………………………… 150, 204
- 変換時間……………………………… 291
- ベン図………………………………… 272
- ヘンリー……………………… 47, 50

ほ

- ホイートストンブリッジ…… 65, 66
  - ――の平衡条件…………………… 5, 66
- 方形（矩形）波……………… 88, 94
  - ――周期パルスの名称…………… 209
- 方程式の立て方……………………… 61
- 放電回路……………………………… 76
- 放電電流……………………………… 77
- ホール効果…………………………… 196
- ホール素子…………………………… 196
- 星形結線……………………………… 136
  - ――から三角結線への等価変換… 146
  - ――における三相電力…………… 142
- 補助単位……………………………… 13
- 保磁力………………………………… 153
- ホトカプラ…………………………… 191
- ホトダイオード……………………… 190
- ホトタイマ…………………………… 249
- ホトトランジスタ…………………… 191
- ホトマルチプライヤ………………… 249
- ボルタ………………………………… 19
  - ――の電池………………………… 19
- ボルツマン定数……………………… 176
- ボルト………………………………… 19

ま
巻数比 …………………………… 151, 205
マルチバイブレータ …………………… 213

み
右手親指の法則 ……………………… 45
右ねじの法則 ………………………… 38

む
無安定マルチバイブレータ …………… 214
無限長ソレノイド …………………… 40
無効電流 …………………………… 131
無効電力 …………………………… 143
無効率 ……………………………… 131
無負荷時電圧 ……………………… 70
無誘導性 …………………………… 119

も
漏れリアクタンス …………………… 152

ゆ
有効数字 …………………………… 13
有効電流 …………………………… 131
有効電力 …………………………… 131
融点 ………………………………… 60
誘電体 ……………………………… 24
　――による分極 ……………………… 24
　――の影響 ………………………… 24
誘電率 …………………………… 3, 16
誘導起電力 ……………………… 4, 45, 89
誘導性 …………………………… 118, 126
誘導電流 ………………………… 4, 46
誘導放出 …………………………… 253
誘導モータ ………………………… 34
誘導リアクタンス ……………… 96, 114
ユニポーラトランジスタ …………… 183

よ
容量性 …………………………… 118, 126
容量リアクタンス ……………… 98, 114
4ビット逐次比較形A-D変換の基本回路と
　出力波形 …………………………… 243

ら
ラジアン …………………………… 89
ラジオの電力利得 …………………… 215
ラングミュア・チャイルドの法則 …… 247

り
リアクタンス …………………… 7, 114
　――の単位 ………………………… 57
力率 ………………………………… 130
力率角 ……………………………… 130
理想増幅器の条件 ………………… 221
理想変圧器 ……………………… 150, 204
リチャードソン・ダッシュマンの式 …… 245
利得 ………………………………… 215
リミッタ …………………………… 210
粒子加速器 ………………………… 43
量記号 ……………………………… 13

れ
レーザー ………………………… 9, 252
　――システムの基本構成 …………… 252
レンツの法則 ……………………… 45

ろ
ローパスフィルタの周波数特性 ……… 218
ローパスフィルタのベクトル図 ……… 218
ローレンツ力 ……………………… 43
論理演算 …………………………… 270
論理回路 ………………………… 9, 275
　――から論理式への変換 …………… 279
論理記号 …………………………… 275
論理ゲート ………………………… 275
論理式 ……………………………… 279
論理積 ……………………………… 270
論理和 ……………………………… 270

わ
ワット ……………………………… 72

A
A-D変換 …………………………… 240
acceptor …………………………… 170
　―― level ………………………… 172
active current …………………… 131
active power ……………………… 131
admit ……………………………… 113
admittance ………………………… 113
allowed band ……………………… 167
alternating current（AC） ………… 88
Ampere …………………………… 38
-ance ……………………………… 113
AND ……………………………… 270
ANDゲート ………………………… 276
angular frequency ………………… 90
angular velocity …………………… 90
apparent power …………………… 130
astable multivibrator ……………… 214
avalanche breakdown ……………… 177
average value ……………………… 91

B
base ……………………………… 180
base clipper ……………………… 210
Bell ……………………………… 215
bias ……………………………… 174
bidirectional triode-thyristor ……… 193
Biot-Savart's law …………………… 39

bipolar transistor ………………… 180
bistable multivibrator ……………… 214
breakdown voltage ………………… 177

C

capacitive reactance ……………… 98
carrier ……………………………… 167
clamp circuit ……………………… 211
CLASS ……………………………… 287
closed circuit ……………………… 67
coersive force ……………………… 153
collector …………………………… 180
combined resistance ……………… 61
conduct …………………………… 113
conductance …………………… 57, 113
conduction band ………………… 167
conductivity ……………………… 58
conductor ………………………… 166
copper loss ……………………… 152
Coulomb ………………………… 14
　　── force ……………………… 12
　　──'s law ……………………… 12
coupling coefficient ……………… 51
CR 回路における放電時の変化 ……… 80
CR 回路の応答 …………………… 76
CR 充電回路 …………………… 77, 78
CR 増幅回路 ……………………… 226
　　──の等価回路 ………………… 227
CR 増幅器の周波数特性 ………… 227
CR 直列回路 ……………………… 76
CR ハイパス（高域通過）フィルタ …… 219
CR ローパス（低域通過）フィルタ …… 217
cut-off frequency ………………… 218

D

D-A 変換 …………………………… 239
depletion layer …………………… 173
diamagnetics ……………………… 31
dielectric ………………………… 24
diffusion ………………………… 168
direct current (DC) ……………… 88
donor ……………………………… 170
　　── level ……………………… 171
double-integral type A-D 変換 …… 241
drain ……………………………… 183
drift ……………………………… 168

E

eddy current loss ………………… 153
effective value …………………… 92
electric charge …………………… 12
electric current ………………… 56
electric energy …………………… 72
electric field …………………… 15
electric power …………………… 72

electricity ………………………… 12
electrodynamic force …………… 42
electromagnetic force …………… 41
electromagnetic induction ……… 45
electromotive force ……………… 69
electrostatic capacity …………… 22
electrostatic force ……………… 12
electrostatic induction ………… 22
emitter …………………………… 180
energy band ……………………… 167
energy level ……………………… 167
equipotential surface …………… 20
error ……………………………… 287
Ex-NOR ゲート …………………… 278
Ex-OR ゲート ……………………… 278

F

Faraday …………………………… 22
Fermi level ……………………… 169
ferromagnetic material ………… 31
field emission …………………… 245
field-effect transistor (FET) …… 183
filled band ……………………… 168
flash type A-D 変換 ……………… 244
Fleming's lefthand rule ………… 41
flux linkage ……………………… 45
forbidden band …………………… 167
form factor ……………………… 94
free electron …………………… 166
frequency ………………………… 90
　　── bandwidth ………………… 121
full-wave bridge rectifier circuit …… 206
full-wave rectification wave …… 88
full-wave rectifier circuit ……… 205

G

gain ……………………………… 215
galvanometer …………………… 66
gate ……………………………… 183
ground state …………………… 167

H

half-wave rectification wave …… 88
half-wave rectifier circuit ……… 205
Hall effect ……………………… 196
Hall element …………………… 196
Henry …………………………… 47
Herz ……………………………… 90
hysteresis loss ………………… 153
hysteresis 現象 ………………… 153

I

impurity semiconductor ………… 170
in-phase ………………………… 91
induce …………………………… 96

induced current ……………… 46
induced electromotive force ……… 45
inductive reactance ……………… 96
initial phase angle ……………… 90
instrumentation ………………… 286
Insulated Gate Bipolar Transistor（IGBT）
　………………………………… 186
insulator ………………………… 166
internal resistance ………………… 69
intrinsic semiconductor ………… 169
iron loss ………………………… 153

J
Joule ……………………………… 19
　── heat ……………………… 72
　── 's law …………………… 72
junction fieldeffect transistor ……… 183

K
Kirchhoff's law …………………… 67

L
Lenz's law ………………………… 45
light emitting diode（LED）……… 189
limiter …………………………… 210
line current ……………………… 137
line of electric force ……………… 16
line of magnetic force …………… 32
line voltage ……………………… 137
load ……………………………… 69
Lorentz force …………………… 43

M
magnet …………………………… 31
magnetic field …………………… 32
magnetic flux density …………… 34
magnetic moment ………………… 34
magnetic substance ……………… 31
magnetization …………………… 31
　── curve …………………… 153
magnetoresistance effect ………… 196
majority carrier ………………… 171
mean value ……………………… 91
measured value ………………… 287
mesurement ……………………… 286
metal-oxide-semiconductor field-effect
　transistor ………………… 183, 184
minority carrier ………………… 171
monostable multivibrator ………… 214
MOS 形電界効果トランジスタ … 183, 184
multivibrator …………………… 213
mutual inductance ……………… 50

N
n-type semiconductor …………… 170

NAND ゲート …………………… 277
negative feedback ……………… 228
network ………………………… 67
neutral conductor ……………… 136
neutral point …………………… 137
Newton ………………………… 14
non-magnetic substance ………… 31
NOR ゲート ……………………… 277
NOT ……………………………… 271
NOT ゲート ……………………… 276
n 形半導体 ……………………… 170
　──のエネルギー準位 ………… 171
　──の結晶構造 ……………… 171

O
Ohm ……………………………… 57
ohmic loss ……………………… 152
OR ……………………………… 270
OR ゲート ……………………… 275

P
p-type semiconductor …………… 170
para-magnetics ………………… 31
peak clipper …………………… 209
peak factor ……………………… 94
Peltier effect …………………… 196
period …………………………… 90
permeability …………………… 32
permittivity …………………… 16
phase …………………………… 90
　── angle …………………… 90
　── current ………………… 137
　── difference ……………… 90
　── voltage ………………… 137
photo diode …………………… 190
photo transistor ………………… 191
photo-coupler ………………… 191
photoconductive effect ………… 188
photoelectric effect …………… 188
photoelectric emission effect …… 189
photoelectron ………………… 189
photomultiplier ………………… 249
photovoltaic effect …………… 189
piezoelectric effect …………… 196
piezoresistance effect ………… 196
pinch-off voltage ……………… 184
pn 接合（pn junction）………… 7, 173
positive feedback ……………… 229
positive hole …………………… 169
potential barrier ……………… 173
power factor …………………… 130
　── angle …………………… 130
power source …………………… 69
p 形半導体 ……………………… 170
　──のエネルギー準位 ………… 172

320

——の結晶構造 172

Q
quality factor 120
quantity of electricity 12

R
rad 89
radix 266
RC 直列回路とベクトル図 109
RC 並列回路とベクトル図 112
RC 並列回路の電力 130
react 96
reactance 96
reactive current 131
reactive factor 131
rectification 204
relative error 287
relative permittivity 24
residual magnetism 153
resistance 57
resistivity 58
resonance current 119
resonance curve 120
resonance frequency 119
reverse-blocking triode-thyristor 192
RLC 直列回路 117
RLC 並列回路 124
RLC 並列共振の条件 124
RL 直列回路とベクトル図 107
RL 直列回路の電力 129
RL 並列回路とベクトル図 111

S
Schottky diode 177
secondary electron emission 249
secondary-emission ratio 250
Seebeck effect 195
selectivity 121
self inductance 47
self induction 47
semiconductor 166
series resonance 119
Siemens 57, 58
silicon controlled rectifier（SCR） 192
sine wave AC 88
SI 単位 13
smoothing circuit 204
source 183
star connection 136
static electricity 12
strength of magnetic pole 32
succesive approximation type A-D 変換 242
susceptance 113
susceptive 113

symmetrical three-phase current 135
symmetrical three-phase voltage 135

T
Tesla 34
thermionic emission 245
thermions 245
thermistor 195
thermocouple 195
thermoelectromotive force 195
thyristor 192
time constant 79
traceability 10, 286
transformer 150
transient phenomena 76
triac 193
true value 287
tunnel diode 179
turn ratio 151

U
uniform electric field 18
unipolar transistor 183

V
$V/\mu s$ 231
valence band 168
valence electron 167
varactor diode 178
variable-capacitance diode 178
varistor 179
Volta 19
voltage drop 57
voltage regulation 155
voltage-regulator diode 178

W
Watt 72
wave form 88
Weber 33
Wheatstone bridge 66
work function 245

Z
Zener breakdown 177
Zener diode 178

改訂第2版　診療放射線技師 スリム・ベーシック
医用工学

2009年 4月 10日　第1版第1刷発行
2018年 2月 10日　第2版第1刷発行
2023年 8月 20日　　　　第8刷発行

- ■編　集　福士政広　ふくし　まさひろ

- ■発行者　吉田富生

- ■発行所　株式会社メジカルビュー社
　〒162-0845 東京都新宿区市谷本村町2-30
　電話　03(5228)2050(代表)
　ホームページ　https://www.medicalview.co.jp

　営業部　FAX　03(5228)2059
　　　　　E-mail　eigyo@medicalview.co.jp

　編集部　FAX　03(5228)2062
　　　　　E-mail　ed@medicalview.co.jp

- ■印刷所　シナノ印刷　株式会社

ISBN 978-4-7583-1917-1　C3347

©MEDICAL VIEW, 2018. Printed in Japan

・本書に掲載された著作物の複写・複製・転載・翻訳・データベースへの取り込みおよび送信（送信可能化権を含む）・上映・譲渡に関する許諾権は，（株）メジカルビュー社が保有しています．
・JCOPY〈出版者著作権管理機構 委託出版物〉
本書の無断複製は著作権法上での例外を除き禁じられています．複製される場合は，そのつど事前に，出版者著作権管理機構（電話 03-5244-5088, FAX 03-5244-5089, e-mail：info@jcopy.or.jp）の許諾を得てください．

・本書をコピー，スキャン，デジタルデータ化するなどの複製を無許諾で行う行為は，著作権法上での限られた例外（「私的使用のための複製」など）を除き禁じられています．大学，病院，企業などにおいて，研究活動，診察を含み業務上使用する目的で上記の行為を行うことは私的使用には該当せず違法です．また私的使用のためであっても，代行業者等の第三者に依頼して上記の行為を行うことは違法となります．

実験の仕方がわかる！ レポートが書ける！
その技術でどんな画像ができるかがわかる！
実感できるから講義内容が身につく!!

実践！医用画像情報学
基礎から実験・演習まで

監修 福士政広　東京都立大学 健康福祉学部 放射線学科 教授
編集 橋本雄幸　杏林大学 保健学部 診療放射線技術学科 教授

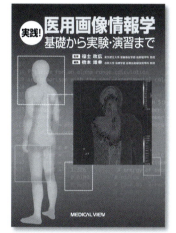

B5判・404頁・2色（一部4色）
定価5,940円（本体5,400円＋税10%）

目次

第1章 医用画像情報の基礎
情報の表現／論理回路／医用画像の基礎／コンピュータの基礎

第2章 医用画像
アナログ画像／ディジタル画像／画像処理／画像評価

第3章 医療情報
基本事項／システム／品質管理

第4章 コンピュータシミュレーション

第5章 実習の手引き＆レポートの取り方
実験レポートのポイント／ImageJとExcel，実験に関するツール解説／階調処理・空間周波数処理／サブトラクション処理／シミュレーションによるディジタル画像処理および特性の理解／シミュレーションによるX線CTの画像再構成／コンピュータシミュレーション（モンテカルロ法）／センシトメトリ・特性曲線の作成　など

本書の特徴

● 『医用画像情報学』の講義用テキストとして，また実験レポートの作成，国試対策にも使えるお役立ちの一冊！
● データの変換法や処理法の原理を単に記述するだけでなく，用語アラカルトや「プラスアルファ」などの囲み記事も盛り込みながら難しい工学的な部分をわかりやすく解説！
● 臨床画像も例示し，臨床に出たときにその技術や知識がどう役に立つのかをイメージできる！
● 各章末の演習問題で理解度を確認できる！
● 実験・演習対策もできる実践的教科書！
　(1) 実験レポートを作成する際に着眼すべきポイント，典型的な実験の手順，押さえておきたい知識なども記載されているので，実体験とともに理解できる！
　(2) 講義内容と実験をリンクさせて学べる！
　(3) 実験に活用できる資料をメジカルビュー社web siteからダウンロードしていただけます。

書籍連動ダウンロードサービスのページ
https://www.medicalview.co.jp/download/ISBN978-4-7583-2021-4/
メジカルビュー社で検索し，本書紹介ページからのアクセスもOK！

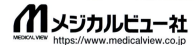

※ご注文、お問い合わせは最寄りの医書取扱店または直接弊社営業部まで。
〒162-0845　東京都新宿区市谷本村町2番30号
TEL.03（5228）2050　FAX.03（5228）2059
E-mail（営業部）eigyo@medicalview.co.jp

スマートフォンで書籍の内容紹介や目次がご覧いただけます。

国試突破の最強ノート，4th edition!!
「平成32年版国試出題基準」に準拠して改訂!!

2020年以降はもちろん，
2018，2019年実施の国試受験者にも対応!

編集　福士政広 東京都立大学 健康福祉学部 放射線学科 教授

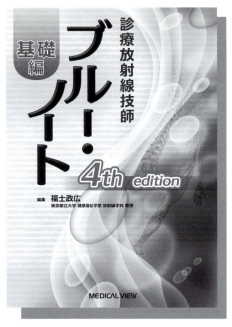
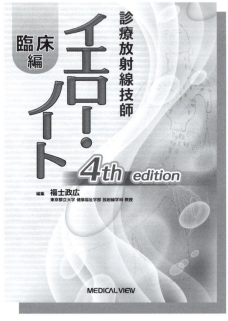

■B5判・592頁・定価7,480円(本体6,800円+税10％)　　■B5判・632頁・定価7,480円(本体6,800円+税10％)

☆2020年春の国家試験から適用される新ガイドライン「平成32年版　診療放射線技師 国家試験出題基準」に合わせた内容とし，今後の国家試験にも対応できる内容としました。

☆各項目ごとに平易にかつポイントのみを記述し，図表を多用しました。

☆用語解説や補足説明も拡充することで，よりわかりやすく学習しやすい内容となっています。

◎「学生さんが各自の学習に合わせて「+α」の知識を書き込み，独自の講義ノートを作成できる」という基本コンセプトを初版から受け継いでおり，日々の学習を積み重ねながら自ずと国家試験に十分対応できる知識が身に付く書籍となっています。

◎講義用のサブテキストから，学内試験，国試まで対応する診療放射線技師養成校学生必携の一冊として，ぜひご活用ください!!

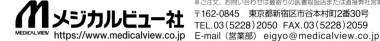